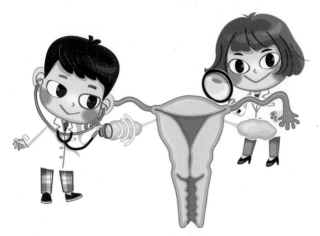

보고
배우는
산부인과

See & Learn, Obstetrics & Gynecology

감수 ： MICHIMATA Yukihiro
편집 ： IWASHITA Mitsutoshi, TAKASAKI Yukari
역자 ： 김연희, 노주희

군자출판사

편저자 일람

■ **감수**

道又元裕 교린대학의학부부속병원 간호부장

■ **편집**

岩下光利 교린대학의학부산과부인과학교실 교수
高崎由佳理 교린대학의학부부속병원외래 간호사장

■ **집필(집필순)**

林里香 교린대학의학부부속병원부인과병동 간호사장
田宮麻衣 교린대학의학부부속병원부인과외래
靑山眞由美 교린대학의학부부속병원부인과병동 주임보좌
高木陽子 교린대학의학부부속병원부인과병동 부주임
村上恭子 교린대학의학부부속병원부인과병동
高崎由佳理 교린대학의학부부속병원외래 간호사장
宇都宮眞由 교린대학의학부부속병원부인과외래 부주임
松本浩範 교린대학의학부산과부인과학교실 강사
百村麻衣 교린대학의학부산과부인과학교실 조교/의국장
松島実穂 교린대학의학부산과부인과학교실 의원
宮崎典子 교린대학의학부산과부인과학교실 의원
井上慶子 교린대학의학부산과부인과학교실 의원
小林陽一 교린대학의학부산과부인과학교실 준교수
長內喜代乃 교린대학의학부산과부인과학교실 의원
澁谷裕美 교린대학의학부산과부인과학교실 조교
橋本玲子 日野시립병원산부인과 의장
增永啓子 교린대학의학부부속병원종합주산기모자의료센터산과/MFICU 간호사장
堀部梨可 교린대학의학부부속병원종합주산기모자의료센터산과/MFICU
杉山安紀 교린대학의학부부속병원종합주산기모자의료센터산과/MFICU
近藤由理香 교린대학의학부부속병원종합주산기모자의료센터산과/MFICU 사장보좌
関田眞由美 교린대학의학부부속병원종합주산기모자의료센터산과/MFICU 주임
金子幸子 교린대학의학부부속병원종합주산기모자의료센터산과/MFICU 부주임
鎗目淳子 교린대학의학부부속병원종합주산기모자의료센터산과/MFICU 부주임
東海林淳子 교린대학의학부부속병원종합주산기모자의료센터산과/MFICU 주임보좌
勝田もも子 교린대학의학부부속병원종합주산기모자의료센터산과/MFICU 주임보좌
鈴木瞳 교린대학의학부부속병원종합주산기모자의료센터산과/MFICU
森田知子 교린대학의학부부속병원종합주산기모자의료센터산과/MFICU 부사장
中村有香 교린대학의학부부속병원종합주산기모자의료센터산과/MFICU 주임보좌
林眞希 교린대학의학부부속병원종합주산기모자의료센터산과/MFICU 주임
佐藤多賀子 교린대학의학부부속병원종합주산기모자의료센터산과/MFICU 주임보좌
木保眞希子 교린대학의학부부속병원종합주산기모자의료센터산과/MFICU
結城寬子 교린대학의학부부속병원종합주산기모자의료센터산과/MFICU
岡部夏季 교린대학의학부부속병원종합주산기모자의료센터산과/MFICU
岩下光利 교린대학의학부산과부인과학교실 교수
和地祐一 교린대학의학부산과부인과학교실 조교
谷垣伸治 교린대학의학부산과부인과학교실 강사/병동의장
井澤朋子 교린대학의학부산과부인과학교실 조교
松澤由記子 교린대학의학부산과부인과학교실 의원
酒井啓治 교린대학의학부산과부인과학교실 강사/외래의장
橋場剛士 교린대학의학부산과부인과학교실 강사

머리말

임상간호실천의 철칙은 의료서비스를 받는 대상자에게 안전하면서도 안정적인 간호를 제공하는 것이다. 이 철칙은 몇 개의 요소에 따라 실현된다. 그것은 환자의 입장을 토대로 지지자로서의 위치를 전제로 한, 환자의 자연치유력의 촉진, 자가 간호 능력의 향상, 스트레스에 대한 적응의 원조, 일상생활의 정비·조정, 안전의 보장이다. 그리고 환자가 가진 건강문제의 반응을 정확하게 지켜보고 적절한 케어를 실천하는 것이 중요하다.

적절한 케어를 실천하기 위해서는 환자의 정서적인 측면의 이해와 지원은 물론이지만, 환자가 갖고 있는 질병구조와 그에 대한 치료나 검사에 관한 올바른 이해, 과학적 근거를 배경으로 한 케어와 의료정보의 지식이 꼭 필요하다 할 것이다.

그래서 각과별 「간호순서」와 「질환의 지식」을 사진과 일러스트로 알기 쉽게 몸에 익혀두었으면 하는 의도에서 기획한 것이 이 「보고 배우는」 시리즈이다.

본서 『보고 배우는 산부인과』는 부인과, 산과, 불임치료에 크게 장을 나누어 구성하였다.

「부인과 간호 가이드」에서는 Part 1 「간호사가 하는 처치와 간호」로써 질세정이나 질탐폰 등 일상적으로 간호사가 하는 처치를 비롯하여 호르몬요법, 술후 스토마 관리, 복수천자, 림프부종 케어 등에 관해서 해설하였다. 또 화상진단, 세포진·조직진 등 부인과영역에서 이루어지는 각종 검사의 기본적 지식을 Part 2로써 소개하고 있다. 의사의 집필에 의해 Part 3 「흔히 보이는 부인과 질환에 대한 지식」, Part 4 「간호사가 알아두어야 할 부인과수술」에서는 부인과암을 비롯한 질환과 그 치료법에 관해서 알기 쉽게 해설해 놓았다.

「산과 간호 가이드」에서는 정상분만을 중심으로 한 케어를 신중하게 해설하고 합병증임신이나 이상분만, 태아의 이상에 관한 지식 등 폭넓은 내용이 알기 쉽게 설명되어 있다.

또한 근래 눈부시게 발전한 불임치료·케어의 지식에 대해서도 망라하여, 신입간호사에서 베테랑간호사까지 정말 만족할 수 있는 내용으로 마무리 할 생각이다.

다만 우리나라의 간호 기술에 정확하고 근거를 바탕으로 한 골든 스탠다드가 확립되어 있지 않은 이상, 일본 내의 모든 병원에서 아주 동일한 표준적인 간호가 전개되고 있지 않다는 것은 틀림없을 것이다. 그래서 감히 교린대학의학부 부속병원에서 현재 실천하고 있는 것을, 일선에서 환자를 매일 접하고 있는 간호사·조산사가 집필해 주었다. 이러한 하나의 병원의 실천이 기초가 되고 독자 여러분으로부터 많은 의견을 받아, 머지않아 근거에 기초한 최고의 실천이 완성될 것을 기대한다.

의사담당영역을 편집해 주신 산부인과교수 岺下光利선생님, 간호사담당부분을 편집해 주신 高崎由佳理 간호사장에게 깊은 감사의 말씀을 전합니다.

2013년 1월

道又元裕

CONTENTS

part2 간호사가 하는 처치와 간호 : 분만기

part3 간호사가 하는 처치와 간호 : 산욕기

part4 간호사가 하는 처치와 간호 : 신생아기

part5 산과의 알아두어야 할 지식

part6 간호사가 알아두어야 할 산과수술

불임으로의 어프로치

간호기술이 「보인다!」 질환을 「안다!」

특징 1. 2대 구성

「간호기술」, 「질환의 지식」

특징 2. 보고 배운다

알아 두어야 할 간호요령이나 행동

간호기술

● 자주 시행되는 간호기술의 순서를 사진의 흐름으로 알 수 있도록 구성되어 있습니다.

리스크 관리상, 주의가 필요한 점을 강조

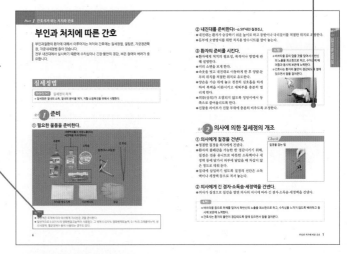

질환의 지식

● 자주 만나는 주요 질환, 드물지만 알아두어야 할 질환, 주요 수술 방법 등의 기본지식을 화상이나 일러스트로 알기 쉽게 해설하고 있습니다.

개념, 증상, 진단, 치료, 간호를 한눈에 알 수 있다

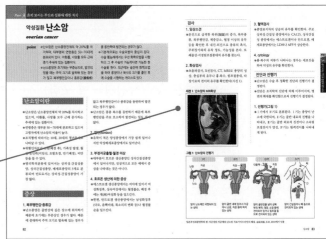

● 본서에서 소개하고 있는 치료·간호방법 등은 각 집필자가 임상의 예를 중심으로 하여 전개하고 있습니다. 실천에 의해 얻어진 방법을 보편화하려고 노력하고 있습니다만, 만일 본서의 기재 내용에 의해 예측하지 못한 사고 등이 일어난 경우, 저자, 출판사는 그 책임을 질 수 없다는 것을 양해해 주시기 바랍니다. 또한 본서에 게재된 사진은 임상의 예 중에서 환자본인·가족의 동의를 얻어 사용하고 있습니다.

● 본서에 기재되어 있는 약제·재료·기기 등의 선택·사용법 등에 대해서는 출판 당시의 가장 새로운 것입니다. 약제 등의 사용에 있어서는 개개의 첨부 문서를 참조하여 적응, 용량 등은 항상 확인해 주세요.

부인과 간호 가이드

여성생식기의 구조

여성생식기는 내생식기(난소, 난관, 자궁, 질)와 외생식기(대음순, 소음순, 음핵, 질전정 등)로 이루어져 있다.

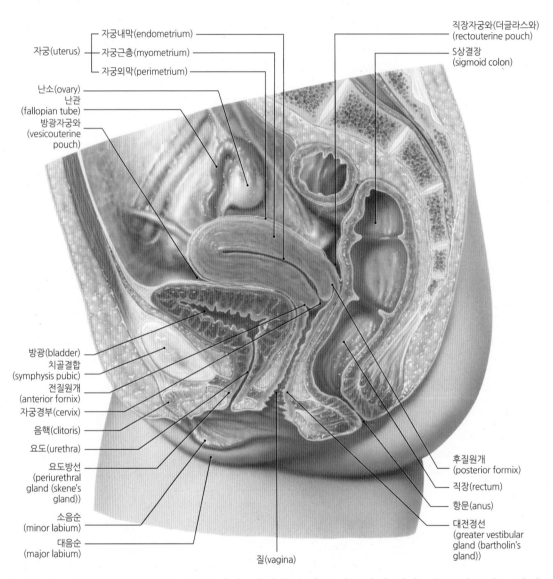

자궁(uterus)
자궁내막(endometrium)
자궁근층(myometrium)
자궁외막(perimetrium)

난소(ovary)
난관 (fallopian tube)
방광자궁와 (vesicouterine pouch)

직장자궁와(더글라스와) (rectouterine pouch)
S상결장 (sigmoid colon)

방광(bladder)
치골결합 (symphysis pubic)
전질원개 (anterior fornix)
자궁경부(cervix)
음핵(clitoris)
요도(urethra)
요도방선 (periurethral gland (skene's gland))
소음순 (minor labium)
대음순 (major labium)

질(vagina)

후질원개 (posterior formix)
직장(rectum)
항문(anus)
대전정선 (greater vestibular gland (bartholin's gland))

- 난소는 자궁의 양쪽에 좌우 한 쌍이며, 피질과 수질로 이루어져 있다. 한쪽 난소에는 일생의 배란에 필요한 난자(500개)수를 상회하는 1,000개 이상의 원시난포가 존재한다.
- 자궁은 내막(점막), 근층(내종 ·중륜 ·외종), 외막(장막)의 3층으로 구성되어 있다. 자궁내강은 좁은 공간(경관길이 7cm)이지만 자궁벽은 평활근으로 만들어져 있으므로 태아의 생육이 가능하도록 커질 수 있다.
- 질은 중층편평상피로 둘러싸이고 근층은 내륜·외종의 2층이다.
- 방광과 자궁 사이의 움푹한 곳이 방광자궁와, 자궁과 직장 사이의 움푹한 곳이 직장자궁와 (더글라스와)이다. 더글라스와는 복강내출혈이나 농이 고이기 쉬운 부위이다.

내생식기의 구조

내생식기의 구조(난소, 난관, 자궁, 질)
난관은 자궁저에서 양손을 벌린 것처럼 바깥을 향하며, 간질부, 협부, 팽대부, 체부 등 4부로되어 있다.

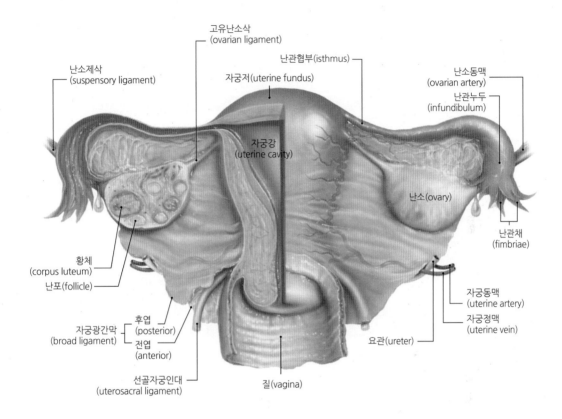

고유난소삭
(ovarian ligament)

난관협부(isthmus)

자궁저(uterine fundus)

난소제삭
(suspensory ligament)

난소동맥
(ovarian artery)

난관누두
(infundibulum)

자궁강
(uterine cavity)

난소(ovary)

난관채
(fimbriae)

황체
(corpus luteum)

난포(follicle)

자궁광간막
(broad ligament)

후엽
(posterior)

전엽
(anterior)

선골자궁인대
(uterosacral ligament)

질(vagina)

요관(ureter)

자궁동맥
(uterine artery)

자궁정맥
(uterine vein)

● 자궁은 방광과 직장의 사이에 있으며, 복막(자궁광간막)으로 싸여 있다.
● 자궁의 상부는 난관을 지나 난소에 하부는 질로 이어진다.

성주기

난소 주기는 난포기(월경개시일-배란이 일어날 때까지), 배란기(배란이 일어난 날), 황체기(배란-다음 월경개시일 전날)로 이루어져 있다. 월경주기는 난소주기에 따라 자궁내막이 변화하는 주기로, 월경기(자궁내막이 탈락하여 출혈하는 시기), 증식기(자궁내막의 증식이 배란까지 계속되는 시기), 분비기(자궁내막이 더욱 증식되는 시기)로 이루어져 있다.

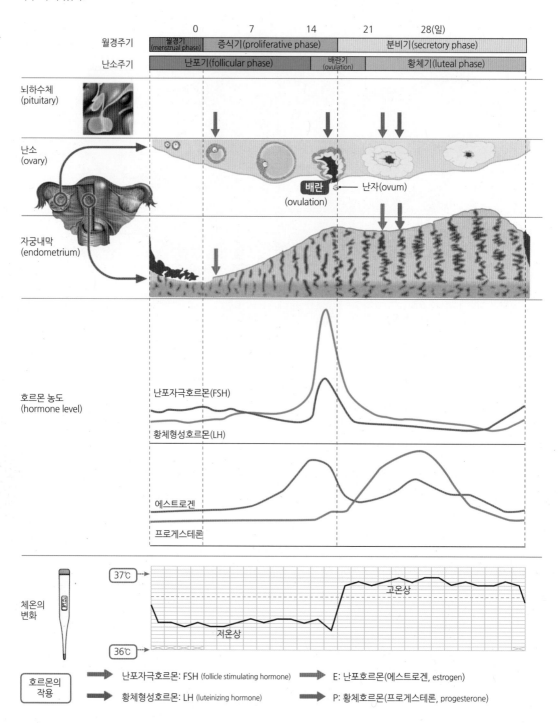

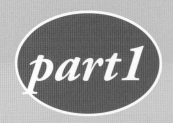

part1

간호사가 하는
처치와 간호

부인과 처치에 따른 간호

부인과질환의 환자에 대해서 이루어지는 처치와 간호에는 질세정법, 질탐폰, 자궁경관확장, 자궁내세정법 등이 있습니다.
전부 내진대에서 실시하기 때문에 수치심이나 긴장·불안의 경감, 보온 등에의 배려가 중요합니다.

질세정법

 왜하는가? 질세정의 목적
● 질세정은 질내의 소독, 질내의 분비물 제거, 지혈·소염촉진을 위해서 시행한다.

순서 1 준비

① 필요한 물품을 준비한다.

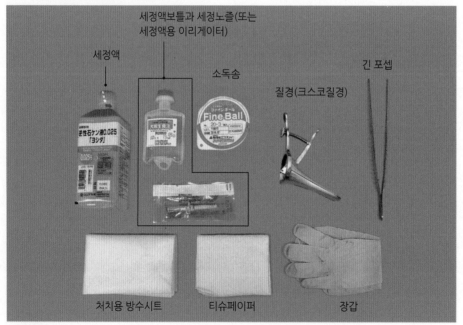

세정액보틀과 세정노즐(또는 세정액용 이리게이터)

세정액

소독솜

질경(크스코질경)

긴 포셉

처치용 방수시트　　티슈페이퍼　　장갑

주의!
● 세정액은 목적에 따라 의사에게 지시받은 것을 준비한다.
● 일반적으로 0.025%의 염화벤잘코늄액이 사용된다. 그 밖에 0.025% 염화벤제토늄액, 0.1%의 크레졸비누액, 생리식염액, 멸균정제수 등이 사용되는 경우도 있다.

② 내진대를 준비한다(→p.50「내진·질경진」).
● 내진대는 환자가 승강하기 쉬운 높이로 하고 등받이나 다리걸이를 적절한 위치로 조정한다.
● 둔부에 오염방지를 위한 처치용 방수시트를 깔아 놓는다.

③ 환자의 준비를 시킨다.
● 환자에게 처치의 필요성, 목적이나 방법에 관해 설명한다.
● 미리 소변을 보게 한다.
● 속옷을 벗고 내진대로 이동하게 한 후 양발·둔부의 위치를 적절한 위치로 유도한다.
● 양손을 가슴 위에 놓고 천천히 심호흡을 하게 하여 복벽을 이완시키고 대퇴부를 충분히 벌리게 한다.
● 의류(상의)가 오염되지 않도록 엉덩이에서 등쪽으로 끌어올리도록 한다.
● 진찰용 라이트가 진찰 부위에 충분히 비추도록 조정한다.

> **요령!**
> ● 바쓰타올 등의 덮을 것을 덮어서 하반신의 노출을 최소한으로 하고, 수치심에 배려함과 동시에 보온에 노력한다.
> ● 간호사는 환자의 불안이 경감되도록 옆에 있으면서 말을 걸어준다.

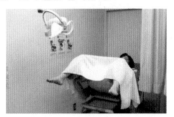

순서 2 의사에 의한 질세정의 개조

① 의사에게 질경을 건넨다.
● 청결한 질경을 의사에게 건넨다.
● 환자의 불쾌감을 가능한 한 경감시키기 위해, 질경은 전용 유니트로 따뜻한 소독액이나 세정액 등에 담가서 피부에 닿았을 때 차갑지 않은 정도로 데워 둔다.
● 질내에 삽입하기 쉽도록 질경의 선단은 소독액이나 세정액 등으로 적셔 놓는다.

> **Check**
> 질경을 잡는 법

② 의사에게 긴 겸자·소독솜·세정액을 건넨다.
● 의사가 질경으로 질강을 열면 의사의 지시에 따라 긴 겸자·소독솜·세정액을 건넨다.

> **요령!**
> ● 바쓰타올 등으로 하체를 덮어서 하반신의 노출을 최소한으로 하고, 수치심을 느끼지 않도록 배려하고 동시에 보온에 노력한다.
> ● 간호사는 환자의 불안이 경감되도록 옆에 있으면서 말을 걸어준다.

순서 3 종료 후의 케어

① 환자의 몸차림을 정리한다.
● 음부나 둔부를 닦는다.
● 환자가 천천히 안전하게 내진대에서 내려올 수 있도록 돕는다.
● 내진대에서 내려오면 의류를 정리하도록 한다.
● 필요하다면 패드를 대도록 한다.

② 뒤처리를 한다.
● 혈액이나 분비물이 부착되어 있는 것이나 사용한 기구류는 감염방지를 위해 재빠르게 정리한다.
● 내진대를 청소한다.
● 실내의 환기를 도모하고 청결한 환경을 유지한다.

③ 간호기록을 기재한다.
● 실시한 처치와 관찰내용을 간호기록에 기재한다.

이럴때 어떻게 하지?

기록의 내용
● 질내·자궁구의 상태
● 점막 이상의 유무 : 발적, 염증, 진무름, 출혈, 외상, 궤양, 폴립, 종양병변의 유무 등
● 출혈·분비물의 유무 : 성상과 양, 냄새의 유무 등

질탐폰

왜하는가? 질탐폰의 목적

● 질탐폰은 주로 지혈을 목적으로 하여 소독솜이나 거즈를 질내에 삽입하여 충전하는 수기(手技)이다.
● 지혈목적인 경우 강하게 압박하기 위해 묶음거즈(여러 장의 거즈의 끝을 묶어 길게 한 것)나 요오드폼거즈 등의 특수한 거즈를 삽입하는 경우도 있다.
● 지혈 외에 분비물의 흡수, 질좌제나 액상약제·분말상항균약 등 약제의 질내삽입 후 및 봉모양의 자궁경관 확장기 (라미셀·라미나리아)의 삽입 후의 탈출을 예방하는 목적으로 시행하는 경우가 있다.

 1 준비

① 필요한 물품을 준비한다.

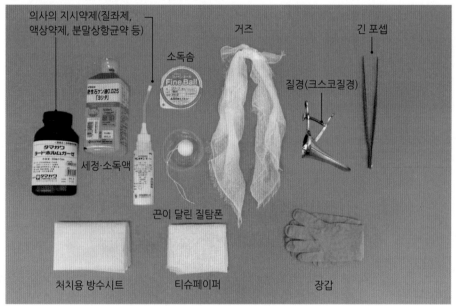

의사의 지시약제(질좌제, 액상약제, 분말상항균약 등)

거즈

긴 포셉

소독솜

질경(크스코질경)

세정·소독액

끈이 달린 질탐폰

처치용 방수시트

티슈페이퍼

장갑

② 내진대를 준비하고 환자를 준비시킨다(→p.6「질세정법」).

 2 검사·처치의 개조

● 검사·처치를 실시할 때는 의사의 지시에 따라 필요한 물품을 건네준다.
● 우선은 청결한 질경을 건네고, 의사가 질경을 이용하여 질강을 열면 긴 겸자·소독솜·세정액 등 검사·처치에 필요한 물품·기구를 건넨다.

순서 3 의사에 의한 질탐폰 삽입의 개조

① 끈이 달린 질탐폰, 또는 거즈를 준비한다.

● 검사·처치 등이 종료되고 의사로부터 지시가 있으면 끈이 달린 질탐폰 또는 거즈를 준비한다.

> **요령!**
> ● 질탐폰의 끈은 긴 겸자로 집어 늘어뜨려 놓는다.

② 의사에게 청결한 끈 달린 질탐폰 또는 소독거즈를 건넨다.

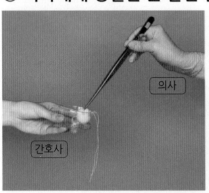

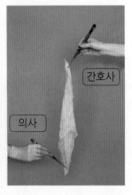

> **주의!**
> ● 나중에 환자가 제거하기 쉽게 끈 달린 질탐폰의 끈은 2~3cm 질외로 내놓는다.
> ● 거즈를 이용하는 경우도 단을 2~3cm 질외로 내놓는다.

 ## 순서 4 종료 후의 케어

① 환자가 내진대에서 내려오면 제거시간·제거방법을 설명한다.

● 음부나 둔부를 닦고 환자가 내진대에서 내려오는 것을 돕는다.
● 환자에게 질 밖으로 나와 있는 탐폰의 끈 또는 거즈를 만져 확인하게 하고, 삽입되어 있는 탐폰 또는 거즈의 제거시간과 방법을 설명한다.
● 의사의 지시가 있는 경우는 처치 후의 주의사항(입욕·성교의 금지기간, 샤워욕의 여부, 활동제한 등)에 대해서 설명한다.

> **간호포인트**
> ● 탐폰을 장시간 삽입하고 있으면 감염의 원인이 된다.
> ● 환자자신이 만져보게 하여 확인시킨 후 잊지 말고 반드시 제거하도록 설명을 한다.

② 환자의 몸차림을 정리한다.

● 의류를 정리하고 필요시에는 패드를 대도록 한다.

③ 뒷정리를 하고 간호기록에 기재한다(→p.6「질세정법」).

● 질내에 삽입한 끈 달린 질탐폰 또는 거즈의 수량을 기재한다.
● 제거 시에는 삽입된 것이 모두 제거되어 있는지 확인하여 기재한다.
● 환자스스로 의사의 지시대로 적절하게 제거한 것을 확인할 수 있다면 기록한다.

자궁경관확장

 왜하는가? 자궁경관확장의 목적

● 자궁경관확장은 자궁경검사나 자궁경하수술·자궁내용제거술·자궁내막전면소파수술 및 처치 전의 전(前)처치로써 이루어진다.

순서 **1** 준비

① 필요한 물품을 준비한다.

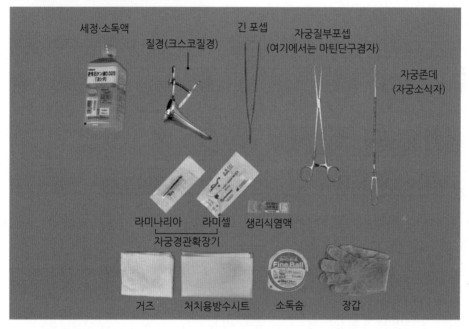

세정·소독액
질경(크스코질경)
긴 포셉
자궁질부포셉
(여기에서는 마틴단구겸자)
자궁존데
(자궁소식자)
라미나리아
라미셀
생리식염액
자궁경관확장기
거즈
처치용방수시트
소독솜
장갑

② 내진대의 준비·환자의 준비를 한다(→p.6「질세정법」).

순서 **2** 의사에 의한 질세정의 개조(→p.6「질세정법」)

● 우선 의사에게 청결한 질경을 건넨다.
● 의사가 질경을 이용하여 질강을 열면 의사의 지시에 따라서 질세정·질소독의 필요물품(긴 겸자, 세정·소독액, 소독솜)을 건넨다.

의사에 의한 자궁 내의 관찰 개조

① 의사에게 청결한 자궁질부겸자를 건넨다.

● 의사는 자궁내강의 방향(전굴·후굴)에 따라 자궁질부전순을 자궁질부겸자(마틴단구겸자 등)로 꼭 쥐고 견인하여 자궁내강을 될 수 있는 한 정면으로 하고 외자궁구를 확인하기 쉬운 위치로 고정한다.

② 의사에게 청결한 자궁존데(자궁소식자)를 건넨다.

● 의사는 외자궁구를 통해 자궁강 내에 자궁존데를 삽입하고 자궁 내의 상태(자궁내강의 방향이나 내강의 길이 등)를 확인한다.

> **주의!**
> ● 자궁질부전순을 고정할 때 환자는 통증이나 불쾌감을 느끼기 쉽다. 적절하게 말을 걸어 설명, 상태를 확인하면서 실시한다.
> ● 자궁존데 삽입 시에는 자궁천공의 위험이 있다. 실시 시에는 환자에게 통증의 유무나 증강·변화 등이 없는지 확인한다.

 ## 의사에 의한 자궁경관확장의 개조

① 의사에게 자궁경관확장기를 건넨다.

● 의사는 외자궁구를 통해 자궁경관에 자궁경관확장기를 삽입한다.
· **봉모양의 자궁경관확장기를 사용하는 경우** : 쉽게 삽입할 수 있도록 자궁의 방향에 맞춰 선단을 약간 구부려둔 것을 건넨다. 삽입 후 생리식염액을 함유한 거즈를 질내에 충전하여 자궁경관확장기의 느린 확장을 재촉하는 일이 있다.
· **헤가르형 자궁경관확장기를 사용하는 경우** : 의사의 지시에 따라 사이즈가 가는 것부터 굵은 것으로 순서대로 건넨다.
● 삽입 시에는 통증을 동반하는 일이 많기 때문에 말을 걸어 설명·격려하고 상태관찰을 하면서 실시한다.

> **요령!**
> ● 동시에 여러 개의 라미나리아를 삽입한 경우에는 나중에 제거하기 쉽도록 끈에 거즈를 연결하여 하나로 묶는 경우가 있다.
> ● 라미나리아는 구부리면 부러지기 때문에 구부려서는 안 된다.

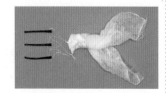

② 환자에게 설명과 상태관찰을 한다.

● 환자에게 질내에 삽입되어 있는 확장기와 거즈에 대해서 설명한다. 빠졌을 때는 스스로 처리하지 말고 신속하게 간호사에게 알리도록 한다.

> **주의!**
> ● 자궁경관확장기의 삽입 시에는 드물게 미주신경반사가 일어날 우려가 있다. 어지럼증, 안전암흑감, 불쾌감, 오심, 식은 땀, 안면창백, 혈압저하, 서맥, 실신 등의 증상이 나타나지 않는지 주의한다.
> ● 위의 증상이 나타났을 때에는 처치를 중단하고 환자를 가능한 한 안전한 자세(앙와위 등)로 하여, 활력증후의 측정·환자의 상태를 관찰하고 의사의 지시에 따라 대응한다.

순서 5 종료 후 간호(→p.6「질세정법」)

① 환자의 몸차림을 정리한다.

● 음부나 엉덩이를 닦고 환자가 내진대에서 내려오는 것을 돕는다.
● 의류를 정리하고 패드를 대도록 한다.

② 뒷정리를 하고 간호기록에 기재한다.

> **이럴 때 어떻게 하지?**
>
> **자궁경관확장기 삽입 시의 기록 내용**
> ● 삽입된 자궁경관확장기의 종류·사이즈나 개수, 삽입된 거즈의 매수를 기록한다.
> ● 제거 시에는 삽입된 개수가 전부 제거되었는지를 확인하고 기록한다.

(林里香)

---

column 자궁경관확장기의 종류

봉모양의 자궁경관확장기(일회용)

● 검사·수술·처치 등의 전처치에 사용한다.
● 산부인과수술이나 자궁내시경검사에 있어서 자궁경관의 연화를 촉진하고 삼출액에 의한 느긋한 확장을 하는 자궁경관확장기이다.
● 크기별로 준비되어 있어서, 목적에 따라 다수를 사용하는 경우도 있다.
● 체내유치는 24시간 이내로 한다.

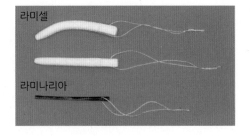

라미셀

라미나리아

헤가르형자궁경관확장기

● 가는 것부터 굵은 것까지 크기별로 있으며 표시된 번호 순서로 굵어진다.
● 자궁경관에 삽입된 확장기를 가는 것→굵은 것으로 변경해 나가면서 경관을 서서히 확장해 간다.

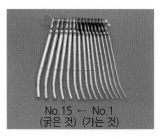

No.15 ← No.1
(굵은 것) (가는 것)

자궁내세정법

● 자궁내세정은 주로 자궁내강의 농저류, 출혈·혈괴의 제거, 약제의 주입을 목적으로 하여 시행된다. 다만 실시되는 회수는 적다.

● 질세정을 마치면 자궁존데를 삽입하여 자궁내를 관찰하고, 외자궁구를 통해 자궁내강에 세정용 넬라톤카테터 또는 벌룬을 부착한 카테터를 삽입하여 세정액을 주입하면 카테터로 자연배출된다. 이것을 몇 차례 반복한다(회수는 의사의 지시에 따른다).

● 세정액의 주입량이 너무 많거나 주입압이 너무 강하거나 하면 세정액이 자궁내강에서 난관을 통해 복강내로 유입될 우려가 있으므로 주의하여 실시한다.

● 통증을 동반하는 처치이므로 실시할 때에는 환자에게 말을 걸어 설명이나 격려를 하면서 상태관찰을 한다.

● 세정 후에는 배출액 내의 혼입물의 유무나 색 등을 관찰하고 기록에 남기는 것이 중요하다.

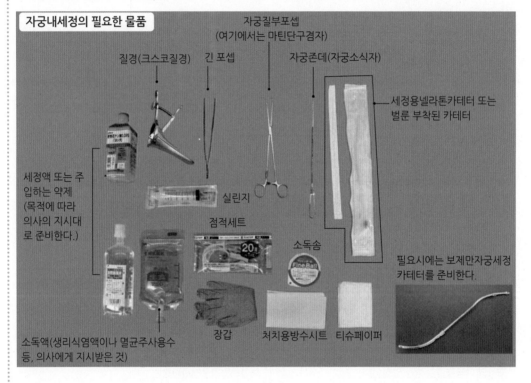

자궁내세정의 필요한 물품

자궁질부포섭
(여기에서는 마틴단구겸자)

질경(크스코질경) 긴 포섭 자궁존데(자궁소식자)

세정용넬라톤카테터 또는 벌룬 부착된 카테터

세정액 또는 주입하는 약제
(목적에 따라 의사의 지시대로 준비한다.)

실린지

점적세트

소독솜

필요시에는 보제만자궁세정카테터를 준비한다.

소독액(생리식염액이나 멸균주사용수 등, 의사에게 지시받은 것)

장갑 처치용방수시트 티슈페이퍼

● 세정액의 주입에는 세정액용 이리게이터, 세정액을 넣은 카테터칩, 세정액보틀에 점적세트를 부착한 것 등을 사용한다.

호르몬요법에 수반되는 간호

호르몬요법은 자궁근종이나 자궁내막증의 치료를 목적으로 이루어집니다. 자궁근종·자궁내막증은 에스트로겐 의존성질환으로, 에스트로겐의 작용을 억제함으로써 증상의 경감이나 종양의 축소를 기대할 수 있습니다.

아래 표에 주요 호르몬요법약의 종류를 정리하였습니다.

주요 호르몬요법약

대상질환		호르몬요법의 종류와 특징
자궁근종	**GnRH작동제(위폐경요법)** **피하주사** · 류플로레린초산염(류플린)· 부세렐린초산염(수프리커)· 고세렐린초산염(조라덱스) **점비약** · 초산나파렐린(나사닐)· 부세렐린초산염(수프리커)	● GnRH작동제 제제를 지속적으로 투여함으로써 GnRH생산을 감소시키고, 그 결과 에스트로겐의 분비도 감소시키는 것. ● 수술 전에 사용하면 근종이 축소되어 수술하기가 쉬워지거나 보다 침습이 적은 수술방법을 선택할 수 있게 된다. ● 환자의 폐경이 가까운 경우 약제투여기간 중에 폐경을 맞이하게 되면 그 이상 근종은 커지지 않으므로 수술이 불필요하다. ● 과다월경(근종의 한 증상)에 의한 빈혈이 있는 경우 월경을 중지함으로써 빈혈이 개선되고 나서 수술에 임한다. 또 자궁으로의 혈류가 감소되므로 수술 중의 출혈을 감소시킬 수 있다. ● 부작용으로서 갱년기 증상이 나타난다. ● 위폐경상태가 지속되면 골량의 저하가 일어나기 때문에 6개월을 초과하여 투여할 수는 없다.
자궁내막증		● 인공적으로 폐경상태를 유도하여 생리를 하지 않으므로 자궁내막증성 통증에 효과가 좋다. 다만 6개월을 초과한 장기투여가 불가능하기 때문에 성성숙기인 20~40대의 장기(長期)관리를 필요로 하는 자궁내막증의 통증관리에는 적합하지 않다. ● 최근에는 병소축소를 목적으로 한 수술 전 투여나, 수술 후의 재발예방을 목적으로 하여 사용한다.
	저용량필(위임신요법) **경구약** · 노르에티스테론·에티닐에스트라디올(루나벨)	● 내인성인 에스트로겐, 프로게스테론의 주기적인 변동을 일으키지 않게 함으로써 자궁내막의 증식을 억제하는 것. ● 부작용으로서 오심·구토, 체중증가, 유방긴장감, 간기능 이상, 혈전증 등이 있으며, 사용을 검토할 때는 기왕이나 흡연의 유무 등 문진이 중요하다. ● 계속해서 사용할 때는 정기적으로 혈액검사 결과를 따를 필요가 있다.
	디에노게스트 **경구약** · 디나게스트	● 인공적으로 합성된 황체호르몬효능을 가진 제제이다. ● 부작용이 적어 장기간의 사용이 가능하다. ● 혈전증의 부작용은 없으며 GnRH작동제와 비교해서 얼굴홍조나 골량의 저하는 적다. ● 단점으로서 부정자궁출혈의 빈도가 높기 때문에 사용할 때는 환자에게 충분한 설명이나 검진 시기 등의 지도가 필요하다.
	다나졸 **경구약** · 본졸	● 남성호르몬인 테스토스테론유도체이다. 뇌하수체에서의 고나도트로핀(LH·FSH)분비억제작용 외에 자궁내막증조직의 직접증식억제작용이 있어서 자궁내막증조직의 위축화를 기대할 수 있다. ● GnRH작동제에 비해 갱년기 같은 증상은 잘 나타나지 않지만 혈전증이나 간기능 이상의 부작용 발생빈도가 높기 때문에 현재는 제1선택약은 아니다. ● 그 밖의 부작용으로서 남성화에 의한 여드름이나 체중증가, 다모가 나타날 수 있다.

GnRH(gonadotropin-releasing hormone) : 고나도트로핀방출호르몬
LH(luteinizing hormone) : 황체형성호르몬
FSH(follicle stimulating hormone) : 난포자극호르몬

위폐경요법을 하는 환자의 케어

Check

- 위폐경요법은 점비약 또는 피하주사로 GnRH작동제를 투여한다. 충분한 효과를 얻기 위해서는 올바르게 약제를 사용할 필요가 있다는 것을 설명하고, 투여방법을 결정하여 상세한 지도를 하는 것이 중요하다.
- 위폐경 상태에 의한 갱년기 증상에는 화끈거림·안면홍조·발한(핫플러시), 냉감, 동계·숨가쁨, 두통·어지럼증·이명, 어깨 결림·요통, 피부의 건조나 소양감, 기분의 변화(초조감·우울), 불면 등이 있으며, 사람에 따라 여러 가지의 증상이 나타난다. 이들 증상이 일상생활을 위협하는 갱년기「장해」가 될 만큼 강한 것이 아니라면, 증상과 같이 가면서 위폐경요법을 6개월간 계속한다.
- 경우에 따라서는 한방약이 처방되는 경우도 있지만 일상생활에 유의함으로써 증상완화를 꾀할 수도 있기 때문에, 간호사는 환자의 호소를 경청하고 의사와 협력하여 환자가 갱년기증상을 잘 극복할 수 있도록 지지한다.

■ 점비약·피하주사에 관한 주의사항

Point 1 점비약으로는 「비폐의 유무」「점비를 잊어버리는 것」에 주의한다

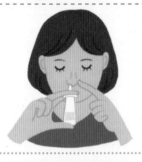

- 점비약은 매일 2회 또는 3회 사용한다. 부작용이 강하고 환자의 부담이 되는 경우에는 점비약을 중지하면 비교적 빠르게 원래 상태로 되돌아간다.
- 주사와 점비 중에 선택을 할 때는 만성비염의 유무, 일상생활에 점비약을 사용할 수 있는지를 환자에게 확인한다.

이럴때 어떻게 하지?

점비를 잊어버렸다면…
- 깨달은 시점에서 1회 점비를 한다. 그 후의 점비는 예정대로 실시하면 문제는 없다.

왜하는가? 만성비염의 유무 확인
- 비염이나 감기 등으로 코가 자주 막히는 경우, 불규칙한 생활에 의해 점비를 자주 잊어버리는 경우에는 약의 충분한 효과를 얻을 수 없기 때문에.
- 점비를 계속 사용하는 중에 일시적으로 코막힘 증상이 나타난 경우에는 점비 직전에 코를 풀고 나서 사용하면 된다.

Point 2 피하주사에서는 「동일 부위 주사에 의한 피부문제」에 주의한다

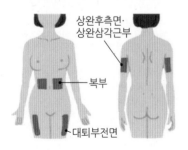

상완후측면·
상완삼각근부

복부

대퇴부전면

- 주사약은 4주일에 한 번 검진을 하고, 부작용 상태를 의사와 상담하고 주사를 하는 것이 기본이다.
- 주사한 피하에 고인 약제가 약 1개월에 걸쳐 서서히 흡수되고 지속적으로 효과를 발휘하기 때문에 동일부위에 연속해서 주사하면 주사부위에 피부문제를 일으킬 수 있기 때문에 주의한다.
- 약제에 따라 지정 주사부위는 다르지만 상완·하복부·둔부가 주요 부위가 된다.

■ 갱년기 증상에의 대응

Point 1 상담하기 쉬운 분위기를 만든다

● 위폐경요법에 의한 갱년기증상을 「자궁근종·자궁내막증의 치료를 위해서는 어쩔 수 없다」라며 참고 있는 환자나 「괴롭다고 느끼지만 좀처럼 상담할 수 없다」라고 느끼고 있는 환자도 있다.

● 위폐경요법을 할 때는 부작용에 대해서 충분히 설명함과 동시에, 갱년기 증상이 걱정이 되는 경우에는 다음의 검진예약을 기다리지 말고 내원해도 좋다는 것을 전달하고, 상담하기 쉬운 분위기를 만드는 것이 중요하다.

Point 2 호르몬요법을 받는 환자에게는 다음의 내용을 설명한다

● 일찍 자고 일찍 일어나는 것을 명심하고 수면시간을 충분히 갖는다. 하루 3식으로 균형 있게 먹음으로써 규칙적인 생활리듬을 만들 것.
  → 왜? 호르몬이 변화하면 체내리듬이 어긋나서 자율신경이 불안정해지며, 불면이나 기분의 변화를 일으키기 때문이다.

● 의식적으로 릴랙스한 시간이나 운동시간을 만들어 스트레스가 쌓이지 않도록 할 것.
  → 왜? 적당한 운동은 스트레스 해소에 효과적일 뿐만 아니라 골량의 저하를 억제하는 것으로도 이어진다.

● 피부의 보습을 잘 하며 몸을 조이지 않고 피부에 부드러운 속옷을 입을 것.
  → 왜? 에스트로겐의 저하에 의해 피부의 건조나 소양감이 나타나기 때문이다.

● 식사로는 칼슘이나 비타민D, 마그네슘을 함유한 식품을 적극적으로 섭취할 것.
  → 왜? 골량의 저하를 억제하기 위해서이다.

● 두통, 어지럼증 등의 증상이 나타난 경우는 각각의 증상에 맞는 진료과에서 검진을 받을 것.
  → 왜? 이들 증상은 갱년기상태가 원인이 아닌 경우가 있기 때문이다.

이럴때 어떻게 하지?

성교통의 호소가 있는 경우는…
● 에스트로겐 저하에 의해 질이 건조해서 성교통이 생기는 경우가 있다. 이 경우에는 시판 젤의 사용을 시도해도 괜찮다.

(田宮麻衣)

수술 후 배액관 관리

부인과 영역의 수술에서 수술 후 배액관 유치가 필요한 것은 주로 악성종양인 경우입니다. 드레인 삽입부위와 그 목적을 이해하고 배액의 양·성상 등의 정보에서 추측되는 환자의 상태를 생각하면서 관찰합니다. 또 이상의 조기발견·대응에 노력함과 동시에 유효한 배액이 계속해서 이루어지도록 배액 관리를 합니다.

왜하는가? 부인과 영역에 있어서 배액의 목적

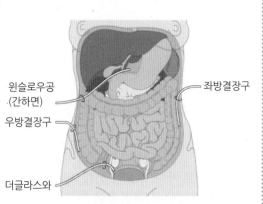

원슬로우공 (간하면)

우방결장구

좌방결장구

더글라스와

- 광범자궁전적출술 및 림프절곽청술 후 : 폐창 후의 혈액·림프액 저류에 의한 혈종형성이나 림프낭포의 예방을 목적으로 한 예방적 배액. 이것은 수술 후 출혈이나 감염 등 수술 후 합병증의 징후를 파악하는 정보를 주는 역할도 한다.
- 자궁유농증·난관유농증, 난소농양, 더글라스와농양, 골반복막염 등 : 수술 후에 남은 농양·삼출액의 배출이나 치료처치의 세정·약액주입 등을 목적으로 한 치료적 배액.
- 농양이나 림프낭포 : 치료적으로 배액관을 삽입·유치하는 경우가 있다.

Check 배액의 종류

개방식배액

- 자연배출(거즈 등을 대거나 배액백에 접속하여 배액).
- 부인과에서는 펜로즈드레인, 듀플드레인 등을 사용.

 펜로즈(A타입)

 펜로즈(F타입)

 듀플

폐쇄식배액

- 음압을 걸어 배액을 촉진하는 것. 부인과에서는 J-VAC드레인, SB백드레인 등을 사용.

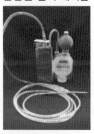

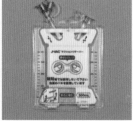

● SB백드레인 : 고무구에 의해 흡인보틀 안을 음압으로 하고, 벌룬을 팽창시켰다가 벌룬이 원래대로 돌아올 때에 생기는 흡인압에 의해 배액을 배액보틀에 흡인한다.

● J-VAC드레인 : 용기 안의 스프링의 반발력에 의해 용기 안에 음압(흡인압)을 일으키고 배액을 용기 내에 흡인한다.

간호포인트 JP or Hemo vac 사용

- 수술 후 보행이 가능해지고 배액백을 사용한 채 환자가 보행하는 경우에는 백에 커버를 씌우는 등 배액이 보이지 않도록 한다.

거즈교환·배액관 고정

순서 1 준비

① 필요한 물품을 준비한다.

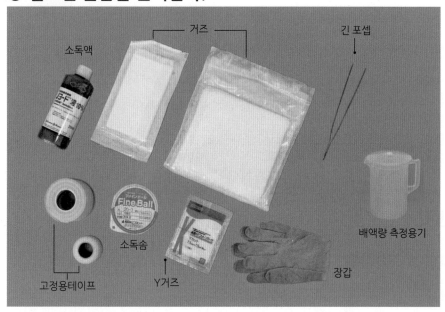

소독액 / 거즈 / 긴 포셉 / 배액량 측정용기 / 소독솜 / Y거즈 / 장갑 / 고정용테이프

② 환자를 준비시킨다.

● 환자에게 배액의 관찰과 처치를 하는 것을 설명하고 양해를 구한다.
● 편안한 상태에서 앙와위를 유지할 수 있도록 돕는다.

③ 삽입부위의 관찰을 한다.

● 환자에게 삽입되어 있는 배액관의 삽입부위, 종류, 그 목적을 확인한다.
● 드레인 삽입부위, 배액관배액량의 시간경과적 변화·성상·냄새, 거즈오염의 유무, 삽입부위에서의 누출의 유무, 배액의 고정상황을 관찰한다.

> **주의!** 배액관 삽입에 수반되는 합병증
>
> ● 감염(역행성감염, 삽입부 감염, 배액누출)
> ● 배액관폐색에 의한 체액저류
> ● 배액에 의한 장기·혈관손상·유착
> ● 배액관 제거부위의 누공형성·반흔 형성
> ● 발거, 탈락
> ● 피부장해
> ● 제거곤란 등

배액관 삽입부위의 소독

- 긴 포셉으로 소독액에 담근 소독솜을 집어 배액관 삽입부에서 바깥쪽으로 원을 그리듯이 넓게 소독을 한다. 소독솜은 1회 사용하면 버린다.
- 드레인 삽입 중일 때는 매일 삽입부를 소독한다. 또한 오염 시에는 적절하게 소독을 실시한다.
- 개방식드레인인 경우는 역행성 감염예방을 위해 체액이 부착되어 오염된 거즈는 적절하게 교환한다.

> **요령!**
>
> - 드레인은 일반적으로 피부에 봉합하여 고정된다. 다만 짧은 개방식드레인인 경우 등에는 창 속으로 들어가는 것을 방지하기 위해 창보다 큰 멸균이 완료된 안전핀을 드레인에 부착하는 경우도 있다.
> - 안전핀을 사용하고 있는 경우에는 안전핀도 잊지 말고 소독한다.
> - 녹이나 혈괴 등이 붙어있는 경우에는 새로운 멸균된 안전핀으로 교환한다.

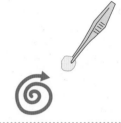

 ## 고정

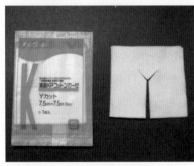

① Y거즈를 대고 2개 이상의 테이프로 피부에 단단히 고정한다.

- 드레인 삽입부에 Y거즈를 대고 느슨하지 않게 한다. 그 위에 거즈를 대고 2개 이상의 테이프로 피부에 단단히 고정시킨다.
- 환자가 쉽게 움직이지 못하도록 확실하게 고정한다.
- 테이프는 피부에 자극이 약하고 점막도가 높은 것이 좋다.

> **이럴때 어떻게 하지?**
>
> 드레인 튜브가 있는 경우에는…
> - 폐쇄식 드레인 등 드레인 튜브가 있는 경우에는 관절을 피해 될 수 있는 한 움직임이 적은 부위에 2군데 이상 단단히 테이프로 피부에 고정한다.

> **요령!**
>
> - 고정용 테이프의 각은 둥그스름하게 해놓는다.
> - 고정할 부위에 우선 1장의 테이프를 피부에 붙이고(테이프①), 그 위에 드레인 튜브를 놓고 위에서 테이프를 요형으로 붙여서 고정한다(테이프②).
> - 고정용 테이프가 떨어지는 것을 방지하기 위해 Y형으로 커트한 테이프를 붙이면 된다(테이프③).

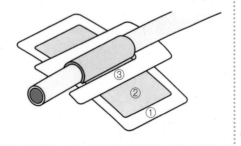

② 배액관의 개방성, 환자의 상태를 확인한다(→p.21 「배액백의 교환」).

배액백의 교환

순서 ① 준비

① 필요한 물품을 준비한다.

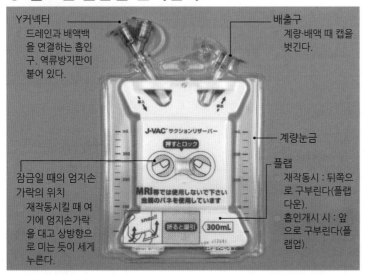

Y커넥터
드레인과 배액백을 연결하는 흡인구. 역류방지판이 붙어 있다.

배출구
계량·배액 때 캡을 벗긴다.

계량눈금

잠금일 때의 엄지손가락의 위치
재작동시킬 때 여기에 엄지손가락을 대고 상방향으로 미는 듯이 세게 누른다.

플랩
재작동시 : 뒤쪽으로 구부린다(플랩 다운).
흡인개시 시 : 앞으로 구부린다(플랩업).

② 환자를 준비시킨다(→p.19「거즈교환·배액관고정」).

순서 ② 배액백교환

① 드레인을 클램프하고 접속부를 소독한다.
② 배액백을 교환하고 드레이너지회로와의 위치관계를 확인한다.

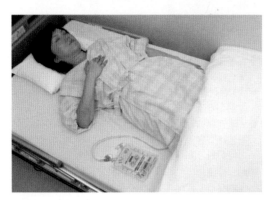

주의! 드레인 유치에 수반되는 합병증

- 배액백은 삽입부위보다 높은 위치에 두지 않는다.
- 배액백의 배출구는 청결하게 유지한다.
- 드레인이 자연스럽게 주행할 수 있도록 굴곡·비틀림·압박에 주의한다.
- 드레인 접속부가 빠지거나 느슨해지는 것으로 인한 배액의 누출이나 공기유입 등에 주의한다.

부인과
1 간호사가 하는 처치와 간호

순서 *3* 교환 후

① 환자에게 설명한다.

● 환자에게 배액관 유치의 필요성을 설명하고 실수로 튜브가 빠지지 않도록 예방 방법을 설명한다.

Check	잘못 제거되는 것의 예방의 설명내용

● 드레인튜브를 잡아당기거나 비틀지 않는다.
● 고정된 테이프가 떨어지면 바로 간호사에게 알린다.

② 간호기록에 기재한다.

● 일반적으로 드레인에서의 배액량이 서서히 줄고, 1일의 배액량이 50mL 이하가 되며 감염의 징후가 없으면 제거한다.
● 배액관 제거 시에는 튜브 끝을 세균배양검사하기도 한다.

(林里香)

이럴때 어떻게 하지?

배액백을 이용한 개방식드레이너지의 관리

① 배액유도와 밀킹

● 배액튜브 내에 배액을 고이지 않게 하여 배액백 내로 나오도록 밀킹을 한다.
● 역행성감염예방을 위해 배액을 역류시키지 않도록 주의한다.

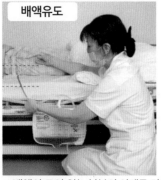

배액유도

● 배액이 고여 있는 부분이 아래로 가도록 튜브의 위치를 조정하면 고저차로 자연스럽게 백 안으로 유도된다.

② 드레인백의 설치위치

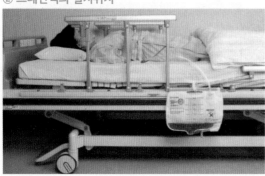

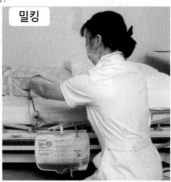

밀킹

● 튜브 내에 응고 등이 보이는 경우는 폐색을 예방하기 위해 밀킹을 하면 된다.
● 밀킹은 드레인 삽입부위측에서 배액백측을 향해 튜브를 손으로 문지르거나 밀킹롤러를 이용하여 다룬다.
● 밀킹롤러를 사용할 때는 롤러의 회전이 원활하고 파손 등의 이상이 없는지를 확인한다.
● 드레인 튜브의 재질에 따라서는 밀킹롤러의 사용을 피한다(유연한 실리콘제 드레인 등에서는 밀킹롤러에 의해 튜브가 파손·찢어질 가능성이 있다).
● 폐쇄식 배액의 경우는 배액백을 침대사이드드레일에 매단다.
● 보행 시에는 배액백이 항상 드레인 삽입부보다 낮은 위치가 되도록 조정하고 점적스탠드의 전용후크에 건다.

수술 후 스토마 관리

부인과 영역에서 스토마조성 수술이 이루어지는 것은 주로 악성종양인 경우입니다.
스토마조성술 직후의 관계가 환자의 스토마에 대한 인상을 결정지어 버리기 때문에 세심한 배려가 필요합니다.
간호사는 스토마조성술 직후의 합병증 예방과 이상의 조기발견에 노력함과 동시에, 환자가 신체의 변화를 받아들여 자가간호를 할 수 있도록 정신·심리적 측면, 사회적 측면에서 배려하고, 단계를 밟으면서 지도를 해나갈 필요가 있습니다.

왜하는가? 부인과 영역에 있어서의 스토마조성의 목적

- 스토마란 그리스어로 「입」,「구멍」을 의미하며, 대변이나 소변을 지속적으로 배출하기 위해 인위적으로 만들어진 배설구를 말한다. 스토마에는 소화기계 스토마(인공항문), 요로스토마(인공방광)가 있다. 또 장루 등의 누공도 스토마라 한다.
- 악성종양의 근치적 수술 및 직장·방광에의 유착이나 침윤·전이병소의 절제술에 따라, 스토마조성 수술이 동시에 이루어지는 경우가 있다.
- 악성종양의 재발·전이에 의한 장폐색, 직장방광질루형성, 요로의 통과장해 등에 대해서 스토마조성 수술이 시행되는 경우도 있다.
- 회음부외상 등에 의해 일시적으로 스토마를 조성하는 경우도 있다.

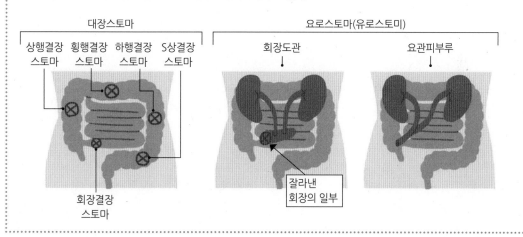

대장스토마
상행결장 스토마　횡행결장 스토마　하행결장 스토마　S상결장 스토마
회장결장 스토마

요로스토마(유로스토미)
회장도관　　요관피부루
잘라낸 회장의 일부

---

column 유로스토미의 케어

- 실시순서는 인공항문과 거의 같다. 다만 유로스토미에서는 지속적으로 요가 나오기 때문에 스토마장구 교환 시에는 거즈나 수건으로 피부를 누르면서 신속하게 교환할 필요가 있다.
- 소변으로 젖은 피부에 피부 보호재를 장착하면 떨어지거나 스토마 주위의 피부 트러블의 원인이 되므로 주의한다.
- 유로스토미용(用) 파우치에는 역류방지판이 붙어 있으며, 소변 배출구에는 카테터튜브를 접속하여 소변백에 연결할 수 있다.

장구의 교환(인공항문인 경우)

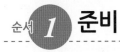 **순서 1** 준비

① 스토마의 관찰을 한다.

Check 관찰 포인트

- 스토마 부위, 상태(크기·피부에서의 높이·모양·부종의 유무·함몰이나 돌출의 유무·색·출혈의 유무)
- 스토마점막피부봉합부의 염증·이개(離開)·출혈이나 농의 유무, 봉합사의 유무와 탈락의 유무
- 스토마로 배설된 파우치 내의 변의 유무·성상·양·출혈의 유무·새는지의 여부·배(排)가스의 유무
- 스토마 주위의 피부트러블의 유무(발적·발진·진무름·궤양·소양감의 유무)
- 장구의 장착상황(새는지의 여부·피부 보호재가 붙거나 녹는 정도)

② 환자의 준비를 한다.

- 환자에게 파우치 교환의 실시, 필요성이나 방법을 설명한다.
- 와위 또는 좌위로 하고 스토마장착 부위를 노출시킨다.
- 의류 등의 오염을 방지하기 위해 방수시트나 비닐봉투를 사용한다.

> **요령!**
> - 복부의 주름이나 움푹한 곳 등을 확인할 때는 반드시 「좌위」나 「전굴」의 자세를 취하게 한다.

③ 필요한 물품을 준비한다.

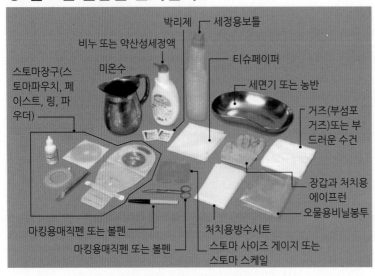
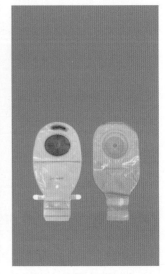

박리제 — 세정용보틀

비누 또는 약산성세정액

스토마장구(스토마파우치, 페이스트, 링, 파우더)

미온수

티슈페이퍼

세면기 또는 농반

거즈(부섬포 거즈)또는 부드러운 수건

장갑과 처치용 에이프런

오물용비닐봉투

마킹용매직펜 또는 볼펜

마킹용매직펜 또는 볼펜

처치용방수시트

스토마 사이즈 게이지 또는 스토마 스케일

④ 장갑·처치용에이프런을 착용한다.

순서 2 기존 스토마 장구의 박리

● 장착 중인 장구는 피부를 가능한 한 자극하지 않도록 부드럽고 신중하게 떼어낸다.
● 떼어낸 파우치는 접착면을 반으로 접어 막고 바로 비닐봉투에 넣는다.

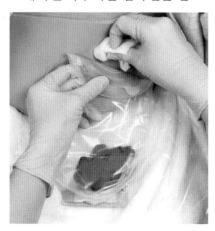

요령!
● 처음만이 아니고 끝까지 조심스럽게 손가락으로 피부를 누르면서 떼어내는 것이 포인트이다.
● 수술창이 오염되지 않도록 주의한다. 창이 스토마에 가까이 있어서 오염이 예상되면 필름드레싱재 등으로 수술상처를 보호하고 나서 장구교환을 하면 된다.

이럴때 어떻게 하지?
장구가 잘 떨어지지 않을 때에는…
● 액체비누 등으로 유막을 만들어 떨어지기 쉽게 만들거나 박리제나 젖은 거즈를 사용하여 피부를 누르거나 해서 조금씩 천천히 벗겨낸다.

순서 3 스토마와 주위 피부의 세정

① 묻어있는 변을 닦아낸다.
● 스토마와 주위에 묻어있는 변을 티슈페이퍼로 닦아낸다.

② 미온수로 젖은 거즈에 비누거품을 묻혀 스토마와 주위의 피부를 닦는다.
● 비누에 거품을 내어 부드럽고 신중하게 닦는다.

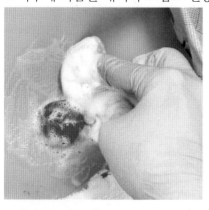

주의!
● 스토마는 점막이다. 상처입기 쉽고 출혈이 잘 일어나기 때문에 직접 거즈 등으로 문지르지 않는다.
● 피부트러블을 예방하기 위해 피부에 남아있는 장구의 피부 보호재는 박리제 등을 사용하여 완전하게 제거한다.

요령!
● 스토마의 배설구나 스토마 근접부는 배설물로 오염되어 있기 때문에 스토마보다 먼 위치부터 세정해 나간다.

이럴때 어떻게 하지?
세정할 때 스토마를 잘못 문질러서 점막에서 출혈이 일어났다!
● 조금 압박하거나, 가루형태의 피부 보호재를 소량 도포하여 지혈할 수 있다.

③ 미온수(또는 미온수로 적신 거즈)를 이용하여 비눗기를 완전히 제거한다.

● 비눗기나 피부 보호재, 피막제성분이 남아 있으면 피부트러블이나 장구의 접착불량의 원인이 되기 때문에 완벽하게 씻어낸다. 손으로 만져서 끈적거림이나 미끈거리는 느낌이 없는가를 확인하면 된다.
● 미온수로 세정하는 경우는 오염을 예방하기 위해 복벽에 세면기 또는 농반을 대거나 비닐을 복벽에 대면 된다.

④ 건조된 부드러운 수건·거즈 등으로 수분을 눌러 닦아낸다.

● 문지르지 말고 "톡톡" 두드리듯이 닦아낸다.

장구부착

① 장구의 피부 보호재 뒷면의 박리지에 펜으로 스토마 크기를 표시한다.

● 표시를 할 때는 스토마 사이즈 게이지 등을 이용한다.
● 체중이 변화되면 복벽의 움푹한 것이나 주름은 변화된다. 그에 따라 스토마의 형태나 사이즈가 변화되기 쉽기 때문에 정기적으로 장구의 크기가 맞는지 확인한다.

> **주의!**
>
> ● 수술 직후 ~ 3개월 정도까지는 부종 등에 의해 형태가 변화되기 쉽기 때문에 매회 스토마 사이즈의 변화의 유무를 확인한다.
> ● 특히 수술 직후는 스토마 사이즈가 변화되기 쉽기 때문에 프리커트 사이즈의 장구(가위로 자르는 타입의 장구)를 사용하면 좋다.

② 장구의 피부 보호재를 스토마 사이즈에 맞게 가위로 자른다.

● 파우치의 주머니부분에 상처내지 않도록 주의해서 커트한다.
● 커트하면 자른 부분을 손가락으로 매만져 매끄럽게 한다. 손가락이 걸리는 부분은 스토마에 상처를 입히는 원인이 될 수 있으므로 가위로 제거한다.
● 커트하고 끝나면 한 번 스토마에 장구를 대어 사이즈가 맞는지 확인한다.

> **요령!**
>
> ● 피부 보호재가 스토마에 직접 닿으면 점막이 상처를 입을 수 있기 때문에 스토마 직경보다 2mm 정도 크게 자른다.
>   · 너무 작은 경우 : 스토마점막의 손상, 배설물이 빠져나가면서 새거나 염증 등이 생기기 쉬워진다.
>   · 너무 큰 경우 : 스토마주위의 염증·침연(浸軟) 등 피부트러블의 원인이 된다.

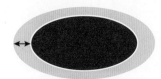

2mm 정도 크게 커트

③ 박리지를 떼어내고 피부 보호재를 붙인다.

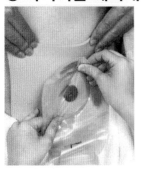

> **이럴 때 어떻게 하지?**
>
> **장구의 피부 보호재가 술후 창부에 붙었다…**
> ● 수술 상처 위에 스토마장구의 피부 보호재를 붙여도 문제는 없다.
> ● 스토마장구의 피부 보호재에는 상처에 대해서 균의 번식을 억제하거나 보호하고 치유하기 위해 필요한 습윤환경을 만드는 작용이 있기 때문이다.

● 스토마의 하단을 따라 밑에서 위로 주름을 만들지 않도록 하면서 신중하게 붙인다.
● 피부 보호재가 피부에 잘 붙을 수 있도록 스토마 주위에서 바깥을 향해 손가락으로 가볍게 눌러 밀착시킨다.
● 스토마 하단 주위는 손가락을 사용하여 원을 그리듯이 눌러 단단히 밀착시킨다.

④ 파우치의 개방구로 공기를 빼고 단단히 막는다.

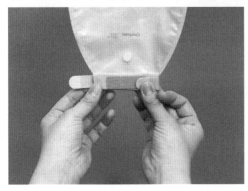

순서 5 교환 후

① 환자의 의류를 정비하고 마무리한다.
● 쓰레기를 버리고 손을 씻는다.

② 간호기록에 기재한다.
● 스토마와 주위의 피부 상태, 사용한 장구의 종류, 환자의 반응 등을 간호기록으로 남긴다.

자가 간호 지도

- 자가 간호 지도는 빠른 시기부터 개시하는 것이 바람직하다. 환자가 심리적으로, 받아들이는 상태를 고려하면서 단계를 밟아나가는 것이 포인트가 된다.
- 지도 중에는 환자가 스토마에 대한 부정적 이미지를 갖지 않도록 말과 행동에 주의하고, 환자가 자신감을 가지고 자가 간호를 할 수 있도록 지원한다.
- 스토마 관리방법 외에 일상생활 상의 주의점이나 연구방법, 사회적자원의 활용·수속방법, 환우회의 소개, 물품구입방법, 식사지도 등에 대해서 소개·지도도 환자의 스토마를 받아들이는 상태를 확인하면서 진행해간다.

 ## 순서 1 처음에는 간호사가 하고 환자에게는 견학하게 한다

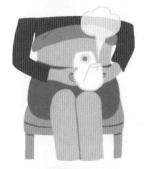

Check
- 수술 후 이상(離床)을 시작하면 가스배출이나 변배출부터 실시한다.
- 처음에 간호사가 설명하면서 해 보인다. 이때 환자가 다음부터 스스로 실시할 수 있도록 요령 등을 설명한다.

주의!
- 가스배출·변배출은 화장실 변좌에 앉아 스토마 주머니의 하방이 변기에 들어가 있는 것을 확인하고 나서 실시한다.

순서 2 환자와 함께 실시한다

- 환자와 상담하여 일상생활에서도 실시하기 쉬운 방법이나 연구사항을 도입하면서 함께 실시한다.
- 가능한 한 환자 혼자서도 실시할 수 있도록 말을 최소한으로 줄이는 것이 포인트이다.

순서 3 환자자신이 실시하게 하고 간호사가 확인한다

- 특별히 잘못된 점이 없으면 순서 등이 틀리더라도 본인이 실시하기 쉬운 방법·순서로 하게 한다.
- 될 수 있는 한 참견하지 말고 환자 혼자서 실시하는 것을 목표로 한다.
- 확인은 수기(手技)적인 것뿐만 아니라 「왜 그렇게 하는가」 하는 근거를 확인하면 된다.

요령!
설명 포인트
- 입욕은 장구를 장착하거나 장착하지 않은 상태에서도 실시할 수 있다. 장구를 떼어내도 스토마로 물이 들어가거나 감염을 일으키거나 하는 일은 없다.
- 체중·복벽의 변화에 따라 장구를 변경할 가능성이 있다. 장구를 구입할 때는 한 번에 많이 주문하지 말고 1~2상자 정도로 하면 좋다.
- 발적이나 염증, 점막피부접합부의 이개(離開) 등은 우선 가루형태 피부 보호재를 도포하고 상태를 본다.
- 외출 시에는 반드시 장구교환세트를 지참하게 한다.

(林里香)

복수천자 간호

복수천자는 복강 내에 관을 넣어 복수를 직접 제거하는 방법입니다. 부인과에 있어서는 암환자의 암성복막염에 의한 복수저류에 대해서 복부팽만감이나 압박에 의한 고통을 제거하기 위한 대증요법으로써 이루어집니다.

즉각적으로 고통경감효과는 크지만 원인이 제거되지 않는 한 복수는 다시 증가한다는 것을 알아둘 필요가 있습니다.

 부인과 영역에 있어서의 복수천자의 목적

● 복강내에 저류하는 체액을 배액함으로써 복부팽만감이나 고통의 경감을 꾀한다.
● 복강내 저류액의 성상·세균·세포의 검사를 한다.
● 약물주입에 의한 치료.

복수천자의 개조

순서 *1* 준비

① 환자에게 복수천자의 목적·방법에 대해서 설명하고 동의서를 확인한다.

● 복수천자의 목적이나 방법, 위험성에 대해서 의사·간호사로부터 충분히 설명을 하고 승낙을 얻는다.

② 필요한 물품을 카트에 준비한다.

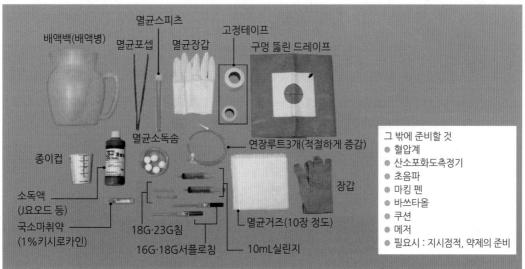

배액백(배액병)   멸균포섭   멸균스피츠   멸균장갑   고정테이프   구멍 뚫린 드레이프

종이컵   멸균소독솜   연장루트3개(적절하게 증감)

소독액
(J요오드 등)

국소마취약
(1%키시로카인)   18G·23G침   장갑

16G·18G서플로침   멸균거즈(10장 정도)   10mL실린지

그 밖에 준비할 것
● 혈압계
● 산소포화도측정기
● 초음파
● 마킹 펜
● 바쓰타올
● 쿠션
● 메저
● 필요시 : 지시점적, 약제의 준비

③ 처치실로 이동하고 침대를 준비한다.

● 환자에게 배뇨를 마치게 한 후 처치실로
  이동한다.
● 복수천자를 실시하는 침대 위에 방수시트
  를 깔고 작업공간을 확보한다.

요령!

● 천자 중에는 동일체위를 요구한다.
● 가능한 한 편안한 체위에서 실시할 수 있도록
  쿠션, 베개, 바쓰타올 등을 사용하여 환자를
  배려한다.

④ 환자에게 와상을 취하게 하여 체위를 조정하고 모니터를 장착한다.

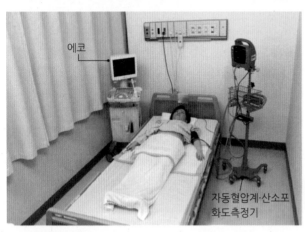

에코

자동혈압계·산소포
화도측정기

● 기본은 앙와위에서 실시한다. 앙와
  위가 고통스러운 경우는 적절하게
  쿠션 등을 사용하여 편안한 체위를
  연구한다.
● 불필요한 노출을 예방하기 위해 바
  쓰타올을 사용한다.
● 자동혈압계·산소포화도측정기를
  장착한다.

왜하는가? 모니터 장착

● 급격하게 복수를 제거하면 순환혈액량이
  감소하고 혈압저하를 일으킬 위험이 있다.
● 쇼크 증상 등을 조기에 발견하기 위해 모
  니터 장착이 필요하다.

⑤ 배둘레를 측정한다.

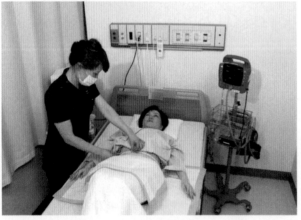

⑥ 매직 등으로 천자부위를 마킹한다.

● 천자부위는 의사가 초음파검사(→p.62)로 결정한다.
● 마킹을 끝내면 배액병을 침대 옆에 준비한다.

순서 2 장착중인 장구의 박리

① 의사가 멸균장갑을 장착하는 사이에 소독솜을 준비한다.

● 멸균소독솜에 소독약을 쏟을 때에는 소독약이 멸균팩에 닿지 않도록 주의한다.

> **주의!**
> ● 멸균물을 넘길 때는 청결부분에 닿지 않도록 주의한다.

② 의사에게 멸균포셉을 건넨다.

● 의사는 멸균섭자로 소독솜을 집고, 천자부위 주변을 소독한다.

③ 의사에게 멸균 구멍 뚫린 드레이프를 건넨다.

● 의사는 환자에게 드레이프를 씌운다.

> **요령!**
> ● 의사가 약물을 쉽게 흡인할 수 있도록 앰플을 기울인다.

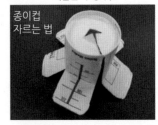

국소마취의 앰플

의사

간호사

④ 의사에게 10mL주사기를 건네고 국소마취약을 준비한다.

● 키시로카인을 개봉하고 의사에게 주사기로 약액을 흡인하게 한다.

⑤ 의사에게 국소마취용 23G침을 건넨다.

● 국소마취 전에는 혈압을 측정하고 마취주사를 한다는 것을 환자에게 알린다.
● 천자 전에 의사에게 배액검사를 할지를 확인한다.

⑥ 의사가 국소마취를 하고 있는 사이에 고정준비를 한다. (일본의 경우)

● 연장루트를 2개 이어 놓는다.
● 고정테이프를 필요한 길이로 잘라 놓는다.
● 고정용 종이컵을 잘라 놓는다(적절한 천자각도·깊이를 고정하고 천자부를 보호하기 위해 사용한다).

종이컵 자르는 법

⑦ 의사에게 천자침을 건넨 후 멸균적으로 연장루트 1개를 건넨다.

● 천자침에는 16G·18G 유치침 등을 이용한다.
● 환자에게 천자한다는 것을 알린다.

> **이럴 때 어떻게 하지?**
> 배액을 검사로 제출하는 경우
> ● 20mL주사기 등을 몇 개 멸균적으로 의사에게 건네고 멸균스피츠를 준비한다.

⑧ 의사가 천자하면 연장루트를 연결하고 튜브끝을 테이프로 배액병에 고정한다.

● 천자 시에는 환자의 표정을 관찰한다.

⑨ 멸균거즈를 처리하여 의사에게 건넨다.

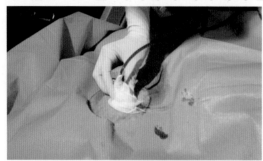

● 멸균처리된 거즈는 의사가 천자침에 감아 고정하기 위해 이용한다.

⑩ 천자침이 고정되면 종이컵과 고정테이프를 의사에게 건네어 고정한다.

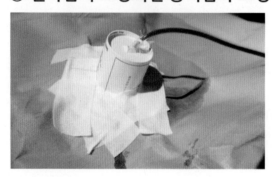

● 준비해놓은 종이컵을 이용하여 천자침을 고정한다.
● 종이컵을 고정테이프로 고정한다.

간호포인트

● 천자침의 고정방법은 여러 가지이다. 실시 전에 고정방법을 의사에게 확인해 둔다.

 순서 **3** **배액 시 간호**

① 배액을 개시한다.

● 의사에게 배액 예정량을 확인하고 기록한다.
● 환자에게 체위가 고통스럽지 않은지 확인하고 예정시간을 전달한다.
● 자동혈압계의 계측간격은 환자의 상태에 맞추어 설정한다. 아울러 일반상태도 계속 관찰한다.
● 의사는 구멍 뚫린 드레이프를 제거한다. 배액상

주의!

● 체액의 배출에 따른 혈압저하, 기분나쁨, 의식장애의 유무, 안면창백, 청색증 등이 나타나지 않는지 충분히 관찰한다.
● 상태의 변화가 있으면 배액을 중지하고 의사에게 보고하고 지시를 기다린다.

태를 확인하고 자연배액이 없는 경우는 의사에게 보고하고 지시를 기다린다. 주사기로 흡인하는 경우도 있다.
● 약제를 주입하는 경우는 멸균적으로 약물을 준비하고 의사가 주입한다. 그때 약물이 새거나 쇼크 등의 증상이 없는지 관찰한다.

② 예정량이 종료되면 의사에게 보고하고 천자바늘을 제거하게 한다.

● 환자에게 예정량의 복수제거가 종료되었다는 것을 알린다.

● 의사가 바늘을 제거하면 멸균거즈로 압박하고 테이프로 고정한다.

● 의사는 초음파검사를 시행한다.

③ 활력징후와 배 둘레를 계측하고 환자의 상태를 갖춘다.

● 복부를 닦고 옷 입는 것을 거들어 준다.

● 의사에게 안 정도를 확인하고 환자에게 전달한다.

● 천자부의 출혈·삼출액, 통증 등을 계속 관찰한다.

● 약액을 주입한 경우는 부작용 증상을 관찰한다.

> **이럴 때 어떻게 하지?**
>
> **배액을 검사로 제출하는 경우**
> ● 의사로부터 검체 제출라벨(환자이름이나 ID넘버 등이 기재되어 있다)을 받아 검사실로 보낸다.

④ 뒷정리를 한다.

● 바늘은 감염성예리기재전용용기(샤팩TM 등)에 파기한다. 그 밖의 것은 의료계폐기물용기(메디컬 페일)에 파기한다.

(靑山眞由美)

---

column 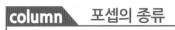 포셉의 종류

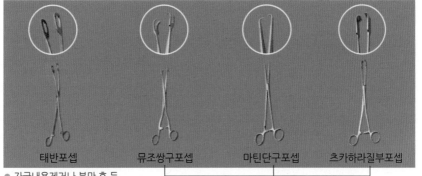

| 태반포셉 | 뮤조쌍구포셉 | 마틴단구포셉 | 츠카하라질부포셉 |

● 자궁내용제거나 분만 후 등에 태아·태아부속물·응혈괴 등의 잔여물을 제거하기 위해 이용한다.

● 자궁질부를 잡거나 지지·견인함으로써 안정시키고, 자궁 내의 처치나 검사를 할 때 사용한다(의사가 쓰기 편한 것을 선택).

림프부종의 케어

부인과암의 수술 후나 방사선치료 후에 일어나기 쉬운 증상으로서 하지의 림프부종을 들 수 있습니다. 림프부종은 림프의 흐름이 저해되고 고단백성의 조직간질액이 림프관계에 흡수되지 않아 일어납니다.

림프부종에 대해서는 주로 복합적이학요법이라는 보존적치료가 실시됩니다. 복합적이학요법은 스킨케어·림프순환마사지(manual lymph drainage)·압박요법·운동요법 4개를 중심으로 한 치료법입니다.

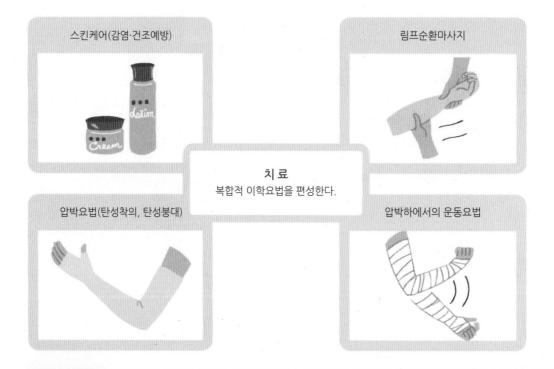

스킨케어(감염·건조예방)

림프순환마사지

치 료
복합적 이학요법을 편성한다.

압박요법(탄성착의, 탄성붕대)

압박하에서의 운동요법

간호포인트

● 치료개시 전에는 바로 치료를 개시할 수 있는 상태인지 관찰한다. 관찰 포인트를 다음에 나타내었다.
- · 피부의 상태·색깔　　· 발적·열감·종창·발진　　· 창상·벌레물린 흔적
- · 조백선·함입조　　· 감각 이상·통증　　· 림프절종창
- · 림프소포(小疱)·림프루　· 사마귀·검버섯　　· 궤양 등

● 림프순환마사지의 금기
- · 일반금기(원칙적으로 해서는 안 되는 경우) : 감염증에 의한 급성염증, 심성부종·심부전, 하지정맥의 급성질환(심부정맥혈전증, 급성정맥염), 악성종양에 의한 부종(상대금기)
- · 국소금기(국소적으로 해서는 안 되는 경우) : 경부(경부의 급성질환, 혈압승강이나 호르몬분비의 급격한 변화가 걱정되는 경우 등. 갑상선기능항진증, 경동맥동증후군, 부정맥 등. 고령자는 상대금기), 복부심부(복부의 급성·만성질환, 방사선성장염이나 방사선성방광염 등 방사선치료후, 대동맥류, 장폐색의 기왕, 골반내정맥혈전의 기왕, 임신 중, 생리 중. 고령자는 상대금기)

● 압박요법의 금기
- · 일반금기 : 감염에 의한 급성염증, 심부정맥혈전증의 급성기, 폐색성동맥경화증, 심부전 등
- · 상대금기 : 고혈압, 협심증, 부정맥, 강피증, 관절류마티, 당뇨병, 마비 등 감각장해가 있는 경우, 유아, 수덱증후군 등

스킨케어

왜하는가? 스킨케어의 목적

- 림프부종이 있으면 환지의 조직액이 정상적으로 순환되지 않아 본래의 면역력·저항력이 저하되고, 세균을 처리하는 능력이 약해져 감염되기 쉬운 상황이 되므로 스킨케어가 중요하다.
- 림프부종환부의 피부는 건조해지기 쉽다. 평소에 청결·보습·보호에 신경쓰고 감염증이나 염증 예방에 노력한다.

■ 일상적인 스킨케어의 포인트

Point 1 피부의 청결

- 비누에 충분히 거품을 내어 부드럽게 닦고 비누성분이 남아있지 않도록 흐르는 물에 충분히 씻는다.
- 물기는 부드러운 타올 등으로 닦아낸다. 땀을 흘리면 신속하게 닦아낸다.
- 청결한 속옷이나 의류를 입는다.

Point 2 피부의 보습

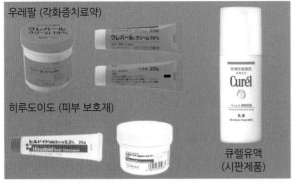

우레팔 (각화증치료약)

히루도이도 (피부 보호재)

큐렐유액
(시판제품)

Point
- 자신의 피부에 맞는 유액 또는 크림을 사용하도록 지도한다.

- 가능한 한 첨가물이 적고 천연성분으로 만든 양질의 보습유액 또는 크림을 사용한다.

- 보습제를 바를 때는 보습제를 손에 듬뿍 담아 피부에 밀착시켜 말초부터 중추를 향해 부드럽게 원을 그리듯이 바른다.
- 보습제는 1일에 1~2회 정도 기상 시에나 입욕 후, 또 건조할 때 도포한다.

Point 3 피부의 보호

- 림프부종 환부에 상처가 생기고 감염이 일어나면 증상악화나 봉와직염 등의 합병증을 일으킬 가능성이 있다. 평소에 감염예방에 신경쓰고 만에 하나 상처가 생겼을 때는 흐르는 물에 세정하고 소독한다.
- 피부를 세게 조이는 속옷이나 의류, 구두는 피한다.
- 핫팩, 뜨거운 물주머니, 핫카페트 등에 의한 열상에 주의한다.
- 벌레물림에도 주의한다. 만에 하나 물렸을 때는 흐르는 물에 세정·소독하고 가려움 방지제 등을 사용한다.

림프순환마사지(manual lymph drainage : MLD)

스킨케어의 목적

● 환지(患脂)에 과잉 저류되어 있는 조직액이나 림프액을 부드럽게 마사지함으로써 적절한 방향으로 유도하기 위해 실시한다.

■ 림프드레이너지의 실제(좌하지의 경우)

순서 1　어깨돌리기(10회)

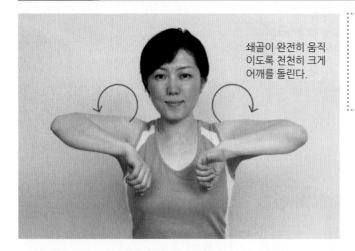

쇄골이 완전히 움직이도록 천천히 크게 어깨를 돌린다.

왜하는가? 좌하지의 림프를 유도하는데 왜 어깨를 돌리는 걸까?

● 정맥각(심부림프관)의 흐름을 촉진시키기 위해 필요하다.

순서 2　복식호흡(5회)

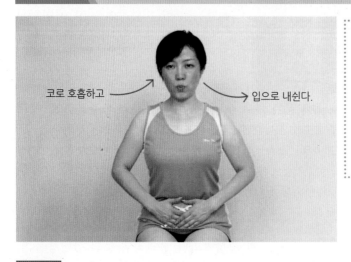

코로 호흡하고　입으로 내쉰다.

요령!

● 손바닥을 하복부에 대고 코로 숨을 들이 마신다. 충분히 숨을 들이 마시고 가볍게 숨을 멈춘 후 입으로 가늘고 길게 숨을 토한다.
● 숨을 들이마셨을 때 복부를 팽창시키고, 숨을 토했을 때 복부를 움푹 들어가게 하는 것이 포인트이다.

주의!

● 모든 림프부종환자에게 실시할 수 있는 것은 아니고 금기가 되는 경우도 있다. 전문적인 지식·기술을 필요로 하기 때문에 림프부종에 대해 상세히 알고 있는 의사나 간호사와 상담하면서 실시한다.
● 감기증상이나 염증징후가 있는 경우 MLD를 함으로써 증상이 악화될 가능성이 있기 때문에 증상이 개선될 때까지 실시하지 않는다.

순서 3　좌액와의 마사지(20회)

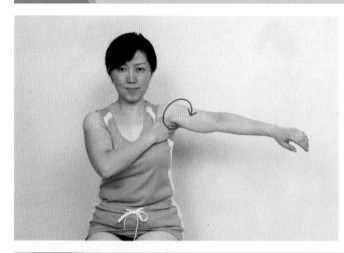

요령!

● 손바닥을 밀착시켜 움푹 들어간 안쪽의 림프절을 향해 원을 그리듯이 마사지한다.

주의!

● 마사지를 할 때는 힘을 넣지 말고 피부를 천천히 신전시키듯이 하여 실시한다.

순서 4　복식호흡(5회)

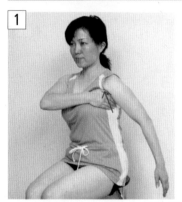 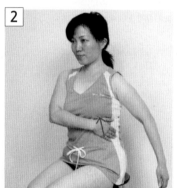 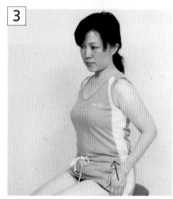

● 체측면을 3등분하고 좌액와에 가까운 부분부터(⬚1 → ⬚2 → ⬚3 의 순서로), 좌액와를 향해 피부를 밀듯이 마사지한다.

순서 5　대퇴부의 마사지(각5회)

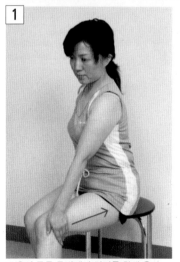 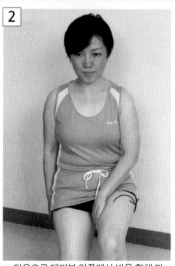 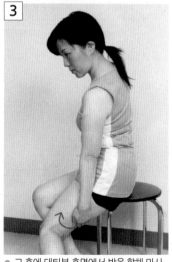

● 우선 무릎 주변에서 허리를 향해 올라간다.

● 다음으로 대퇴부 안쪽에서 밖을 향해 마사지한다.

● 그 후에 대퇴부 후면에서 밖을 향해 마사지한다.

순서 6 | 무릎의 마사지(각5회)

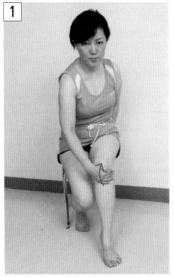

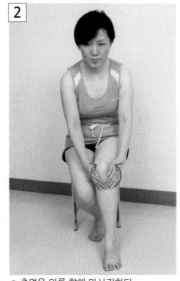

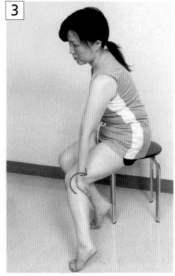

● 전면을 위를 향해 마사지한다.

● 측면을 위를 향해 마사지한다.

● 후면을 위를 향해 마사지한다.

순서 7 | 하퇴부의 마사지(각5회)

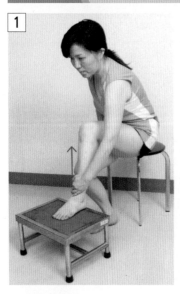

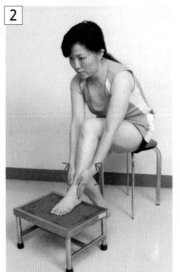

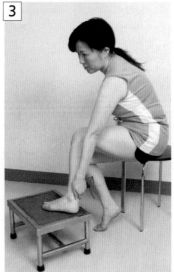

요령!

● 족관절에서 무릎을 향해 마사지한다.
● 전면·측면·후면을 빠짐없이 실시한다.

순서 8 　무릎의 마사지(각5회)

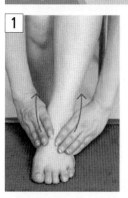 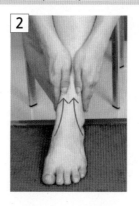 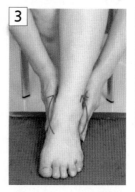

요령!

● 복숭아뼈 안쪽과 바깥쪽 주위를 위를 향하여 마사지하고 족관절은 굴신시킨다.

순서 9 　족배·족지의 마사지(각5회)

족배 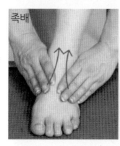 족지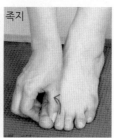

요령!

● 족배 : 족지 뿌리부분부터 족관절을 향해 마사지한다.
● 족지 : 선단부터 족배를 향해 마사지한다.

순서 10 　「순서 9→3」의 순서로 다시 실시하고 림프액을 액와를 향해 흘려보낸다

---

column 　림프관의 분포

정맥각

종격림프절
→폐의 부종·흉수

유미조

경부림프절
→얼굴·두부의 부종

액와림프절
→상지의 부종

장골림프절

서경림프절
골반림프절영역
→하지·둔부·생식기의 부종

압박요법

왜하는가?
압박요법의 목적

- 복합적이학요법 중에서 부종을 경감시키는 효과가 높기 때문에 원칙적으로 꼭 필요한 치료법이다. 피부·피하조직으로의 적당한 압박은 조직압을 높여 수분의 투과성을 억제한다. 또한 근육·관절의 펌프가 협조하여 정맥혈이나 림프액의 흐름이 촉진된다.
- 탄성붕대를 이용하는 방법(일반적으로 치료가 목적)과 탄성스타킹(일반적으로 상태유지가 목적)을 이용하는 방법이 있다.

■ 탄성붕대 감는 법(우하지의 경우)

순서 1 필요한 물품을 준비한다

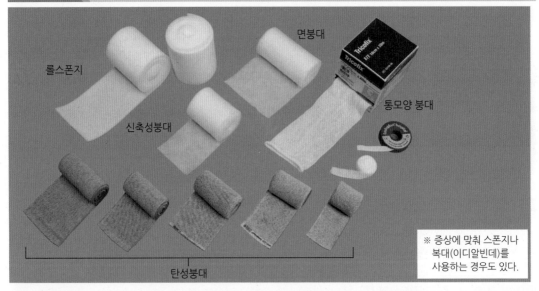

롤스폰지

면붕대

신축성붕대

통모양 붕대

탄성붕대

※ 증상에 맞춰 스폰지나 복대(이디알빈데)를 사용하는 경우도 있다.

순서 2 통모양 붕대로 발가락 끝부터 서경부까지 씌운다

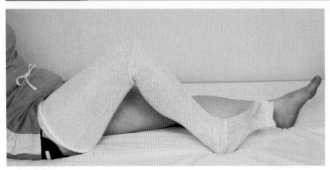

왜하는가?
- 통모양 붕대를 감는 것은 피부를 보호하기 위해서이다.

주의!

- MLD와 마찬가지로 금기가 되는 경우가 있다. 심부정맥혈전증 등 압박요법의 금기가 되는 증상이 없는지 반드시 확인하고 나서 시행하는 것이 중요하다.
- 무리한 압박은 증상의 악화를 초래할 우려가 있으므로 개시할 때에는 반드시 림프부종에 상세히 알고 있는 의사 또는 간호사에게 상담하면서 할 것.

순서 3 ｜ 통모양 붕대를 젖히고 신축성붕대를 감는다

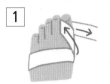

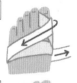
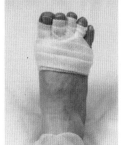

요령!

- 신발을 신기가 힘들어지니 기본 적으로 제5지에는 신축성붕대를 감지 않는다.
- 다만 제5지에도부종이 있는 경우 에는 제5지에도 감는다.

- 통모양 붕대는 발목까지 젖혀 둔다.
- 신축성붕대는 발등을 한 바퀴 둘러 고정시킨 후 제1지부터 제4지까지 순서대로 감는다.
- 붕대 사이로 피부가 보이지 않도록 빈틈없이 감는 것이 포인트이다.

순서 4 ｜ 통모양 붕대를 제자리로 돌려놓고 10cm의 면붕대의 끝을 발가락이 붙은 부분에 맞추고 무릎까지 감는다

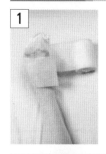
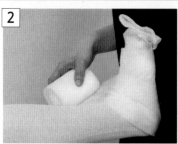
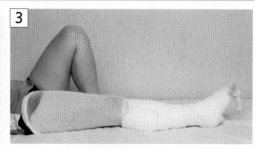

순서 5 ｜ 통모양 붕대에 겹치도록 롤스폰지를 발가락이 붙은 부분부터 무릎까지 감는다

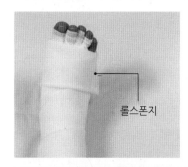

롤스폰지

요령!

- 롤스폰지는 감은 후 손가락으로 튕겼을 때 "탁"하고 소리가 날 정도 의 압력이 되도록 감는 것이 포인트이다.

순서6 ｜ 통모양 붕대를 발가락이 붙은 부분까지 접어올리고 1차(6cm) 탄성붕대를 감는다

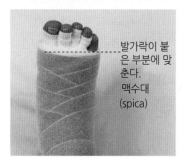

발가락이 붙 은 부분에 맞 춘다.
맥수대 (spica)

요령!

- 탄성붕대는 높이를 발가락이 붙은 부분에 맞추고 제5지측에서 감아 나간다.
- 2회 정도 감아 고정시키고 발등을 사선으로 뒤꿈치부분까지 감 은 후 뒤꿈치부분에서 발등으로 되돌아가고 맥수대(spica)로 발 전체를 감는다.

2차(8cm)탄성붕대를 나선감기로 발가락이 붙은 부분부터 무릎까지 감는다

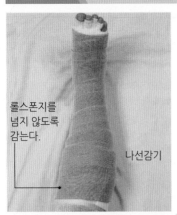

롤스폰지를
넘지 않도록
감는다.

나선감기

● 감기 시작할 때는 끝을 누르고 감싸듯이 감아나간다.

주의!

● 롤스폰지를 초과하여 피부에 탄성붕대가 닿지 않도록 마무리의 위치에 주의한다.

순서 8 **무릎에서 서경부까지 15cm의 면붕대를 감고 그 위에 롤스폰지를 감는다**

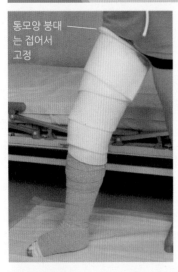

통모양 붕대
는 접어서
고정

간호포인트

● 면붕대 : 무릎 뒤쪽을 보호하기 위해 면붕대는 2~3회 접어 감는다.
● 롤스폰지 : 다리가 시작되는 부분에 마무리가 정확히 맞도록 감아 올라간다.
● 롤스폰지를 다 감으면 통모양 붕대를 접어 고정한다.

순서 9 **10cm의 탄성붕대를 감는다**

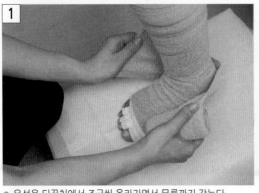

1

2

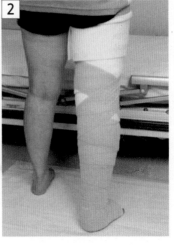

요령!

● 다 감으면 압력이 걸리는 상태를 확인한다.
● 압력을 확인할 때는 양손으로 한다.

● 우선은 뒤꿈치에서 조금씩 올라가면서 무릎까지 감는다.
● 슬와에서 교차하도록 2회 감은 후 슬개골을 감싸고 감는다.

| 순서 10 | 압력이 부족한 부위부터 서경부까지 2차의 10cm붕대를 감고 고정한다 |

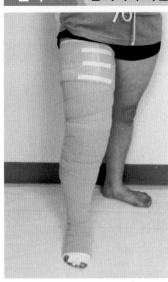

● 테이프가 떨어지지 않도록 단단히 고정한다.
● 벗기기 쉽게 테이프의 끝은 조금 접어두면 좋다.

Point

● 압이 부족한 경우는 12cm의 탄성붕대를 더 추가한다.

column   압을 너무 가할 경우의 리스크

탄성스타킹(다음 페이지)을 신을 때에는 다음과 같은 문제가 일어날 수 있다. 장착 후에 증상이 나타난 경우, 피부색의 변화 등이 일어난 경우에는 장착을 중지하거나 압박압이 낮은 타입으로의 변경이 필요하기 때문에 의사에게 상담한다.

● 맥혈행장해
　→중독한 피부의 진무름·궤양이나 손발가락 괴사를 일으킬 위험도 있다.
● 정맥환류장해
　→조여진 부위에서 말초의 부종, 정맥울체에 의한 정맥혈전증을 일으킬 위험도 있다.
● 부종
● 피부의 발적, 피부염, 접촉성 발진
● 진무름, 궤양
● 수포
● 피부감염증, 봉와직염
● 비골신경마비
　→비골신경이 비골골두에 의해 압박받은 경우에 일어날 수 있다. 하지외측-족지배측(제5지 이외)의 마비, 수족(垂足)을 일으킬 위험도 있다(특히 마른 환자의 경우에는 요주의)

문헌

1. 平井正文, 岩井武尙: 신 탄성스타킹 컨덕터. 헬스출판, 도쿄, 2010.

■ 탄성스타킹의 사용법(발끝이 없는 타입의 경우)

순서 1   필요한 물품을 준비한다

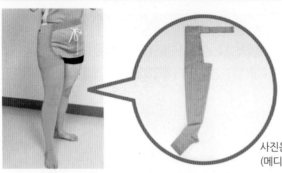

Point

- 증상이나 연령 등을 고려하여 압박압 클래스2(23~32mmHg)~압박압 클래스4 (49mmHg)까지의 것을 선택한다.

사진은 한쪽 스타킹
(메디플러스)

순서 2   스타킹의 뒤꿈치가 보이도록 미리 뒤집어 놓는다

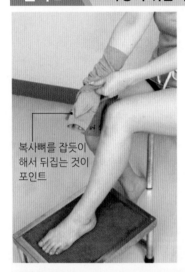

복사뼈를 잡듯이
해서 뒤집는 것이
포인트

요령!

- 잘 미끄러지기 때문에 필요에 따라 발끝에 커버를 씌운다.

순서 3   스타킹에 발을 넣고 뒤꿈치의 위치를 맞춘다

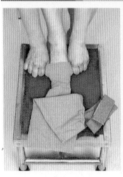
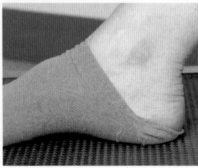

요령!

- 발끝의 커버를 사용하고 있는 경우 족관절의 위치를 맞추면 커버를 뺀다.

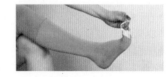

순서 4 　단계적으로 다리가 시작되는 곳까지 끌어올린다

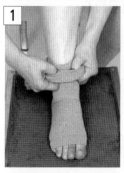
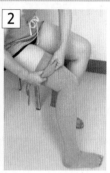
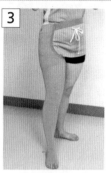

간호포인트

● 스타킹이 한 군데에 몰리지 않도록 속지를 잡으면서 끌어올린다.

순서 5 　주름이나 패인 곳이 생기지 않도록 전체적으로 정리한다

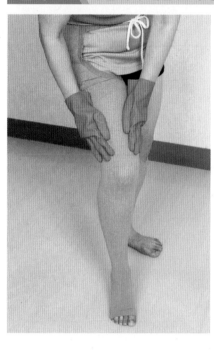

간호포인트

● 고무장갑을 사용하면 스타킹을 제대로 잡을 수 있다.

운동요법

● 운동요법은 과잉저류된 림프액이나 조직액을 효과적으로 흐르게 하기 위해서 탄성붕대나 탄성스타킹으로 압박한 상태에서 시행한다.
● 특별한 운동을 하지 않아도 압박하에서 가사나 일상생활을 보내는 것(예: 자전거 타기, 청소, 세탁물 널기 등)도 운동요법의 일환으로서 유효하다.

(高木陽子)

문헌

1. 佐藤佳代子 저, 加藤逸男 감수: 림프부종치료의 셀프케어. 文光堂, 도쿄; 2006.
2. 小川佳宏, 佐藤佳代子 저, 加藤逸男 감수: 부종질환에 대한 압박요법. 文光堂, 도쿄; 2008.
3. 近藤敬子, 松尾里香, 山本香奈恵, 佐藤佳代子 편: 베드사이드의 림프부종 케어. 일본간호협회출판회. 도쿄; 2008.

CIC(간헐적 자가도뇨, Clean Intermittent Catheterization)

자가도뇨는 광범위 자궁전적출술 등에 의해 배뇨기능에 문제가 생겨 배뇨가 곤란해졌을 때 요도에서 방광으로 카테터를 삽입하고 배뇨를 하는 방법입니다. 환자자신이 도뇨를 함으로써 의료인의 도움이 없어도 일상생활을 할 수 있게 됩니다.

Check / 실시 포인트

● 환자의 수치심이나 자존심 등을 고려하여 사전의 설명과 함께 실시 중이나 실시 후의 환자의 언동을 살피고, 환자의 생각을 경청하거나 설명을 반복 설명한다.
● 요도구를 확인하기 어려운 환자의 경우는 변기 앞에 의자를 놓고 거울을 세우는 등 환자가 자택 화장실에서도 할 수 있도록 환자의 생활에 맞추어 지도를 해나간다.

순서 1 준비

① 사전에 환자에게 설명한다.

● 자기도뇨는 환자에 있어서 수치심을 동반하는 수기이기 때문에 본인이 납득하고 나서 지도를 시작하는 것이 중요하다.
● 의사로부터 충분한 설명을 하고 본인의 자기도뇨에 대한 생각을 정확하게 경청한 후에 지도를 개시한다.

② 필요한 물품을 준비한다.

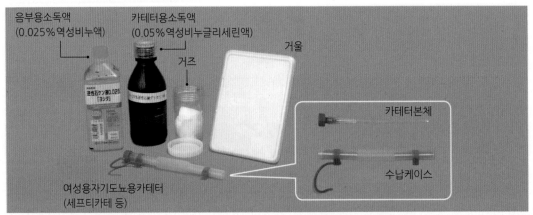

음부용소독액
(0.025%역성비누액)

카테터용소독액
(0.05%역성비누글리세린액)

거즈

거울

카테터본체

수납케이스

여성용자기도뇨용카테터
(세프티카테 등)

이럴때 어떻게 하지?

자기도뇨용 카테터의 준비는…
● 카테터용 소독액을 용기의 2/3 정도(카테터가 찰 때까지)넣는다.
● 소독액은 1회/일 교환한다.

음부소독용거즈의 준비
● 소프큐어거즈를 적당한 크기(1/4 정도)로 자르고 용기에 넣어 소독액을 흡수시킨다.
● 2회/주 교환한다. 이때 용기는 세제로 닦고 충분히 건조시켜 사용한다.

---

③ 환자에게 비누를 이용하여 손을 씻게 한다.

순서 2 도뇨실시

① 요도구를 확인한다.

● 간호사가 거울을 환자의 음부에 가져가고 환자 본인에게 한쪽 손의 제1지·제2지를 사용하여 소음순을 열게 하고 요도구의 위치를 확인한다.

● 요도구가 확인되면 한 번 환자본인에게 만져보게 하고 위치를 확인시킨다.

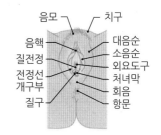

음모　치구
음핵　대음순
질전정　소음순
전정선　외요도구
개구부　처녀막
질구　회음
　항문

② 음부를 소독한다.

● 위의 ①에 나타낸 요령으로 소음순을 열고 회음소독용 거즈를 이용하여 요도구를 중심으로 3회로 나누어 음부 주위를 닦게 한다.

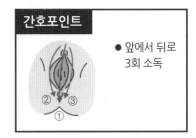

간호포인트

● 앞에서 뒤로 3회 소독

② ③
①

③ 자기도뇨용카테터를 삽입하게 한다.

● 환자에게 변좌에 앉게 하고 카테터 중앙부를 들고 가능한 한 세로로 된 상태에서 4~6cm 요도구에 삽입하도록 설명한다.

● 익숙해질 때까지는 간호사가 거울을 들고 요도구를 확인하게 하면서 시행한다. 익숙해지면 거울 없이 요도구의 위치를 파악할 수 있기 때문에 혼자서 할 수 있다.

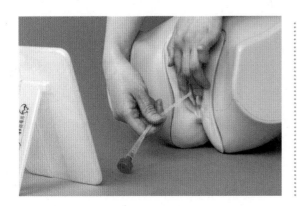

요령!

● 자기도뇨용 카테터는 「연필을 쥐듯이」잡는 것이 포인트.

● 배뇨시의 자세에도 주의한다.

● 사용 시에는 잊지 말고 캡을 벗긴다.

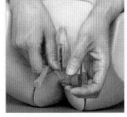

④ 배뇨하게 한다.

● 요량측정을 하는 경우는 채뇨용기(유리판 등)에 배뇨하게 한다. 요량측정의 필요가 없으면 그대로 변기에 흘려 보낸다.
● 카테터를 삽입해도 배뇨가 없을 때는 질에 삽입되어 있는 가능성이 있기 때문에 일단 중지하고 카테터를 소독하고 나서 처음부터 다시 하도록 설명한다.

순서 3 배뇨 후

① 전부 배뇨하고 나서 천천히 카테터를 뺀다.

● 배뇨 후 2~3회 카테터를 앞뒤로 돌려 소변을 전부 빼낸다.

② 자가배뇨용카테터를 세정한다.

● 카테터를 깨끗한 물로 씻는다. 이때 카테터의 내부도 깨끗하게 세정하도록 지도한다.
● 세정이 끝나면 푸른 캡을 씌워 소독액이 들어간 자기도뇨용카테터의 용기에 수납하게 한다.

③ 손을 씻는다.

(村上恭子)

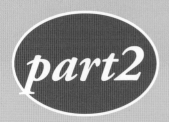

간호사가 관련된 검사

내진·질경진

내진은 여성의 골반장기의 검사로써 산부인과에서 이루어지는 가장 유효한 기본적 검사입니다. 수지(내지)를 질내에 삽입하여 외음부·질·자궁벽의 상태를 조사하는 협의의 내진과 내지와 다른 쪽의 손(외수)을 이용하여 내성기의 상태를 촉진하는 쌍합진이 있습니다. 질경진은 질경을 사용하여 질내를 시진하는 검사입니다.

 내진·질경진의 목적

내진의 목적
- 내성기와 주위장기의 상태, 그들의 위치, 형상, 경도, 압통의 유무를 안다.
- 임신의 진단이나 유산징후의 유무를 안다.

질경진의 목적
- 질경을 질강에 삽입하고 질강을 열어 질벽, 자궁질부, 외자궁구, 분비물의 상태를 시진한다.
- 이들의 분비물, 조직, 세포 등의 채취를 하는 것으로 진단의 일조를 한다.

순서 1 준비

① 의사에게 내진의 목적을 확인한다.

② 필요한 물품을 준비한다.

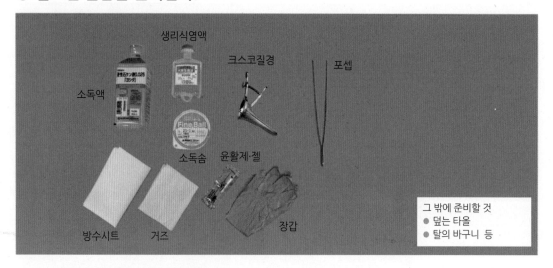

생리식염액
크스코질경
포셉
소독액
소독솜
윤활제·젤
방수시트 거즈 장갑

그 밖에 준비할 것
- 덮는 타올
- 탈의 바구니 등

③ 내진대와 조명등을 준비한다.
- 진찰 시에는 하반신을 노출하는 상태가 되기 때문에 실온에서 배려한다.
- 실내의 환기를 꾀하고 청결한 환경을 유지한다.

④ 환자를 준비시킨다.

● 환자에게 내진의 필요성, 목적이나 방법, 소요시간을 설명한다.
● 배뇨를 마치게 하여 방광을 비운다.
● 다만 도뇨에 의한 요검사나 초음파검사가 예측되는 경우는 배뇨하지 않아야 할 수 있으므로 사전에 의사에게 확인한다.

⑤ 속옷을 벗고 내진대에 올라가게 한다.

● 내진대를 따라 양발이나 둔부의 위치를 유도한다.
● 의복이 오염되지 않도록 둔부에서 등쪽으로 끌어올린다.
● 복부나 양발에 바쓰타올 등을 덮어 노출부분을 최소한으로 한다.
● 양손을 가슴 위에 놓고 천천히 입호흡을 하게하여 복벽을 이완시키고, 대퇴부 사이를 충분히 벌리게 한다.
● 조명이 진찰부위에 충분히 비추도록 조정한다.

주의!

● 수치심이 강한 부위의 진찰이기 때문에 도어에 「사용중」이라고 표시하고 커튼을 이용하는 등 프라이버시의 보호에 충분히 배려한다.
● 내진 중에는 반드시 간호사가 따라다니며 환자의 불안감이나 긴장을 완화시키고 진찰이 쉽게 이루어지도록 지원한다.
● 내진대에 오르내릴 때는 낙상에 주의한다.

순서 **2** # 내진·질경진의 개조

- -

● 의사가 원활하게 진찰할 수 있도록 진찰하는 기구·진찰재료를 적절하게 건네준다.

내진

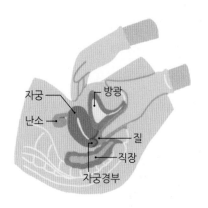

질경진

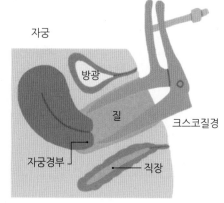

① 국소나 둔부를 닦고 환자가 내진대에서 내려가는 것을 돕는다.

● 의복을 정리하게 한다.

② 환자가 퇴실하면 뒷정리를 한다.

● 내진대의 청소, 시트의 교환, 사용한 기구류를 정리한다.
● 혈액이 묻어 있으면 닦아내고 신속하게 세정·소독한다. 이것은 감염방지와 다음에 사용하는 환자에게 불쾌감을 주지 않도록 하기 위함이다.

③ 간호기록에 기재한다.

● 질내에 거즈나 탐폰이 삽입된 경우는 간호기록에 삽입물, 개수·매수를 기록한다. 제거 시에도 마찬가지로 기록한다.

(高崎由佳理)

직장진

직장진은 삽입지(挿入指)를 항문내에 삽입하여 하는 진료법입니다. 내진으로는 잘 파악되지 않는 소견이나 질에 내진지를 삽입할 수 없는 경우(처녀·질내의 악성종양 등)에 이용합니다.

 왜하는가? 직장진의 목적
- 내진으로는 잘 파악되지 않는 내성기의 소견, 골반결합조직이나 더글라스와의 상태, 이들 부분의 종양, 유착, 염증의 유무를 파악한다.
- 자궁암이 자궁 외로 침윤하는 상태 등을 안다.

순서 *1* 준비

① 의사에게 직장진의 목적을 확인한다.

② 필요한 물품을 준비한다.

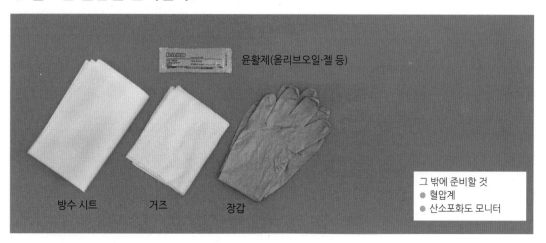

윤활제(올리브오일·젤 등)

방수 시트　　거즈　　장갑

그 밖에 준비할 것
- 혈압계
- 산소포화도 모니터

③ 내진대와 조명등을 준비한다(→p.50「내진·질경진」).

④ 환자를 준비시킨다.
- 환자에게 직장진의 필요성, 목적이나 방법, 소요시간을 설명한다.
- 직장진 전에 배뇨를 마치게 한다.
- 다만 도뇨에 의한 요검사나 초음파검사가 예측되는 경우에는 배뇨하지 않아야 할 수 있으므로 의사에게 확인해 놓는다.

⑤ 속옷을 벗고 내진대에 올라가게 한다(→p.50「내진·질경진」).

순서 2 직장진의 개조

① 직장에 삽입하는 의사의 손가락 끝에 윤활제를 도포한다.

직장진

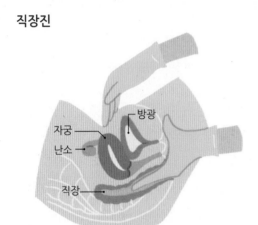

자궁
난소
방광
직장

요령!

● 의사가 손가락을 삽입할 때는 배변 시와 마찬가지로 복압을 가하게 하면 항문괄약근이 열리고 손가락을 삽입하기가 쉬워 진다.
● 진찰이 원활하게 이루어질 수 있도록, 환자에게 말을 걸고 설명하면서 시행한다.

② 의사가 진찰하는 기구나 진찰재료를 적절하게 건넨다.

순서 3 종료 후(→p.50「내진·질경진」)

● 국부·둔부를 닦고, 환자가 내진대에서 내려오는 것을 돕는다.
● 환자가 퇴실하면 뒷정리를 한다.
● 간호기록을 한다.

(高崎由佳理)

세포진·조직진

세포진과 조직진은 질벽·자궁경부·외자궁구·자궁내의 분비물·조직·세포 등을 찰과 또는 절제함으로써 질환이나 병상 등을 알고 진단에 일조하는 방법입니다. 주로 세포진과 조직학적검사 2가지로 분류됩니다.

자궁경부세포진

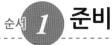 자궁경부세포진의 목적
● 자궁경부세포진에 의해 자궁경부암의 유무를 진단한다.

순서 **1** 준비

① 의사에게 검사의 목적을 확인한다.

② 필요한 물품을 준비한다.

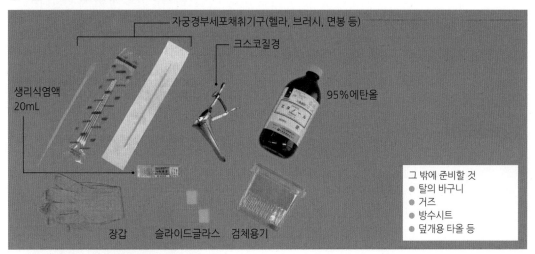

자궁경부세포채취기구(헬라, 브러시, 면봉 등)
크스코질경
생리식염액 20mL
95%에탄올
장갑   슬라이드글라스   검체용기

그 밖에 준비할 것
● 탈의 바구니
● 거즈
● 방수시트
● 덮개용 타올 등

③ 내진대와 조명등을 준비한다(→p.50「내진·질경진」).

④ 환자를 준비시킨다.
● 환자에게 검사의 필요성 목적이나 방법, 소요시간을 설명한다.
● 검사 전에 배뇨를 마치고 방광을 비워두게 한다.

⑤ 속옷을 벗고 내진대에 올라가게 한다(→p.50「내진·질경진」).

⑥ 슬라이드글라스에 연필로 환자의 이름과 채취부위를 기입한다.

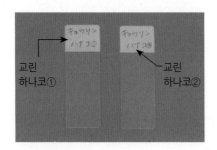

교린
하나코①

교린
하나코②

> **주의!**
> ● 성만이 아니고 환자의 전체이름을 기입한다.

자궁경부세포진의 개조

① 환자에게 양손을 가슴 위에 놓고 천천히 입호흡을 하게 한다
● 복벽을 이완시키고 대퇴부의 사이를 충분히 벌리게 하기 위해 중요하다.
● 의사가 크스코질경을 이용하여 진찰하기 위해 조명이 진찰부위에 충분히 비출 수 있도록 조정한다.

② 자궁경부세포채취기구를 의사에게 건넨다
● 자궁경부세포채취에는 헬라(사이트피크), 브러시(사이트브러시), 면봉 등이 사용된다.

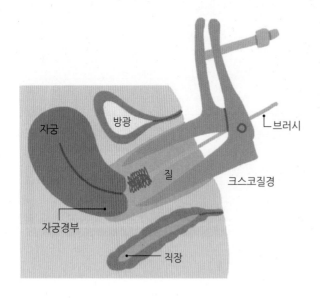

자궁

방광

브러시

질

크스코질경

자궁경부

직장

Check

● 부인과진료 가이드라인에서는 자궁경부세포진의 적절한 채취기구로써 헬라, 브러시, 면봉을 권장하고 있다.
● 세포채취량(특히 경부세포)의 채취량이 많은 헬라와 브러시를 이용하는 것이 바람직하다.
● 다만 출혈을 쉽게 일으키는 임부에게는 침습이 적은 면봉도 가능하다.

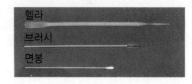

헬라

브러시

면봉

③ 의사가 자궁경부세포를 채취하면 슬라이드글라스를 건네준다.

④ 의사가 질부점액을 도포한 슬라이드글라스를 에탄올이 들어간
   검체용기에 넣는다.

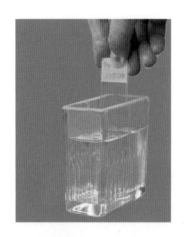

● 질부점액의 도포 후 신속하게 검체용기에 넣는다.

 순서 **3** **종료 후**

① 국소나 둔부를 닦고 내진대에서 내려가는 것을 돕는다(→p.50「내진·질경진」).

② 검사신청전표에 환자이름의 라벨을 붙이고 검체의 이름과 맞는지를
   확인하고 검사실에 접수한다.

자궁내막세포진

순서 1 준비

① **의사에게 검사의 목적을 확인한다.**

② **필요한 물품을 준비한다.**

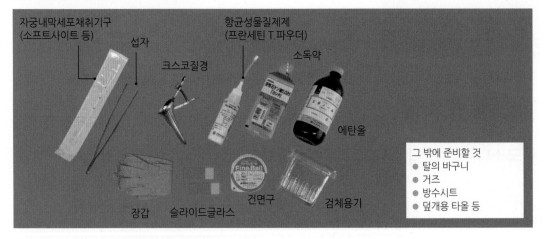

자궁내막세포채취기구
(소프트사이트 등)　　섭자
　　　　　　　크스코질경
항균성물질제제
(프란세틴 T.파우더)　　소독약
에탄올

그 밖에 준비할 것
● 탈의 바구니
● 거즈
● 방수시트
● 덮개용 타올 등

장갑　　슬라이드글라스　　건면구　　검체용기

③ **내진대와 조명등을 준비한다.**

④ **환자가 준비되면 속옷을 벗고 내진대에 올라가게 한다.**

⑤ **슬라이드글라스에 연필로 환자성명과 채취부위를 기입한다**
(→p.55「자궁경부세포진」).

순서 2 자궁내막세포진의 개조

① 환자에게 양손을 가슴 위에 놓고 천천히 입호흡을 하게 한다
(→p.55「자궁경부세포진」).

② 의사의 지시에 의해 질경·섭자·자궁내막세포채취기구를 건넨다.

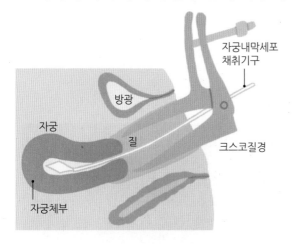

자궁내막세포
채취기구

방광

자궁

질

크스코질경

자궁체부

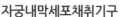
자궁내막세포채취기구

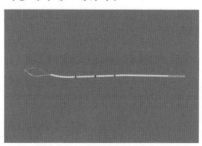

③ 의사가 자궁내막세포를 채취하면 슬라이드글라스를 의사에게 내민다.

④ 의사가 자궁내막세포를 도포한 슬라이드글라스를 에탄올이 들어간
검체용기에 넣는다.

⑤ 의사의 지시에 따라 소독솜·항균성물질제제·마른솜을 건넨다.

순서 3 종료 후(→p.55「자궁경부세포진」)

● 국부나 둔부를 닦고 내진대에서 내려가는 것을 돕는다.
● 검사신청전표에 환자이름 라벨을 붙이고 검체의 이름과 맞는지를 확인하고 검사실에 접수
한다.

자궁내막조직진

순서 1 준비

① 의사에게 검사의 목적을 확인한다.

② 필요한 물품을 준비한다.

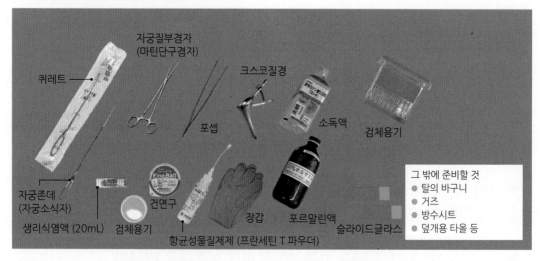

자궁질부겸자
(마틴단구겸자)

퀴레트

크스코질경

포셉

소독액

검체용기

자궁존데
(자궁소식자)

건면구

Fine Ball

생리식염액 (20mL)   검체용기

장갑

포르말린액

슬라이드글라스

항균성물질제제 (프란세틴 T 파우더)

그 밖에 준비할 것
● 탈의 바구니
● 거즈
● 방수시트
● 덮개용 타올 등

③ 내진대와 조명등을 준비한다.

④ 환자가 준비되면 속옷을 벗고 내진대에 올라가게 한다(→p.55「자궁경부세포진」).

자궁내막조직진의 개조

① 양손을 가슴 위에 놓고 천천히 입호흡을 하게 한다
(→p.55「자궁경부세포진」).

② 의사의 지시에 따라 소독솜·자궁존데·자궁질부포셉·큐렛을 건넨다.

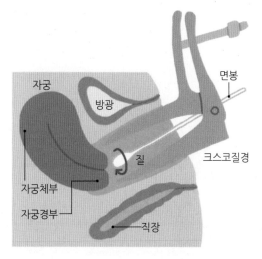

자궁
방광
면봉
질
자궁체부
자궁경부
크스코질경
직장

③ 의사가 채취한 조직편을 생리식염액이 들어간 검체용기에 넣는 것을
돕는다.

④ 의사의 지시에 따라 소독솜·항균성물질제제·마른솜을 건네준다.

 ## 종료 후

① 국소나 둔부를 닦고 내진대에서 내려오는 것을 돕는다(→p.50「내진·질경진」).

② 생리식염액에 넣어져 있는 조직편을 포르말린이 들어간 검체용기에
넣는다.

③ 검사신청전표에 환자이름라벨을 붙이고 검체의 이름과 맞는지를
확인하고 검사실에 접수한다(→p.55「자궁경부세포진」).

(高崎由佳理)

초음파검사법

초음파검사는 초음파의 원리를 사용하여 되돌아오는 반사파(에코)를 잡음으로써 체내의 정보를 화상화하는 장치입니다. 내진과 병행하여 여성의 골반장기검사로써 자주 시행되는 것뿐만 아니라 불임의 검사나 치료에는 빠질 수 없는 검사법입니다. 복부에 프로브를 대는「경복법」과 질내에 프로브를 삽입하는「경질법」2종류가 있으며 진찰이나 진단의 목적에 따라 검사방법을 선택합니다.

 초음파검사의 목적

- 자궁·난소의 크기나 형태, 위치, 내부의 상태를 안다.
- 자궁에 있어서는 자궁내막의 두께나 화상패턴, 근종의 유무 등을 안다.
- 난소에 있어서는 난포의 수나 크기, 난소낭종의 유무 등을 안다.
- 임신의 진단으로써 태아의 상태나 다태의 유무, 태반 등 임신경과의 계속적인 관찰을 한다.

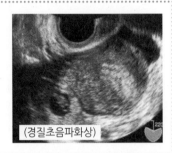
(경질초음파화상)

경복초음파검사

순서 *1* 실시 전

① 의사에게 검사의 목적을 확인한다.

② 필요한 물품을 준비한다.

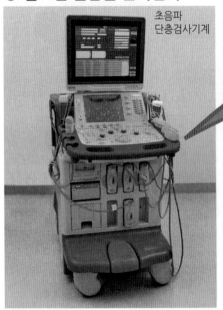
초음파 단층검사기계

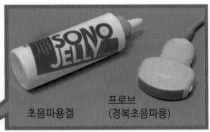
초음파용겔
프로브
(경복초음파용)

그 밖에 준비할 것
- 조명등
- 장갑
- 방수시트
- 닦는 타올
- 덮개용 타올
- 탈의 바구니 등

요령!
- 사전에 초음파용겔을 따뜻하게 해놓으면 프로브를 댈 때 환자에게 차가운 느낌을 주지 않는다.

③ 환자를 준비시킨다.

● 환자에게 경복초음파검사의 필요성, 목적이나 방법, 소요시간을 설명한다.
● 방광에 소변이 저류한 상태에서 잘 보이므로 검사 전에 배뇨하지 않도록 설명한다.

④ 진찰대에 올라가 앙와위를 취하게 한다.

● 의복이 오염되지 않도록 상의는 가슴부분까지 끌어올리고 속옷은 치골부분까지 내려둔다.
● 바쓰타올 등으로 덮어 노출부분을 최소한으로 한다.

⑤ 양손을 가슴 위에 놓고 천천히 입호흡을 하게 하여 복벽을 이완시킨다.

 2 ## 경복초음파검사의 개조

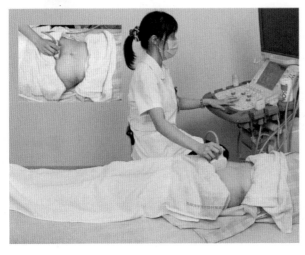

요령!

● 검사 중에는 간호사가 반드시 따라다니며 불안감이나 긴장을 완화시키고, 검사가 손쉽게 이루어지도록 지원한다.
● 검사시간이 오래 걸릴 경우 환자의 편안한 체위를 확인하거나 실온·실내의 환경을 조정한다.

주의!

● 임부인 경우 앙와위 저혈압증후군을 일으킬 가능성이 있으므로, 체위의 연구, 임부의 상태 관찰(안색, 식은땀, 혈압측정 등)을 한다.

순서 3 ## 종료 후

① 복벽에 바른 초음파용겔을 제거하고 복부를 타올로 닦는다.

② 환자가 진찰대에서 내려가는 것을 돕고 의복을 정리하게 한다.

③ 환자가 퇴실하면 뒷정리를 한다.

● 진찰대를 닦고 시트를 교환한다.
● 사용한 물품을 정리한다.

경질초음파검사

순서 1 실시 전

① **의사에게 검사의 목적을 확인한다.**

② **필요한 물품을 준비한다.**

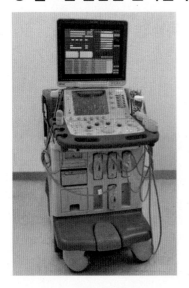

> **간호포인트**
>
> ● 사용기기·물품은 기본적으로 경복초음파검사와 마찬가지.
> ● 다만 경질프로브를 질내에 삽입하여 검사를 하기 때문에 프로브커버를 사용한다.

③ **내진대와 조명등의 준비를 한다.**

● 경질초음파검사는 내진과 마찬가지로 하반신을 노출하는 상태가 되기 때문에 실온이나 프라이버시의 보호에 충분히 배려한다.

④ **환자를 준비시킨다.**

● 환자에게 경질초음파검사의 필요성, 목적이나 방법, 소요시간을 설명한다.
● 내진이 예측되는 경우는 배뇨를 마치고 방광을 비우게 한다.

⑤ **속옷을 벗고 내진대에 올라가게 한다**(→p.50「내진·질경진」).

⑥ **양손을 가슴 위에 놓고 천천히 입호흡을 하게하여 복벽을 이완시키고 대퇴부를 충분히 벌리게 한다.**

2 ## 경질초음파검사의 개조

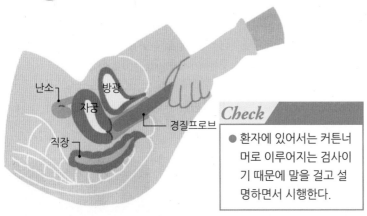

난소
방광
자궁
직장
경질프로브

Check
● 환자에 있어서는 커튼너 머로 이루어지는 검사이기 때문에 말을 걸고 설명하면서 시행한다.

요령!
● 검사 중에는 반드시 따라 다니며 불안감이나 긴장을 완화시키고, 검사가 쉽게 이루어질 수 있도록 지원한다.
● 검사시간이 오래 걸릴 경우는 환자의 편안한 체위를 연구하거나 실온·실내의 환경을 조정한다.

 3 ## 종료 후

① 국소나 둔부를 닦고 내진대에서 내려가는 것을 돕는다.

② 의복을 정리하고 환자가 퇴실하면 뒷정리를 한다.
● 내진대의 청소, 시트를 교환한다.
● 사용한 물품의 뒷정리를 한다.

(高崎由佳理)

CT(컴퓨터단층촬영)

CT(computed tomography)는 방사선을 이용하여 단층촬영을 하는 검사입니다. 조영제를 이용하여 검사하는 경우도 있습니다. CT는 뼈나 림프절의 정보를 얻는 데 뛰어나기 때문에 부인과 영역에서는 종양의 진단에 이용됩니다. 지금까지는 횡단면의 화상밖에 얻을 수 없었지만, 최근에는 단면의 재구성이나 3D 화상을 구축할 수 있는 CT의 보급이 진행되고 있습니다.피폭의 문제가 있으므로 임부나 임신이 가능한 여성에 대해서는 검사의 적응증이 되는지 판단을 하고 나서 촬영합니다.

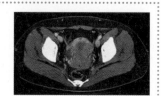

왜하는가? CT의 목적

● 자궁·난소질환의 진단에 유효하므로 위치·크기·형태·내부구조나 암의 침윤상태, 림프절전이의 유무 등의 정보를 얻는다.

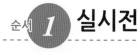

순서 1 실시전

① 환자에게 CT 검사의 필요성, 목적이나 방법, 소요시간을 설명한다.

2011년 9월 26일 개정

CT검사(조영제투여)를 받으시는 분에게
설명서(20-001)

【목적】
이번에 실시하는 CT검사에서는 보다 상세한 정보를 얻기 위해 조영제라는 검사약을 사용할 가능성이 있습니다.

【방법】
조영제란 요오드를 원료로 하는 액체로 혈관내나 병변부에 분포하는 성질을 가지고 있으며, 병변부를 염색하여 판별하기 쉽게 하고 혈관의 모양, 병의 확대를 정확하게 평가하는 데에 효과가 있습니다. CT검사를 할 때의 조영제 투여는 통상 정맥으로 주사합니다. 주입을 하면서 촬영을 해나가기 때문에 촬영 종료 후에 주사바늘을 빼고 검사를 마칩니다.
조영제는 통상 투여 후 24시간에 투여량의 약 93~99%가 신장에서 체외로 소변으로서 배설되며, 최종적으로는 체내에는 전혀 남지 않습니다.
즉 정맥주사 및 조영제주입시의 관찰은 의사 또는 자격인정을 받은 간호사가 합니다.

【합병증】
1) 조영제의 안전성은 확립되어 있습니다만, 드물게 부작용이 일어나는 경우가 있습니다.
가벼운 부작용: 구역질·동계·두통·가려움증·재채기·발진 등입니다. 그 발생빈도는 2.4%입니다. 이들 증상은 자연스럽게 가벼워집니다만 증상의 정도에 따라 약에 의한 치료를 하는 경우가 있습니다.
심한 부작용: 호흡곤란·의식장해·혈압저하 등입니다. 그 발생빈도는 1000명에 2명(0.2%)입니다. 그 증상에 따라 적절한 대응을 합니다. 병상·체질에 따라서는 아주 드물지만 약 10~20만명에 1명의 비율(0.0005%~0.001%)로 사망하는 경우가 있습니다.
2) 부작용이 일어나는 쉬운 체질이나 병이 있으면, 알레르기체질인 분은 부작용이 생길 가능성이 약 3배 많다고 합니다. 특히 기관지천식인 분에게는 부작용의 발생빈도는 약 10배라고 합니다. 또 신기능장해가 있는 분이 조영제를 사용하면 더욱 악화되는 경우가 있습니다.
3) 조영제의 주입에 따라 몸이 따뜻해지는 경우가 있습니다만 주입 후에는 자연스럽게 가벼워지므로 걱정하지 않아도 됩니다.
4) 장기나 병변을 선명하게 나타내기 위해 조영제의 주입은 보통의 점적보다 급속하게 이루어집니다. 때문에 혈관 밖으로 조영제가 새는 경우가 있습니다. 이 경우에는 주사한 부위가 부어서 통증을 동반하는 경우가 있습니다. 보통 부종은 저절로 흡수되어 소실되지만, 샌 양이 다량인 경우에는 처치가 필요한 경우가 있습니다.

합병증이 발생한 경우는 최선의 치료를 합니다. 때문에 입원 혹은 입원기간의 연장, 긴급처치가 필요한 경우가 있습니다. 이에의 비용도 보통의 치료비와 똑같이 취급합니다.
이상 설명에 납득하시는 분은 동의서에 서명해 주세요.
승낙할 수 없는 경우에는 조영제를 사용하지 않는 CT검사를 하게 됩니다. 또 동의서를 제출하신 후라도 조영검사를 중지할 수 있기 때문에 언제라도 신청해 주세요.

CT용조영제를 사용하는 경우는 식사를 중지하고 있지만 (오전의 검사는 조식, 오후의 검사는 중식을 먹지 않는다), 물, 차, 주스 등의 수분은 기타 검사 등에서 제한이 없으면 실컷 마셔도 됩니다. 탈수상태에서 조영검사가 이루어지면 구역질, 구토가 일어날 수 있습니다.

또 잘 모르는 내용이 있다면 주치의 또는 간호사에게 질문해 주세요.
그리고 다른 질문사항은 다음의 연락처로 연락해 주세요.
월~금 9:00~16:00까지 토 9:00~12:00까지
교린대학의학부부속병원 방사선과 ×××-××-×××× 내선 ×××
20-001
1

● 검사의 내용이나 시간을 설명한다.
● 조영제를 사용하는 경우는 금식이 필요하므로, 확인 후에 환자에게 설명한다.
● 환자의 이해를 얻으면 검진복으로 갈아입게 한다.

주의!

● 조영제를 사용하여 검사를 할 경우에는 요오드 과민, 알레르기력(歷)을 반드시 확인해 놓는다.
● 검사 전에 금식을 지시받지만 탈수상태에서 검사를 하는 것은 리스크가 높기 때문에 적당하게 수분을 섭취하게 한다.

(교린대학의학부부속병원에서 사용하고 있는 것)

② 검사실에서 연락을 받으면 CT검사실로 환자를 이송한다.

● 이동방법(스스로 걷기·휠체어·스트레처)은 환자의 상태에 따라 판단한다.
● CT검사실에 도착하면 접수대에서 병동명·이름을 전달한다.

순서 2 CT검사의 실시

① 환자의 확인을 한다.

● 환자의 확인을 위해 호명을 하고 팔찌로 확인한다.

② 검사대에 올라가 앙와위를 취하게 하고 체위를 조정한다.

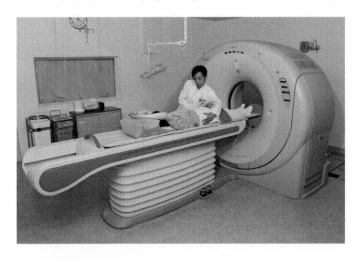

Check

● 체위를 조정하고 필요시에는 낙상방지를 위해 움직임을 제한한다.
● 조영CT를 하는 경우는 조영제를 투여한다.

③ 촬영을 개시한다.

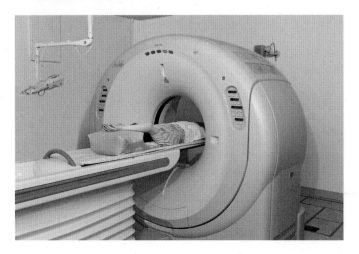

주의!

● 아티팩트(위상)의 원인이 되기 때문에 촬영범위 내에 있는 금속물은 제거한나.
● 조영CT를 하는 경우는 조영제(요오드제)에 의한 부작용증상이 나타나지 않는지 주의 깊게 확인한다.

순서 3 종료 후

① 환자상태를 확인한다.

② 환자에게 검사대에서 내려가게 한다.

③ 병동으로 이송한다.
- 이동방법(스스로 걷기·휠체어·스트레처)은 환자 상태에 따라 판단한다.
- 검사 후에는 환자의 상태를 관찰한다.
- 조영제를 사용한 경우에는 발진·소양감·부종·권태감·의식소실 등이 나타나지 않는지 주의 깊게 확인한다.

(高崎由佳理)

---

column 자궁존데의 종류

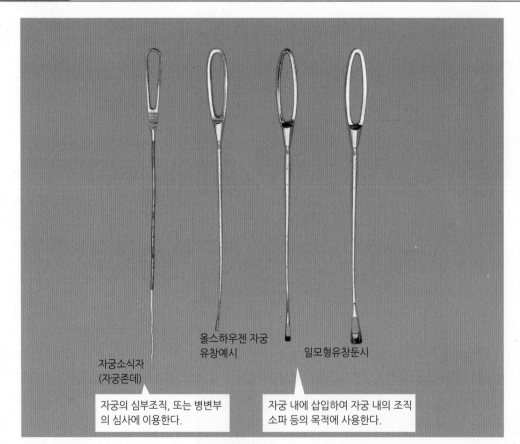

자궁소식자
(자궁존데)

올스하우젠 자궁
유창예시

일모형유창둔시

| 자궁의 심부조직, 또는 병변부 의 심사에 이용한다. | 자궁 내에 삽입하여 자궁 내의 조직 소파 등의 목적에 사용한다. |

존데의 선단에는 1cm마다 눈금이 붙어있어 자궁내강(질구에서 자궁상부까지)의 길이를 측정할 수 있다. 길이를 측정함으로써 자궁내소파를 할 때 「소파에 필요한 기구를 어느 길이까지 넣을지」의 기준이 되며 자궁천공 등의 리스크를 경감시킨다.

선단부는 유연성을 가지며 여러 각도로 구부려져 사용할 수 있다. 자궁은 통상 전굴해 있기 때문에 자궁의 전굴 정도에 맞추어 선단을 완만하게 구부리는 경우가 많다.

(高崎由佳理)

MRI(자기공명화상)

MRI(magnetic resonance imaging)는 자석의 힘으로 단층촬영을 하는 검사입니다. 횡단면·종단면을 영상화 할 수 있으며, 부인과종양의 진단에 이용됩니다. 자궁·난소질환에 있어서는 초음파검사에서는 얻을 수 없는 정보를 얻을 수 있으므로, 부인과질환의 2차 검사로써 빠져서는 안 되는 보조진단법입니다.

MRI는 연부조직(자궁, 난소, 장 등의 내장류)의 상태를 알기에 유효하며, 또 CT와 달리 방사선을 사용하지 않기 때문에 피폭의 염려가 없다는 점에서 임신 중인 난소종양의 정밀검사나 태아의 형태 이상의 진단에 사용하는 경우도 있습니다.

왜하는가? MRI의 목적

● 자궁·난소질환, 골반내 장기나 종양 등의 연부조직 상태를 안다.
● 저류해 있는 액체의 성질 등을 안다.

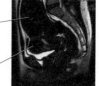

장막하자궁근종

근층내자궁근종

순서 1 실시 전

① 환자에게 MRI검사의 필요성, 목적이나 방법, 소요시간을 설명한다.

MRI검사를 받는 입원환자분께

2010년 6월 28일 개정
리스크매니지먼트위원회

검사예정일 월 일 AM·PM

MRI 검사란

자석   자석에 둘러싸인 터널 속으로 들어가 몸속의 장기를 화상화하는 검사입니다.
사용하는 자기나 전파는 무해하며 몸에 느껴지는 것은 아닙니다. 또 X선 피폭은 없습니다.

검사를 받기 전에

병동을 나서기 전에 간호사가 검사 전 안전확인을 합니다.
MRI는 안전한 검사지만 강력한 자장을 사용하기 때문에 몸 안에 이식되어 있는 의료기기 중에는 검사를 하지 못하는 것도 있습니다. 다음의 의료기기를 몸에 장착하고 계시는 분은 의사 또는 간호사에게 말씀해 주세요.
심장페이스메이커·인공내이·체내자동제세동기·신경자극장치·인공심장판·뇌동맥류클립(검사에 지장이 없는 것도 있지만 만약을 위해 말씀해 주세요)

위의 내용 외에도 몸 안에 금속이나 의료기기가 들어있는 분은 말씀해 주세요. 또 문신을 하신 분이나 원적외선 등의 속옷은 화상이나 피부자극의 위험성이 있기 때문에 말씀해 주시기 바랍니다.

검사실에 자신의 소지품은 들고 가지 않습니다.

● 자기카드나 시계, 보청기 등의 기계류는 고장이 납니다.
● 액세서리나 헤어핀 등의 금속제품은 검사에 방해가 됩니다.
● 의복이나 속옷에 금속이 있는 경우는 검진복으로 갈아입을 필요가 있습니다.

안경 손목시계 액세서리

헤어핀 열쇠 의치

좁은 곳에 있는 것이 힘든 분(폐소공포증)이나 검사에 불안감이 있는 분은 검사 전에 주저하지 말고 담당기사에게 상담해 주세요.

검사실 입실 전에 담당기사가 다시 안전의 확인을 하므로 협력해 주세요.

검사 중에는

검사시간은 15~40분 정도입니다. 어깨의 힘을 빼고 몸을 편안하게 해주세요.
누워있기만 하는 검사이지만 복부나 흉부의 검사에서는 숨을 멈추고 있어야 하는 경우도 있습니다.
심장이나 혈관의 검사에서는 전용 심전도를 장착하고 검사를 합니다.
검사의 내용에 따라서는 조영제라는 약제를 정맥에 주사하여 검사를 하는 경우가 있습니다. 조영검사를 하는 경우는 사전에 주치의로부터 설명이 있습니다.
검사가 시작되면「통통, 비-비-」하는 커다란 소리가 납니다. 방음설비를 가진 29번장치 이외에 귀마개나 헤드폰을 장착하고 검사를 받습니다만 소음을 완전히 차단하는 것은 아닙니다. 이해와 협력을 부탁드립니다.
검사 중에 이상을 느꼈을 때를 위해 연락용 버저가 준비되어 있습니다.

검사 후에는

특별한 주의점은 없습니다. 평상시대로 입원생활을 해도 좋습니다.

간호포인트

● 좁은 곳에 있는 것이 괴로운 사람(폐소공포증)은 검사가 불가능한 경우가 있으므로, 검사환경이나 방법을 설명한 후에 가능여부를 확인한다.

주의!

● 철이나 자석에 반응하는 금속이 이식되어 있거나 장착되어 있는 경우는 오작동이나 이동의 가능성이 있기 때문에 MRI는 금기이다(심장페이스메이커, 전기적 인공장기, 이식형 제세동장치, 뇌동맥클립, 금속제 의안(義眼), 안구내 금속이물, 인공내이수술 후). 문진 시에 반드시 확인한다.
● 문신(타투)이나 원적외선 등의 속옷은 열상이나 피부자극의 위험성이 있으므로 문진 시에 확인한다.

(교린대학의학부부속병원에서 사용하고 있는 것)

② MRI검사실에서 검사개시의 연락을 받으면 금속류를 빼놓았는지 확인한다.

● 환자와 간호사가 「안전체크리스트」 등을 이용하여 금속류를 착용하고 있지 않은지 확인한다.

③ 검사실로 이송하고 검사실 접수대에서 병동명·이름을 전달한다.

● 이동방법(스스로 걷기·휠체어·스트레처)은 환자의 상태에 따라 판단한다.

이럴때 어떻게 하지?

혼자 걸어서는 검사실에 들여보내지 않는다…
● 혼자 걸어서 검사실에 들여보내지 않는 환자의 경우에는 MRI실 대응 스트레처나 휠체어, 점적봉을 사용하여 입실한다.

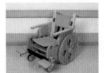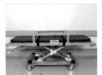

순서 **2** # MRI검사의 실시

① 환자와 방사선기사가 「안전체크리스트」 등을 이용하여 금속류 등을 소지했는지 확인한다.

입실금지물품의 예

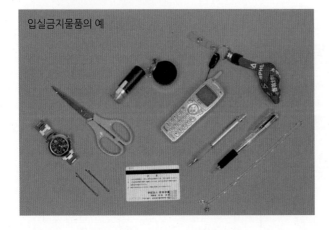

주의!

● 사전에 좁게 닫혀진 공간에 혼자만 있게 된다는 것, 검사 시에 큰 소리가 들린다는 것을 전달하고, 기분이 안 좋아졌을 때의 전달방법을 환자에게 설명해 둔다.
● 환자급변 시에는 바로 검사실에 입실할 수 있도록 준비해 놓는다.
● 촬영 중에 의료인은 검사실 밖에서 대기하고 있으며 언제라도 연락할 수 있다는 것을 전달해 둔다.

● 검사실 내에 입실할 때 환자·의료인(간호사, 의사 등)가 금속류(손목시계, 안경, 액세서리, 헤어핀, 열쇠, 의치 등)를 장착하고 있지 않은지 확인해 놓는다.
● 의료기기에도 주의한다.

② 검사대에 올라가 앙와위를 취하게 하고 체위를 조정하면 촬영을 개시한다.

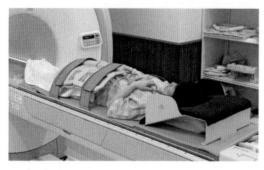

Check

● 체위를 조정하고 필요할 때는 체동제한을 한다.
● 조영MRI를 하는 경우에는 조영제를 투여한다.

요령!

● 콜벨을 쥐고 있어 바로 연락할 수 있도록 한다.

 순서 3 **종료 후**

① 검사종료 후, 병동으로 이송한다.

● 이동방법(스스로 걷기·휠체어·스트레처)은 환자의 상태에 따라 판단한다.

② 검사 후에는 환자의 상태를 관찰한다.

(高崎由佳理)

확대경하조직진
(콜포스코피, colposcopy)

콜포스코피는 질확대경을 이용하여 자궁질부를 확대하여 관찰하는 검사(확대경진)입니다. 병변의 정도와 범위를 파악하기 위해 실시합니다. 확대경진에 의해 이상소견이 보이는 경우에는 질확대경하에서 생검(표적 조직진)이 이루어집니다.

> **왜하는가?** 확대경하조직진의 목적
> ● 자궁질부의 진무름 및 질병변의 관찰
> ● 자궁질부의 전암병변 및 초기암의 표적조직진

순서 *1* 실시 전

① 필요한 물품을 준비한다.

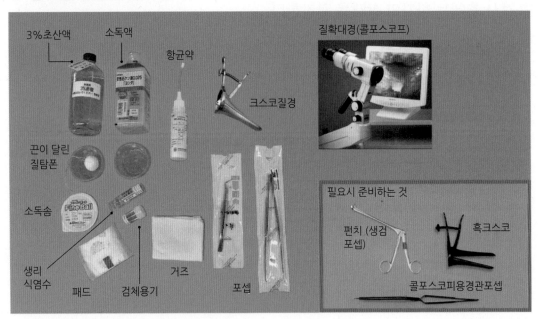

② 환자를 내진실로 입실하게 한다.

③ 속옷을 벗고 내진대에서 올라가게 한 후 쇄석위를 취하도록 돕는다.

> **간호포인트**
> ● 불필요한 노출을 피하기 위해 바쓰타올을 걸친다.
> ● 내진대를 의사가 진찰하기 쉬운 위치까지 올린다.

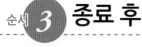 **검사의 개조**

① **의사에게 크스코질경을 건네고 단순질확대경진이 종료되면 3%초산액에 담근 소독솜을 건넨다.**
● 의사는 단순질확대경진을 한 후 자궁질부에 초산을 도포하고 확대경진을 한다.
● 경관점액이나 대하가 많을 때는 초산액에 담근 소독솜을 건네기 전에 마른솜을 건넨다.

> **간호포인트**
> ● 검사 중인 환자는 무엇이 이루어지고 있는지 알지 못하므로 말을 걸어 불안감을 최소한으로 한다.

② **확대경진에서 이상소견이 있는 경우는 조직진의 개조를 한다**
  (→p.60「조직진」).
● 의사에게 생검포셉을 건넨 후 의사가 조직을 채취하면 검체를 생리식염수가 들어간 컵에 넣는 것을 돕는다.
● 의사에게 소독솜을 건넨 후 의사의 지시에 따라 건면구·항균성물질제제·탐폰 또는 거즈를 건넨다.

> **주의!**
> ● 생리식염수가 들어간 컵에는 사전에 환자의 이름을 기재해 놓는다(동성동명의 환자가 있는 경우는 아울러 환자의 ID도 기재한다).
> ● 질내에 「무엇을·몇 개」넣었는지를 반드시 확인한다.
> ● 조직생검은 통증을 동반하는 경우가 있으므로 환자에게 충분히 설명한다.

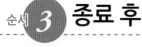 **종료 후**

① **환자가 내진대에서 내려가는 것을 돕는다.**
● 외음부-둔부를 닦고 내진대를 내린다. 내진대가 정지하면 환자가 내진대에서 내려가도록 한다.
● 필요에 따라 패드를 건넨다.

> **간호포인트**
> ● 내진대가 움직이고 있는 동안은 환자가 움직이지 않도록 주의를 환기시킨다.

② 환자에게 옷차림을 정리하게 하고, 주의사항을 설명한다.

- 환자가 옷차림을 정리할 때 탐폰끈(또는 거즈의 끝)을 환자 스스로 만질 수 있는지를 실제로 만져 확인시킨다.
- 의사의 지시에 따라 「몇 시에·무엇을·몇 개·어떻게」 빼면 되는지를 환자에게 설명한다.
- 검사당일은 입욕을 피해 샤워욕으로 할 것, 검사 시에 초산을 사용했기 때문에 속옷이 나 대하 등에서 초산냄새가 나는 경우가 있다는 것을 설명한다.
- 조직진을 한 경우에는 생검부에서 출혈이 일어나는데 소량이라면 상황을 지켜봐도 좋지만, 출혈량이 많아 멈추지 않는 경우에는 조속히 검진을 받아야 한다는 것을 설명한다.
- 옷차림이 정리되면 내진실에서 진찰실로 이동하도록 설명한다.

> **주의!**
> - 탐폰이나 거즈로 지혈을 한 경우에는 빼는 것을 잊어버리지 않도록 환자에게 설명한다.
> - 조직생검 후에 이상출혈(출혈이 많거나 계속되는 등)이 있는 경우에는 의료인에게 연락하도록 설명한다.

③ 조직을 병리과에 제출한다.

- 20% 포르말린액을 넣은 검체용기의 뚜껑과 본체에 환자의 이름을 기재한다(동성동명의 환자가 있는 경우에는 환자의 ID도 기재한다).
- 생리식염수를 넣은 컵에 들어있는 조직을 치과용포셉 등을 사용하여 꺼내고 검체용기에 넣어 병리전표와 함께 검체를 병리부에 접수한다.

> **주의!**
> - 여러 군데의 조직을 채취한 경우에는 모두 검체용기에 넣은 것을 확인한다.

(宇都宮真由)

자궁난관조영검사
(히스테로그라피, hysterography)

자궁난관조영검사는 자궁강내에 조영제를 주입하고 X선촬영을 함으로써 자궁내강의 형태나 난관의 소통성을 확인하는 검사입니다. 조영제의 주입 직후와 24시간 후에 촬영을 합니다.

왜하는가? 자궁난관조영의 목적
- 자궁근종(점막하근종)·자궁기형 등, 내성기 및 골반 내 장기병변에 영향을 미치는 부인과질환에 있어서 자궁·난관의 형태나 이상 및 난관주위의 유착을 진단한다.
- 불임증에 대한 난관소통성 검사

사전 : 검사의 예약

- 환자에게 검사의 필요성, 목적이나 방법, 소요시간을 설명한다.
- 예약한 날짜를 확인하고 검사당일의 검진방법을 설명한다.
- 검사를 받을 때의 주의점을 설명한다.

주의!
- 자궁난관조영검사는 월경 중·월경직전·직후는 금기이다.
- 월경종료 후 5~6일째 배란 전의 시기에 시행한다.
- 검사 전에 클라미디아검사를 시행하고 결과를 확인한다.
- 검사는 통증을 동반하는 경우가 있기 때문에 환자에게 충분히 설명한다.

당일·검사 전

① 환자가 진찰을 받으면 환자의 상태를 확인한다.
- 기초체온표를 지참하게 하고 고온기에 들어가 있지 않은지 확인한다.
- 클라미디아 검사결과를 확인한다.
- 항생물질의 처방을 확인한다.

② 필요한 물품을 준비한다.

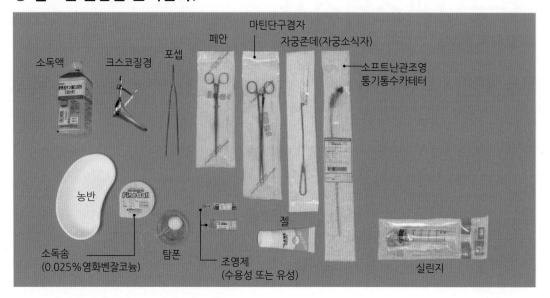

③ 환자를 촬영실로 입실하게 한다.
● 입실하면 환자에게 자신의 이름을 말하게 한다.

④ 검진복을 입고 투시대에 올라가게 하고, 쇄석위를 취하도록 돕는다.
● 불필요한 노출을 피하기 위해 바쓰타올을 걸친다.

순서 3 당일·검사의 보조

① 카테터 삽입을 돕는다.
● 의사에게 크스코질경→소독면구→소프트난관조영 통기통수카테터의 순서로 건넨다.
● 의사는 카테터를 삽입하고 증류수로 자궁강 내에 고정한다.
● 카테터의 고정을 확인하면 의사에게 탐폰을 건넨다.

② 촬영을 위해 일단 퇴실한다.
● 환자에게 촬영을 위해 퇴실한다는 취지를 전달하고 일단 퇴실한 후 촬영종료를 기다린다.

> **이럴때 어떻게 하지?**
>
> 환자의 불안이나 긴장이 심한 경우…
> ● 프로텍터를 착용한 간호사가 촬영실내에서 환자에게 말을 거는 등 편안하게 검사를 받을 수 있도록 돕는다.

③ 촬영이 이루어진다.

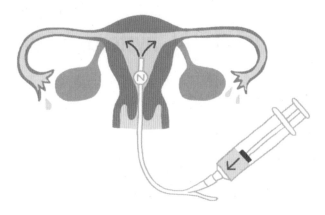

 종료 후

① 환자의 옷차림을 정리한다.

● 외음부-둔부를 닦는다.
● 환자에게 투시대에서 내려가 옷차림을 정리하게 한다. 이때 탐폰의 끈을 환자자신이 만질 수 있는지, 실제로 만져서 확인시킨다.

② 환자의 상태를 확인하고 24시간 후의 촬영에 대해서 확인한다.

Check 확인·설명 포인트
확인할 것 ● 복통이 없는지 ● 24시간 후에 실시하는 촬영의 시간과 검진방법 설명할 것 ● 탐폰을 빼는 시간과 방법 ● 항생물질의 내복방법 ● 검사당일은 입욕을 피하고 샤워욕으로 할 것 ● 검사를 할 때에 조영제를 자궁강 내에 주입하고 있기 때문에 속옷이 조영제로 더러워지거나 조영제가 섞인 대하가 나올 가능성이 있다는 것 ● 검사당일의 성관계는 피할 것 ● 아랫배 통증이 생길 때 대응방법에 대해서

(田宮麻衣)

자궁경검사
(히스테로스코프, 소노히스테로그라피, hysteroscopy)

자궁경검사는 포도당액 또는 탄산가스를 주입하여 확장시킨 자궁에 내시경을 삽입하고 자궁 내강을 관찰하는 검사입니다. 자궁경으로 자궁내강병변(점막하근종이나 내막폴립)이 발견된 경우에는 수술의 방침을 정하기 위해 자궁경검사가 이루어집니다.

자궁경검사는 생리식염액을 주입하여 확장된 자궁을 경질에코로 관찰하는 검사입니다. 병변부가 어느 정도 자궁내강에 돌출해 있는지, 또 어느 정도 근층 내에 뿌리가 뻗어있는지를 자궁근의 두께와 함께 관찰합니다. 검사를 실시하는 것은 자궁내막의 영향이 적은 월경직후가 바람직합니다.

> **왜하는가?** 자궁경검사의 목적
> ● 자궁내강의 상태 및 자궁내강병변을 관찰합니다.

순서 1 준비

① 필요한 물품을 준비한다.

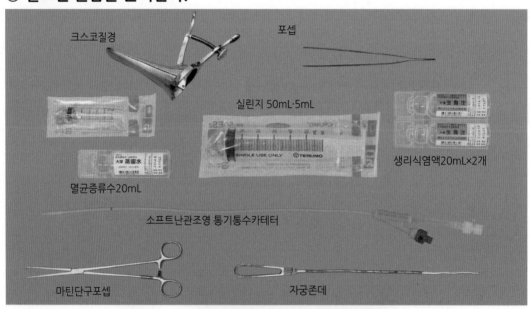

크스코질경
포셉
실린지 50mL·5mL
생리식염액20mL×2개
멸균증류수20mL
소프트난관조영 통기통수카테터
마틴단구포셉
자궁존데

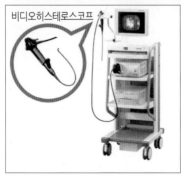
비디오히스테로스코프

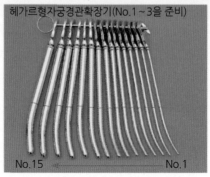
헤가르형자궁경관확장기(No.1~3을 준비)
No.15 ────────── No.1

그 밖에 준비할 것
● 멸균거즈
● 멸균건면구
● 소독솜
　(0.025%염화벤잘코늄)
● 수액세트
● 5%포도당액 250mL
● 멸균드레이프
● 멸균장갑

② 환자를 내진실로 입실하게 한다.

● 환자에게 자신의 이름을 말하게 한다.

③ 속옷을 벗고 내진대로 올라가게 한 후 쇄석위를 취하도록 돕는다. (→p.72「확대 경하조직진」)

주의!

● 내진대의 높이를 의사가 진찰하기 쉬운 위치까지 올릴 때에는 환자가 낙상하지 않도록 주의를 환기시킨다.
● 단시간에 유효한 검사를 하기 위해서는 편안한 체위의 유지가 필요하다는 것을 환자에게 설명하고 협력을 구한다. 경우에 따라서는 환자의 얼굴이 보이는 위치로 이동하여 손을 잡거나 호흡의 유도를 하는 등 원조한다.

순서 2 자궁경검사의 개조

① 의사에게 크스코질경→마틴단구포셉→자궁존데의 순서로 물품을 건넨다.

● 의사는 크스코진(→p.50) 후에 소독을 하고 마틴포셉으로 자궁경부를 고정한 후에 자궁존데로 자궁체부의 길이나 방향을 확인한다.

② 스코프와 포도당액을 수액세트로 연결한다.

● 스코프선단에서 액이 흘러나오는 것을 확인한다.

③ 의사가 스코프를 삽입하면 환자에게 검사를 개시한다는 것을 전달한다.

● 환자에게 적절하게 말을 걸어 검사의 진행상황을 전달하고, 통증이나 고통이 없는지 확인하면서 검사를 진행한다.

주의!

● 스코프 삽입 시에나 자궁강 내가 포도당액으로 채워지고 내압이 높아졌을 때 통증이 일어나기 쉽다는 것을 알아 둔다.
● 검사 중에나 검사 후에는 통증 때문에 환자가 기분 나쁨, 구역질을 호소하거나 과환기가 될 수 있기 때문에 충분히 관찰한다.

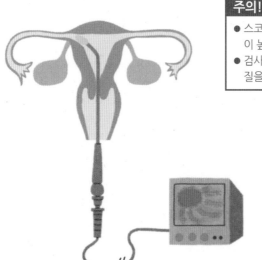

이럴때 어떻게 하지?

자궁구가 좁아 스코프삽입이 어려운 경우

● 의사의 지시에 따라 헤가르형자궁경관확장기를 건넨다.

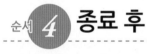 소노히스테로그라피의 삽입 시 보존

① 자궁경검사가 종료되고 의사가 스코프를 빼면 소독솜을 건넨다.

② 소프트난관조영 통기통수카테터 삽입의 돕는다.
- 소프트난관조영 통기통수카테터에 고정용 증류수(3mL 정도)를 흡입한 주사기를 연결하고 의사에게 건넨다.
- 카테터를 고정한 후 크스코질경이 발거된 것을 확인하면 40mL 정도의 생리식염액을 채운 주사기를 의사에게 건넨다.

③ 의사가 생리식염액을 주입하여 확장된 자궁을 경질에코로 관찰하고 마치면 크스코질경을 건넨다.

④ 크스코진이 종료되면 소독에 필요한 물품을 건넨다.

순서 4 종료 후

① 환자의 옷차림을 정리한다.
- 검사종료 후 외음부나 둔부를 닦는다.
- 내진대를 내린다. 환자에게 대가 움직이고 있는 동안은 움직이지 않도록 주의를 환기시킨다.
- 내진대가 정지하면 환자를 내진대에서 내려오게 한다.
- 필요에 따라 패드를 건넨다.
- 옷차림이 정리가 되면 내진실에서 진찰실로 이동하도록 설명한다.

② 검사 후에 주의할 것을 설명한다.
- 검사당일에는 입욕을 피하고 샤워욕으로 할 것
- 검사 시에 포도당을 사용하고 있기 때문에 속옷이나 대하 등이 끈적끈적한 느낌이 있다는 것
- 며칠 동안 소량의 출혈이 있을 지도 모른다는 것

③ 의사로부터 설명을 들으면 귀가하게 한다.
- 의사로부터 검사결과에 대한 설명을 듣고 항생물질의 처방을 확인한 후 귀가하게 한다.

(田宮麻衣)

part3

흔히 보이는 부인과 질환에 대한 지식

악성질환 난소암
ovarian cancer

point
- 난소암은 난소종양전체의 약 20%를 차지하며, 대부분의 연령층은 50~70대에 분포되어 있다. 이환률, 사망률 모두 근래 증가 추세에 있는 질환이다.
- 난소종양은 초기에는 무증상으로, 발견되었을 때는 주먹 크기로 발육해 있는 경우가 많고 복부팽만감이나 종류감(腫瘤感)을 동반하여 발견되는 경우가 많다.
- 기본적으로는 수술요법이 중심이 된다. 수술 불능례에서는 우선 화학요법을 시행하고 그 후 수술이 가능하다면 가능한 한 수술을 한다. 최근에는 술전에 화학요법을 하여 종양이나 복수의 크기를 줄인 후에 수술을 시행하는 케이스도 있다.

난소암이란

- 난소암은 난소종양전체의 약 20%를 차지하고 있으며, 이환률, 사망률 모두 근래 증가하는 추세에 있는 질환이다.
- 연령층은 대부분 50~70대에 분포하고 있으며 고령자에게 난소암의 비율이 높다.
- 조직형에 따라서는 10대, 20대의 청년층에도 나타날 수 있다.
- 위험인자로서 연령(폐경 후), 가족성 발생, 월경·임신력(미임신, 조발초경, 만기폐경), 비만 등을 들 수 있다.
- 병리학적분류에 있어서는 상피성·간질성종양, 성삭간질성종양, 배세포종양의 3개로 분류되며 빈도로서는 상피성·간질성종양이 가장 많다.

증상

1. 복부팽만감·종류감
- 난소종양은 골반강의 깊은 장소에 위치하기 때문에 초기에는 무증상인 경우가 많다. 때문에 증대하여 주먹 크기로 발육해 있는 경우가 많고 복부팽만감이나 종류감을 동반하여 발견되는 경우가 많다.
- 난소암은 종종 복수를 동반하기 때문에 복부팽만감을 주로 호소하며 발견되는 일도 적지 않다.

2. 염전(torsion)
- 유착이 적은 양성종양에서 가장 쉽게 일어나지만 악성배세포종양에서도 일어난다.

3. 부정자궁출혈·월경 이상
- 대부분이 호르몬 생산종양인 성삭간질성종양에서 일어나지만, 임상적으로 모든 예에서 증상을 나타내는 것은 아니다.

4. 호르몬 생산에 의한 증상
- 에스트로겐 생산종양에서는 여아에 있어서 여성화징후, 성숙여성에서는 월경불순, 폐경 후에는 재(再)여성화 등을 일으킨다.
- 한편, 안드로겐 생산종양에서는 남성화징후(다모, 음핵비대, 목소리의 변화 등)나 월경불순을 일으킨다.

검사

1. 임상소견

● 문진으로 급격한 복위(腹圍)의 증가, 복부종류, 복부팽만감, 체중감소, 월경 이상의 유무 등을 확인한 후 내진·외진으로 종류의 촉지, 주위장기와의 유착 정도, 가능성을 본다. 또 쇄골상·서경림프절종대의 유무를 찾는다.

2. 화상검사

● 초음파검사, X선검사, CT, MRI로 종양의 성상, 충실부의 유무나 흉·복수, 림프절종대, 타장기로의 전이의 유무를 확인한다(사진 1).

사진 1 난소암의 MRI화상

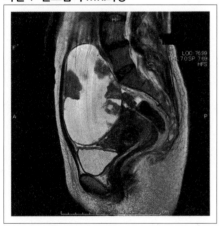

3. 혈액검사

● 종양표지자의 상승의 유무를 확인한다. 주로 상피성·간질성 종양에서는 CA125, 성삭간질성 종양에서는 에스트로겐이나 안드로겐, 배세포종양에서는 LDH나 AFP가 상승한다.

4. cytology

● 흉·복수의 저류가 나타나는 경우는 세포진을 하여 악성의 유무를 확인한다.

진단과 진행기

● 난소암은 수술 후 정확한 진단과 진행기가 결정된다.

● 진단은 조직학적 진단에 의해 이루어지며, 병변의 확대를 확인함으로써 진행기가 결정된다.

1. 진행기(그림 1)

● Ⅰ기에서 Ⅳ기로 분류된다. Ⅰ기는 종양이 난소에 국한되며, Ⅱ기는 골반 내로의 진행을 나타내고, Ⅲ기는 골반 외로의 진전이나 소속림프절전이가 양성, Ⅳ기는 원격전이를 나타내게 된다.

그림 1 난소암의 진행기

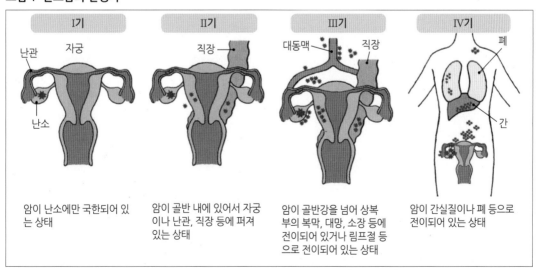

Ⅰ기	Ⅱ기	Ⅲ기	Ⅳ기
난관 자궁 난소	직장	대동맥 직장	폐 간
암이 난소에만 국한되어 있는 상태	암이 골반 내에 있어서 자궁이나 난관, 직장 등에 퍼져 있는 상태	암이 골반강을 넘어 상복부의 복막, 대망, 소장 등에 전이되어 있거나 림프절 등으로 전이되어 있는 상태	암이 간실질이나 폐 등으로 전이되어 있는 상태

일본부인과종양학회 편: 자궁경암·자궁체암·난소암 치료가이드라인의 해설. 金原出版, 도쿄, 2010에서 인용

치료

- 기본적으로 수술이 가능하다면 수술을 한다. 수술 불능례에서는 우선 화학요법을 시행하고 그후 수술이 가능해지면 가능한 한 수술을 한다.
- 최근에는 술전에 화학요법을 하여 종양이나 복수의 감소를 꾀한 후에 수술을 시행하는 케이스도 있다. 또 수술 후에는 Ia기를 제외한 후요법으로써 화학요법을 한다.

1. 수술요법

- 표준술식으로써「양측부속기적출술+자궁적출술+대망절제술」을 한다(사진 2). 또 표준술식과 합해 골반림프절이나 방대동맥림프절 곽청을 추가한다. 종양의 절제가 곤란한 경우에는 시험개복술이나 종양축소술로 제한한다.

2. 화학요법

- 일반적으로 대부분의 증례에서는「파클리탁셀+카보플라틴」병용요법이 표준화학요법으로써

사진 2 적출검체

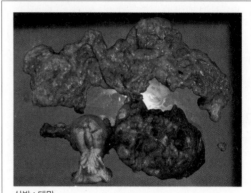

상방 : 대망
하방 : 자궁과 양측부속기(자궁의 오른쪽이 난소암)

시행된다. 또 악성배세포종양에서는 일반적으로「블레오마이신+에토포시드+시스플라틴」의 3제병용요법이 이루어진다.

(松本浩範)

악성질환 자궁경부암
uterine cervical cancer

point
- 자궁의 경부에 발생하는 암으로 조직형은 편평상피암(자궁경암 전체의 약 80%)과 선암으로 크게 구분된다. 발생 원인으로서 인유두종(HPV: human papillomavirus)의 감염이라고 명확하게 알려져 있다.
- 초기에는 증상이 없지만 진행되면 부정성기 출혈, 접촉출혈(성교 후 출혈)을 볼 수 있다. 조기발견에 유효한 것은 세포진에 의한 검진이다.
- 광범자궁전적출술(골반림프절곽청 포함)은 폭넓게 절제하기 때문에 술후 합병증으로서 하지의 림프부종이나 골반내의 림프낭포 및 그 감염, 배뇨장애 등이 일어날 가능성이 있다.

자궁경부암이란

- 자궁경부암이란 자궁경부에 발생하는 암이다. 조직형은 편평상피암(자궁경암 전체의 약 80%)과 선암으로 크게 분류된다. 발생원인으로서 인간 파필로마 바이러스(HPV: human papill-omavirus)의 감염이라고 명확하게 알려져 있다.
- HPV는 성교에 의해 많이 감염되지만 그 대부분은 면역계에 의해 배제된다. 그 일부가 지속 감염되고 또한 그 일부가 암화한다.
- 편평상피암은 이형성(경도→중등도→고도)→상피내암→침윤암으로 진행된다. 경도이형성과 중등도이형성은 자연 소멸되는 경우도 많아 치료하지 않고 경과관찰을 하며, 고도이형성은 약 30%가 암으로 진행되기 때문에 원추절제술 등의 치료를 하는 경우가 많다.

증상·진단

- 초기의 단계에서는 증상이 없다. 진행되면 부정출혈, 접촉출혈(성교후 출혈)이 나타날 수 있다. 세포진에 의한 검진이 유효한 조기 발견 수단이다. 세포진에서 이상이 있는 경우에는 질확대경 하에 표적 조직진을 한다.
- 종양표지자는 편평상피암에서는 SCC, 선암에서는 CEA나 CA19-9 등의 상승을 볼 수 있다. CT나 MRI 등의 화상진단을 종양의 진전도나 사이즈를 평가하는 데 이용한다. 자궁경부암의 진행기는 촉진, 시진, 콜포스코피, 진사절제(診査切除), 경관내소파, 자궁경, 폐 및 뼈의 X선검사로 치료 전에 결정되며 이 진행기에 기초한 치료가 이루어진다.
- 자궁경암의 진행기분류를 그림 1에 제시하였다.

치료(표 1)

- 0기: 원추절제술, 단순자궁전적술.
- Ⅰa기: 단순자궁전적술-준광범자궁전적술
- Ⅰb기~Ⅱ기: 골반림프절곽청을 포함한 광범자궁전적술, 동시화학방사선요법.
- Ⅲ기~Ⅳ기: 동시화학방사선요법, 화학요법.

그림 1 자궁경암의 임상진행기분류(일본산과부인과학회 2011 FIGO 2008)

진행기분류

Ⅰ기 : 암이 자궁경부에 국한된 것
Ⅱ기 : 암이 경부를 넘어 퍼져 있지만 골반벽 또는 질벽하 1/3에는 도달해 있지
  않은 것
Ⅲ기 : 암침윤이 골반벽까지 도달한 것으로 종양괴와 골반벽 사이에 cancer free
  space를 남기지 않는다. 또는 질벽침윤 이하 1/3에 도달한 것
Ⅳ기 : 암이 소골반강을 넘어서 퍼지거나 방광·직장의 점막을 침범한 것

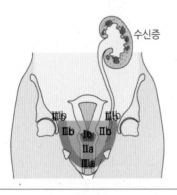
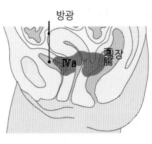

Ⅰ기	자궁경부에 국한 a…조직학적으로만 진단가능 b…육안적으로 뚜렷
Ⅱ기	경부를 넘어선 침윤 a…질벽 침윤 있음 b…자궁방조직 침윤 있음
Ⅲ기	a…질벽하 1/3을 넘어선 침윤 있음 (골반벽침윤 없음) b…골반벽침윤 또는 수신증 있음
Ⅳ기	a…방광·직장 침윤 있음 b…원격전이 있음

일본산과부인과학회, 일본병리학회, 일본의학방사선학회, 일본방사선종양학회 편: 자궁경암취급규약 제3판. 金原出版, 도쿄, 2012에서 인용

예후

● 5년생존률은 Ⅰa기 : 86.5%, Ⅰb기 : 77.8%, Ⅱa기 : 64%, Ⅱb기 : 55.9%, Ⅲa기 : 48.5%, Ⅲb기 : 37.5%, Ⅳa기 : 23.6%, Ⅳb기 : 3.9% (일본산과부인과학회 2008)이다.

케어 포인트

● 광범자궁전적출술(골반림프절곽청 포함)은 폭이 넓게 절제되기 때문에 술후 합병증으로 서 하지의 림프부종이나 골반 내 림프낭포 및 그 감염, 배뇨장애 등이 생길 가능성이 있다.
● 림프부종에 대해서는 림프마사지, 배뇨장애에 대해서는 방광훈련·잔뇨측정, 약물치료, 자기 도뇨 등의 지도가 필요하다.

(百村麻衣)

문헌

1. 일본산과부인과학회, 일본병리학회, 일본의학방사선학회, 일본방사선종양학회 편: 자궁경암취급규약 제3판. 金原出版, 도쿄, 2012.

표 1 자궁경부암의 치료

자궁경부원추절제술	● 자궁경부를 원추형으로 절제하는 술식
단순자궁전적출술	● 자궁지지장치와 질관을 자궁부착부의 부근에서 절단한다. ● 병소의 최외단과 절창연 사이의 거리를 두기 위해 질벽을 다소나마 절제할 필요가 있다.
준광범위자궁전적출술	● 광범자궁전적출술과 단순전적출술의 중간적인 술식 ● 전부자궁지대와 질벽을 자궁경에서 약간 떨어져서 절단한다.
광범위자궁전적출술	● 자궁경부암에 대한 기본술식이다. ● 소속림프절을 곽청하고 방광측강, 직장측강을 전개함으로써 전, 중, 후의 각 자궁지대를 분리·절단한다. 중부지대는 지방직을 제거하여 혈관속(束)으로 하고, 골반벽에 가깝게 절단하며, 전부지대는 전층을 절단하고, 요관을 박리, 측방으로 압배한 후에 후층을 절단한다. 전자궁지대 절단 후 방질결합직 및 질을 절단한다.

악성질환 자궁체암
cancer of the uterine body

point
- 자궁체암의 대부분은 에스트로겐 의존성 타입 I 로 조직형은 유내막선암이 80% 이상을 차지한다. 나머지가 에스트로겐 비의존성 타입 II 이다.
- 대부분의 경우 부정자궁출혈이 보이며, 자궁내막세포진, 경질초음파검사(자궁내막의 비후), 자궁내막조직진을 시행한다.
- 초회치료는 수술요법으로 자궁전적출술 및 양측부속기절제술에다 복강세포진, 후복막림프절 곽청도 이루어진다. 수술불능례에는 화학요법 또는 방사선요법을 시행한다.

자궁체암이란

- 자궁체암이란 자궁체부의 자궁내막에서 발생하는 암이다.
- 자궁체암은 에스트로겐 의존성 타입 I 과 비의존성 타입 II 로 나뉜다. 자궁체암의 대부분은 타입 I 로 조직형은 유내막선암이 80% 이상을 차지한다. 대체로 자궁내막이형증식증의 20%는 암으로 진행되기 때문에 자궁체암의 전암병변으로 알려져 있다.
- 타입 I 의 발생원인으로서 에스트로겐이 관여한다는 점에서 폐경이 늦은 사람이나 임신 출산 경험이 없는 사람, 비만, 고혈압, 당뇨병 등이 있다.

증상·진단

- 부정자궁출혈(특히 폐경 후)을 대부분의 경우 볼 수 있다.
- 자궁내막세포진, 경질초음파검사(자궁내막의 비후), 자궁내막조직진을 한다. 혈액검사(종양표지자)나 자궁경, CT·MRI 등의 영상검사를 하여 임상진행기를 추정하고 치료계획을 결정한다.
- 자궁체암의 진행기는 수술 후의 병리조직학소견에 기초한다(수술진행기분류, 그림 1, 표 1).

치료

- 초회치료는 수술요법이다. 자궁전적출술 및 양측부속기절제술에 더하여 복강세포진, 후복막림프절곽청도 이루어진다.
- 수술불능례에는 화학요법 또는 방사선요법을 시행한다. 또 가임성 보존을 위해 호르몬치료가 이루어지는 경우도 있다.

예후

- 5년생존률은 I 기: 78%, II 기: 68.5%, III 기: 41.9%, IV 기: 10.3%(일본산과부인과학회 2008)이다.

케어 포인트

- 비만, 고혈압, 당뇨병 등의 질환을 합병하는 경우도 많아 술전후의 관리가 필요하다.

(百村麻衣)

그림 1 자궁체암의 수술진행기 분류(일본산과부인과학회2011 FIGO 2008)

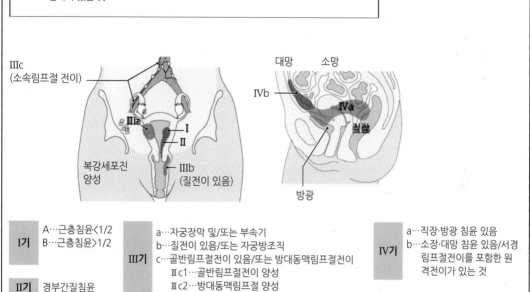

진행기분류

Ⅰ기 : 암이 자궁체부에 국한된 것
Ⅱ기 : 암이 경부간질에 침윤하지만, 자궁을 넘어가지 않는 것
Ⅲ기 : 암이 자궁 밖으로 퍼지지만 소골반을 넘어가지 않은 것. 또는 소속림프절전이가
　　　있는 것
Ⅳ기 : 암이 소골반강을 넘어가고 있거나 뚜렷하게 방광 또는 장점막을 침범한 것, 원격
　　　전이가 있는 것

Ⅲc
(소속림프절 전이)

대망　소망

Ⅳb

Ⅳa

질찰

Ⅲa

Ⅰ
Ⅱ

복강세포진
양성

Ⅲb
(질전이 있음)

방광

Ⅰ기　A…근층침윤<1/2　B…근층침윤>1/2

Ⅱ기　경부간질침윤

Ⅲ기
a…자궁장막 및/또는 부속기
b…질전이 있음/또는 자궁방조직
c…골반림프절전이 있음/또는 방대동맥림프절전이
　Ⅲc1…골반림프절전이 양성
　Ⅲc2…방대동맥림프절 양성

Ⅳ기
a…직장·방광 침윤 있음
b…소장·대망 침윤 있음/서경
　림프절전이를 포함한 원
　격전이가 있는 것

일본산과부인과학회, 일본병리학회, 일본의학방사선학회, 일본방사선종양학회 편: 자궁경암취급규약 제3판. 金原出版, 도쿄, 2012.에서 인용

표 1 자궁체암의 조직학적 분화도

Grade 1: G1(고분화): 충실성 증식이 차지하는 비율이 선암성분의 5% 이하인 것(악성도가 낮고 예후양호).
Grade 2: G2(중분화): 충실성 증식이 차지하는 비율이 선암성분의 6~50%인 것. 또는 충실성 증식의 비율이 5% 이하라도
　　　　　 세포이형이 현저하게 강한 것.
Grade 3: G3(저분화): 충실성 증식이 차지하는 비율이 선암성분의 50%를 넘는 것. 또는 충실성 증식의 비율이 6~50%
　　　　　 이하라도 세포이형이 현저하게 강한 것(예후불량).

모든 유내막암은 선암성분의 형태에 따라 Grade1, 2, 3으로 분류된다.

문헌

1. 일본산과부인과학회, 일본병리학회, 일본의학방사선
　 학회, 일본방사선종양학회 편: 자궁경암취급규약 제3
　 판. 金原出版, 도쿄, 2012.

양성질환 **자궁근종**

uterine myoma

point
- 자궁근종은 자궁의 평활근유래의 양성종양으로 30세 이상에서는 20~30%에 보이는 에스트로겐 의존성 종양이며 폐경 후에 축소되는 경우가 많다.
- 무증상인 경우가 많지만 부정자궁출혈, 과다월경, 월경곤란증, 압박증상, 동통 등의 증상을 나타낸다.
- 자궁근종은 양성종양이고 그 치료방침은 연령이나 증상, 임신가능성의 유무를 고려해야 한다. 자궁육종과의 감별이 중요하며, 악성의 의심이 있으면 수술요법을 선택한다.

자궁근종이란

- 자궁근종은 자궁의 평활근유래의 양성종양으로 30세 이상에서는 20~30%에 보이는 빈도가 높은 질환이다. 에스트로겐 의존성 종양이며 폐경 후에 축소되는 경우가 많다.

분류

- 근종이 발생하는 위치로 분류된다. 다발하는 경우가 많다.
  · 점막하근종…자궁내막직하에 발생하고 자궁내강에 발육한다.
  · 근층내근종…자궁근층내에 발생하고 발육한다.
  · 장막하근종…자궁장막직하에 발생하고 자궁의 외측에 발육한다.

증상

- 무증상인 경우가 많지만 크기나 부위에 따라 여러 가지의 증상을 나타낸다(표 1)[1].

그림 1 점막하자궁근종

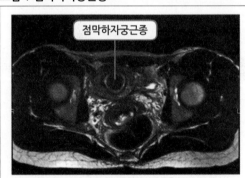

점막하자궁근종

T2 강조횡단상에서 자궁내강에 점막하근종을 볼 수 있다.

표 1 자궁근종의 증상

	부정성기 출혈	과다월경	월경곤란증	압박증상	통증	불육증·불임증
장막하	△	△	△	○	경염전이나 변성	△
근층내	○	○	△	○	변성	△
점막하	◎	◎	○	△	근종 분만 시의 진통 같은 통증	○

松井英雄: 자궁의 종양·유종양. 산부인과연수의 필수지식2007, 일본산과부인과학회, 도쿄도, 2007: 505.에서 인용

진단

- 내진 : 종대(腫大)한 자궁이나 가동성이 있는 종류(腫瘤)를 촉지한다.
- 초음파검사 : 경계명료한 저휘도의 종류를 볼 수 있다.
- MRI검사 : T1·T2강조화상에서 모두 저신호의 경계명료한 종류를 나타낸다. 변성근종에서는 비전형적인 화상을 나타내는 경우도 있으며, 자궁평활근육종과의 감별이 필요(그림 1~3).
- 자궁경검사 : 점막하근종의 진단에 유용.
- 혈액검사 : LDH는 자궁평활근육종에서 상승하는 경우가 많다.

치료

- 무증상인 경우는 3~6개월마다 정기적인 관찰을 한다.

1. 보존요법

1) **대증요법** : 소염진통약, 지혈약, 철제 등.
2) **GnRH작동제** : 저에스트로겐 상태로 만들어 근종을 축소시킨다. 배란을 억제하기 때문에 임신을 희망하는 경우는 사용할 수 없다. 골조송증 등의 부작용이 있기 때문에 장기간의 투여는 불가능하다. 폐경이 가까운 경우, 수술까지의 빈혈개선이나 축소를 목적으로 하여 사용한다.

2. 수술요법

1) **자궁근종적출술(개복·복강경하)**
2) **자궁전적출술(개복·복강경하)** : 임신을 희망하는 경우는 할 수 없다.
3) **자궁경하 자궁근종적출술** : 점막하근종에 대해 적응이 있다.
4) **자궁동맥색전술** : 양측의 자궁동맥의 혈류를 차단하고 자궁근종의 축소를 꾀한다.

*

- 자궁근종은 양성종양으로 그 치료방침은 연령이나 증상, 가임성의 유무를 고려해야 한다. 또 자궁육종과의 감별이 중요해서 악성의 의심이 있으면 수술요법을 선택한다.

(松島実穂)

문헌

1. 松井英雄: 자궁의 종양·유종양. 산부인과연수의 필수지식 2007, 일본산과부인과학회, 도쿄도, 2007: 505.

그림 2 장막하자궁근종(MRI, T2강조화상)

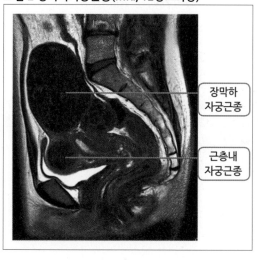

장막하 자궁근종

근층내 자궁근종

그림 3 장막하자궁근종(MRI, T2강조화상)

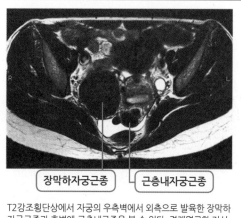

장막하자궁근종 | 근층내자궁근종

T2강조횡단상에서 자궁의 우측벽에서 외측으로 발육한 장막하자궁근종과 후벽에 근층내근종을 볼 수 있다. 경계명료한 저신호종류이다.

양성질환 **난소종양**

ovarian tumor

point
- 양성난소종양은 그 발생에 따라 상피성·간질성종양, 성삭간질성종양, 폐세포종양, 기타로 분류된다.
- 무증상인 경우가 많아 검진으로 우연히 발견되거나 종양이 증대하여 복부팽만감이나 하복부종류감, 경염전(torsion of pedicle)이나 파열에 의한 급성복통을 일으켜 발견되는 일이 있다.
- 수술요법이 기본이며 종양을 적출하고 조직진단을 한다. 임신을 위해 보존해야 하는 경우는 난소종양적출술을 한다.

난소종양이란

- 난소종양은 여성의 5~7%에 발생하며 아주 여러 종류이다.

양성난소종양의 분류

- 발생기원부터 표 1과 같이 분류된다[1].

1. 상피성·간질성종양
- 난소 표면의 상피와 피질의 결합직에서 발생한다.
- 60~70%로 가장 빈도가 많다.

2. 성삭간질성종양
- 난소의 성삭간질에서 발생하며 5~10%의 빈도. 대부분은 호르몬생산성이다. 협막세포종은 에스트로겐을 생산하여 부정성기 출혈(atypical genital bleeding) 등의 증상을 초래하는 일이 있다. Sertoli·간질세포종양, Leydig세포종은 안드로겐을 생산하고 남성화징후 등을 나타낸다.

3. 배세포종양
- 원시생식세포의 분화 과정에서 종양화하는 것으로 15~20%에 나타난다. 성숙낭포성기형종은 가장 빈도가 많으며 내부에 모발, 연골, 뼈, 지방 등의 성분을 함유한다.

표 1 양성난소종양의 분류

상피성·간질성종양	성삭간질성종양	배세포종양	기타
장액성낭포선종 점액성낭포선종 유내막선종 명세포선종 선섬유종 표 재성유두종 Brenner종양	협막세포종 섬유종 연화성간질성종양 Seltri·간질세포종양(고분화형) Leydig세포종(문세포종) 윤상세관을 동반한 성삭종양	성숙낭포성기형종 성숙충실성기형종 난소갑상선종양	비특이적연부종양 선종 모양의 종양

靑木陽一: 난소의 종양·유종양. 산부인과연수의 필수지식 2007, 일본산과부인과학회, 일본산과부인과학회, 도쿄, 2007:553.에서 인용

증상

● 무증상인 경우가 많다. 검진에서 우연히 발견하거나 종양이 커져서 복부팽만감이나 하복부 종류감, 경염전이나 파열에 의한 급성복통을 일으키는 일이 있다. 양성난소종양에 흉수, 복수가 저류되어 있는 상태를 Meigs증후군이라고 한다.

진단

● 내진 : 부속기영역에 가동성이 있는 종양을 촉지한다.

● 경질초음파검사 : 크기, 위치, 낭포성·충실성 등의 성질을 본다.
● MRI : 조직형, 양악성, 크기, 진전의 평가에 유용하다(그림 1~3).
● 종양표지자 : 조직형의 추정이나 양악성의 감별, 치료효과의 판정 등에 이용된다.
  · CA125 : 장액성낭포선종
  · CEA, CA19-9 : 점액성낭포선종
  · CA19-9 : 성숙낭포성기형종
  · 에스트로겐 : 협막세포종
  · 안드로겐 : Sertoli·간질세포종양, Leydig세포종

그림 1 액성낭포선종(MRI, T2강조상)

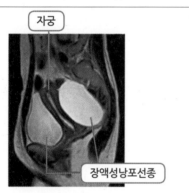

자궁

장액성낭포선종

자궁의 복측 및 배측에 단방성낭포성종양을 볼 수 있다. 내부는 MRI, T2강조상에서고신호이며, 뚜렷한 충실부분은 보이지 않는다.

그림 2 점액성낭포선종(MRI, T2강조상)

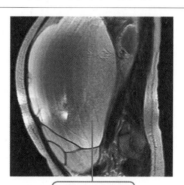

장액성낭포선종

MRI, T2강조시상단상에서 제상에 이르는 다방성종류를 볼 수 있다. 뚜렷한 충실부분은 보이지 않는다.

그림 3 성숙낭포성기형종(MRI, T1강조상 및 T1강조상지방억제제)

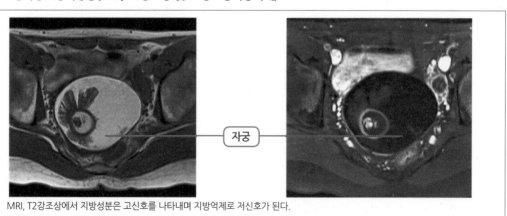

자궁

MRI, T2강조상에서 지방성분은 고신호를 나타내며 지방억제로 저신호가 된다.

치료

● 수술요법이 기본이며 종양을 적출하고 조직진
단을 한다.
● 가임성 보존을 필요로 하는 경우는 난소종양
적출술을 한다.
● 연령, 크기, 유착 등을 고려하여 난소적출술,
부속기적출술 등을 선택한다.

＊

● 난소종양은 증상이 없다는 것이 특징이기 때문

에 커진 후에 많이 발견된다. 양성종양인 경우
는 작을 때는 정기적인 경과관찰을 하지만, 5
~6cm를 넘어가면 염전(捻轉)이나 파열의 위
험성이 높아지기 때문에 수술요법을 고려한다.

(松島実穂)

문헌

1. 靑木陽一: 난소의 종양·유종양. 산부인과연수의 필
수지식 2007, 일본산과부인과학회, 일본산과부인과
학회, 도쿄, 2007:553.

양성질환 **자궁내막증**
endometriosis

point

- 자궁내막과 유사한 조직이 자궁내막이 원래 존재하고 있는 자궁내강 이외의 장소에 존재하는 병태이며, 자궁 외의 것을 "자궁내막증"이라고 하고 자궁근층 내의 것은 "자궁선근증"이라고 한다.
- 증상으로서 월경통, 월경시 이외의 하복부통, 요통, 성교통, 배변통, 불임 등을 들 수 있다.
- 치료법은 대증요법(NSAIDs, 로이코트리엔 수용체길항약), 내분비요법(GnRH작동제, 다나졸, 중/저용량OC, 디나게스트), 수술요법(개복수술, 복강경수술) 등이 있다.

자궁내막증이란

- 자궁내막과 유사한 조직(선상피와 간질세포)이 자궁내막이 원래 존재하고 있는 자궁내강 이외의 장소(이소성)에 존재하는 병태를 자궁내막증이라고 한다.
- 기존에는 병태의 존재부위에 따라 분류되어, 난소나 골반복막 등 자궁 외에 존재하는 것을 "외성자궁내막증"이라 하고, 자궁근층 내에서 발육하는 것을 "내성자궁내막증"이라고 했다. 그러나 현재에는 자궁 외의 것을 "자궁내막증"이라 하고, 자궁근층 내의 것은 "자궁선근증"이라고 한다.
- 주로 사춘기 이후의 성주기를 가진 여성에게 볼 수 있으며, 자궁내막증조직의 대부분은 난소스테로이드호르몬의 월경주기의 변화에 반응하여 증식하고, 또한 자궁내막이 월경 시에 출혈하는 것과 마찬가지로 출혈을 반복함으로써 주위 장기와의 유착 등에 의해 임상증상이 서서히 진행되는 경우가 많다[1].

증상

- 월경통, 월경 시 이외의 하복부통, 요통, 성교통, 배변통, 불임.

검사·진단

- 내진, 직장진.
- 초음파 소견[2](그림 1).
- 혈액검사(종양표지자: CA-125 등).

그림 1 자궁내막증성낭포

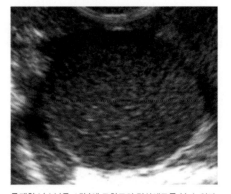

종대한 난소낭종. 내부에 고휘도의 점상에코를 볼 수 있다.

- MRI: 자궁의 좌배측 T1강조상에서 내용물이 고신호로 나타난다. 내용물은 지방억제 T1강조상에서 억제되지 않는다[3](그림 2).

95

그림 2 자궁내막증의 MRI 화상

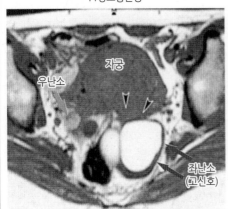

T1강조횡단상

우난소 · 자궁 · 좌난소(고신호)

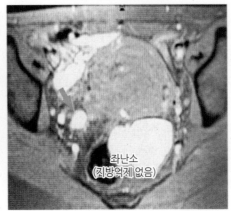

T1강조횡단상(지방억제)

좌난소(지방억제 없음)

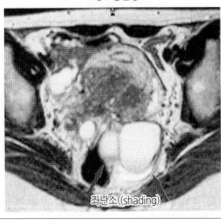

T2강조횡단상

좌난소((shading))

치료

- 대증요법 : NSAIDs[※1] 로이코트리엔수용체길 항약.
- 내분비요법 : GnRH[※2]작동제, 다나졸, 중/저 용량OC[※3], 디나게스트.
- 수술요법 : 개복수술, 복강경수술[3)].

(宮崎典子)

문헌

1. 藤井信吾, 土岐利彦, 中山邦章: 자궁선근증, 자궁내 막증. New 산부인과학, 矢嶋聰, 中野仁雄, 武谷雄 二, 南江堂, 도쿄, 2000: 422-423.
2. 森秀明, 平井都始子: 비임시초음파상, 레지던트 임 상검사기사를 위한 첫 번째 초음파검사, 浅井宏祐, 文光堂, 도쿄, 2009:200.
3. 田中優美子: T1강조상에서 고신호를 나타내는 종 류, 부인과 MRI아틀라스, 今岡いずみ, 田中優美子, 学研메디컬秀潤社, 도쿄, 2010: 224-225.
4. 武內裕之: 자궁내막증. 병이 보이는 부인과, 井上裕 美, 川內博人, 鈴木眞理 외, MEDIC MEDIA, 도쿄, 2012: 116-123.

※1 NSAIDs (nonsteroidalantiinflammatorydrugs): 비스테로이드성항염증약

※2 GnRH (gonadotropinreleasinghormone): 고나도트로핀방출호르몬

※3 OC (oralcontraceptives): 경구피임약

양성질환 **골반장기 탈출**
POP: pelvic organ prolapse

point

- 골반저(골반저 지지조직)의 장해는 골반의 인대, 결합조직, 근육이 약했을 때 또는 분만 시에 손상된 경우에 일어난다. 방광이나 직장, 자궁이 본래의 위치보다 하수(下垂)하고, 때로는 체외로 돌출하여 탈출을 일으킨다.
- 비만, 호흡기질환이나 흡연 등에 의한 만성적인 기침, 배변 시 과도하게 힘을 주는 것, 무거운 것을 들어올리는 것 등도 골반저 장해의 원인이 된다.
- 돌출이 약한 경우는 체조로 골반저근을 강화함으로써 개선되는 경우가 있다. 돌출이 중등도인 경우에는 골반내 장기를 지지하기 위해 페사리를 사용하는 경우도 있다. 수술요법에서는 환자의 연령이나 하수의 상태 등에 따라 수술방법이 선택된다.

골반장기 탈출이란

- 골반저의 장해는 여성에게만 일어나는 병으로 나이를 먹어감에 따라 발증률이 상승한다.
- 골반저의 부분에는 근육, 인대, 조직이 해먹 모양으로 펼쳐져 있어서 골반내장기(자궁, 방광, 직장)를 지지하고 있다. 근육이 약하거나, 분만 시의 아두의 압박 등으로 인대나 조직이 늘어나고 상처를 입으면, 골반내 장기가 하수하고 질벽 내로 돌출하는 경우가 있다(그림 1).
- 또한 중증이 되면 장기가 질을 빠져나가 체외로 탈출하는 일이 있다(그림 2).
- 골반저의 장해는 질을 통한 분만을 몇 번이나 경험한 사람에게 많이 볼 수 있으며, 일반적으로 분만회수가 많을수록 리스크가 높다. 비만, 호흡기질환이나 흡연 등에 의한 만성적인 기침, 배변 시의 과도한 힘주기, 무거운 것을 들어 올리는 일 등도 골반저 장해의 원인이 된다. 그 밖의 원인으로서는 자궁적출, 신경장해, 외상, 종양 등이 있다.

종류와 증상

- 골반저의 장해는 돌출을 일으키는 기관별로 각각의 기관의 이름으로 불리며, 한 명의 여성에게 2종류 이상의 골반저 장해를 볼 수 있기도 하다. 골반저의 장해에 공통된 증상은 질부분의 압박감이며 자궁, 방광 또는 직장이 내려간 느낌이 든다는 것이다.
- 증상은 똑바로 서있을 때 나오기 쉬우며, 누우면 들어가는 경향이 있다. 성교통이 일어나는 경우도 있다.

1. 방광탈

- 방광이 내려가 질전면의 벽내에 돌출함으로써 발생한다. 이것은 방광주위의 결합조직이나 지지구조가 약해진 것이 원인이 되어 일어난다.

2. 방광요도탈

- 이것도 같은 상태이지만, 방광뿐만 아니라 요도의 상부(방광경부)도 하수된 경우를 말한다.
- 방광탈, 방광요도탈 모두 복압성요실금(기침, 웃음 등 복압이 갑자기 상승하는 듯한 동작으로 소변이 새는 장해), 또는 일류성요실금(방

그림 1 골반내 장기의 탈출

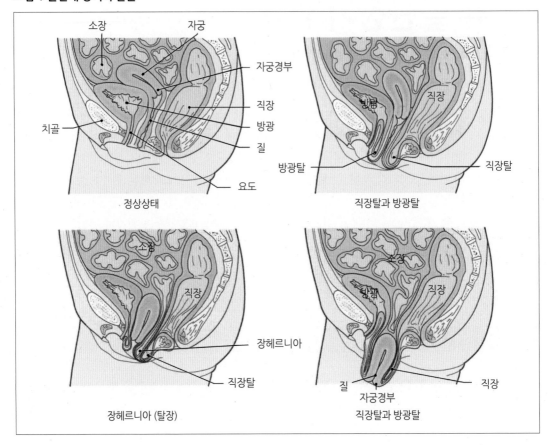

광에 소변이 너무 많이 고여서 넘쳐나듯이 새어나오는 장해)의 원인이 된다. 배뇨 후에 잔뇨감을 느끼는 환자도 있다. 방광이나 요도에의 신경이 손상을 입으면 절박성요실금(갑자기 강한 요의를 느끼고 참지 못하고 소변을 지리는 장해)을 일으킬 수 있다.

3. 자궁하수, 자궁탈

● 자궁이 질 속으로 내려온 상태로 자궁을 지지하는 결합조직이나 인대가 약해졌기 때문에 일어난다. 자궁이 질의 상부에만 내려온 상태나 질의 중간 정도까지 내려온 상태를 자궁하수라 하고, 질구를 넘어 밖으로 비어져 나온 상태를 자궁탈출(완전자궁탈출)이라고 한다.

● 자궁탈출은 탈출부분이 겉으로 봤을 때 명확하고 걸으면 아픈 경우가 있다. 또 돌출된 자궁경부에 염증이 일어나면 출혈이나 냉, 감염

의 원인이 된다. 자궁하수나 자궁탈출에 의해 요도가 비뚤어지는 경우도 있으며, 요도가 비뚤어지면 배뇨가 곤란해지는 일이 있다. 또 자궁탈출은 배변곤란의 원인이 되기도 한다.

4. 직장탈

● 직장이 내려가 질의 후벽 내에 돌출된 상태이다. 이것은 직장벽의 근육이나 직장주위의 결합조직이 약해지기 때문에 생긴다. 직장탈출이 되면 배변이 곤란해지거나 질에 손가락을 넣지 않으면 배변할 수 없게 되는 경우가 있다.

진단

● 골반저의 장해는 질경(질벽을 넓히는 도구)을 이용하여 내진을 함으로써 진단한다. 진찰은

그림 2 완전탈증례

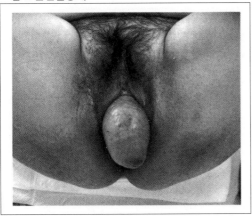

그림 3 윌레스링(소프트페사리)

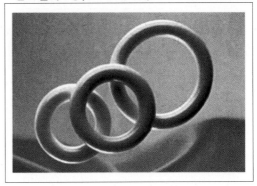

일어선 상태에서 이루어지는 경우도 있다. 또 배변 시처럼 배에 힘을 주거나 일어선 채 기침을 하도록 지시받는 경우도 있는데, 골반 내에 압력을 생기게 함으로써 골반저 장해가 쉽게 발견되기 때문이다.

● 방광과 직장의 기능을 조사하기 위해 요검사나 방광이 저장해 둘 수 있는 요의 량.배뇨의 속도 등을 측정한다. 자궁하수나 자궁탈출이 있는 경우에는 그에 따른 표면화되지 않은 요실금은 없는지 조사한다.

치료

● 돌출이 약한 경우는 체조로 골반저근을 강화함으로써 개선될 수 있다.

● 에스트로겐의 질좌제나 크림이 사용되는 경우도 있으며, 이들 약은 질조직을 건강한 상태로 유지하고 염증을 예방하는 효과가 있다.

● 돌출이 중등도인 경우에는 골반내장기를 유지하기 위해 페사리를 사용하는 일이 있으며(그림 3), 수술대기중인 사람이나 수술이 불가능한 사람에게 특히 적합하다. 여러 가지 사이즈의 페사리 중에서 환자에게 맞는 크기의 것을 선택한다.

● 수술요법에 대해서는 환자의 연령이나 하수의 상태 등에 따라 술식이 선택된다(자세한 술식은 별항을 참조).

● 직장점막의 돌출에 의해 배변곤란이 있는 경우는 부인과가 아니고 소화기외과의 수술이 필요하다.

(井上慶子, 小林陽一)

	용어·약어	영문원어	한글
B	BSO	bilateral salpingo-oophorectomy	양측난관-난소적출술
C	Cx Ca	cervical cancer	자궁경암
	CIS	carcinoma In situ	상피내암
D	D&C	dilatation and curettage	자궁소화술
E		endometorial cyst	내막증성낭포
		endometoriosis	자궁내막증
	EM	endometrium	자궁내막
	ETH	extended total hysterectomy	확대자궁전적출술
L	LSO	left salpingo-oophorectomy	좌측난관·난소적출술
M		malignancy	악성/악성종양
		myomectomy	자궁근종적출술
O	OHSS	ovarian hyperstimulation syndrome	난소과잉자극증후군
	Ova Ca	ovarian carcinoma	난소암
P	PID	pelvic inflammatory disease	골반내염증성질환
R	RSO	right salpingo-oophorectomy	우측난관-난소적출술
	RTH	radical hysterectomy	광범자궁전적출술
T	TAH	total abdominal hysterectomy	복식단순자궁전적출술
U	UAE	uterine artery embolization	자궁동맥색전술
		uterine myoma	자궁근종
V	VH	vaginal hysterectomy	질식자궁전적출술

(高崎由佳理)

part4

간호사가 알아두어야 할 부인과수술

악성종양수술
malignant tumor surgery

point
- 부인과의 주요 악성종양은 자궁경부암, 자궁체암, 난소암이다.
- 그에 대한 주요 수술법으로써는 광범자궁전적술, 후복막림프절곽청, 대망 절제 등을 들 수 있다.
- 광범자궁전적술이나 후복막림프절곽청의 주요 술후 합병증은 술후 출혈, 배뇨장해, 방광·요관 손상, 하지정맥혈전증, 폐색전증, 림프낭종, 림프부종이다.

- 부인과의 주요 악성종양은 자궁경부암, 자궁체암, 난소암이다.
- 각각에 대한 기본 술식을 표 1에 나타내었다.

주요 술식

1. 광범자궁전적술
- 진행자궁경암(Ⅰb기, Ⅱ기)에 대해서 이루어

지는 근치술.
- 단순자궁전적술과의 주된 차이는 광범자궁전적술에서는 기인대 등의 자궁경부 주위 조직과 질벽을 적출한다는 점이다(그림 1).
- 그에 따라 술후배뇨장해를 일으킬 가능성이 있다.

2. 후복막림프절곽청
- 자궁경암, 자궁체암, 난소암의 3개의 암종에

표 1 주요 부인과 악성종양과 술식

질환명	기본술식
자궁경부암	광범자궁전적술+후복막림프절곽청(+부속기적출)
자궁체암	단순자궁전적술+양측부속기적출+후복막림프절곽청
난소암	단순자궁전적술+양측부속기적출+대망절제(+후복막림프절곽청)

그림 1-a 단순자궁전적술

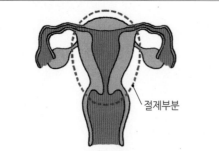

절제부분

자궁적출술 중에서 「질식단순자궁전적」은 자궁을 경질적으로 적출한 것이고, 복벽을 절개하여 시행하는 것을 「복식단순자궁전적」이라고 한다. 「양측부속기절제술」은 난소·난관도 절제한다.

그림 1-b 광범자궁전적술

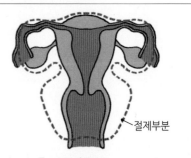

절제부분

자궁과 질의 일부를 포함하여 골반벽 주변부터 넓은 범위로 절제하는 것. 림프절곽청도 시행한다. 림프절은 전신에 존재하면서 감염과 싸우는 세포를 생산하거나 저장하거나 하지만, 암일 때에는 타장기로의 전이경로가 되기 때문에 제거한다.

서 이루어진다.

- 림프절의 곽청범위는 골반 내와 방대동맥림프절로 나누어지지만, 어느 범위까지 곽청하는지는 개개의 증례에 따라서 결정된다.
- 골반림프절곽청에 있어서의 주요 합병증은 림프낭종과 하지의 림프부종이다. 방대동맥림프절곽청에서는 유미복수를 일으키는 경우가 있다.

3. 대망절제

- 난소암에 있어서의 필수 술식이다. 난소암이 복강내에 퍼지면 대망으로의 전이를 일으키는 경우가 많기 때문에 확인을 위해 적출한다.
- 자궁체암에서도 절제하는 경우가 있다.
- 대망절제에 따른 후유증은 특별히 없다.

부인과 악성종양수술의 술후관리

- 부인과 악성종양수술에서의 유의할 점은 그림

2에 나타내었다.

- 광범자궁전적술이나 후복막림프절곽청에서는 술후 합병증을 일으키는 일이 흔히 있다. 때문에 술후의 환자의 관찰이 중요하다. 관찰해야 할 주요 항목을 표 2에 나타내었다.

(小林陽一)

그림 2 부인과 악성종양수술의 유의점

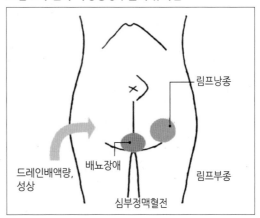

림프낭종

드레인배액량, 성상

배뇨장애

심부정맥혈전

림프부종

표 2 술후의 관찰 포인트

술후출혈	● 어떤 수술이라도 술후출혈은 중요한 합병증의 하나이지만, 특히 후복막림프절곽청을 한 경우에는 주의가 필요하다. ● 술후 후복막드레인에서의 출혈이 1시간 당 200mL를 넘는 경우에는 의사에게 보고할 필요가 있다.
배뇨장애	● 광범자궁전적술의 합병증의 하나이다. ● 술후 요도카테터를 5~7일간 유치하지만, 발거 후 자가배뇨가 없는 경우가 많기 때문에 잔뇨측정이 필요하다. ● 대부분은 일과성이지만 드물게 자기도뇨의 지도를 필요로 하는 경우도 있다. ● 약물요법으로써 프라조신염산염(미니프레스), 오령산, 디스티그민취화물(우브레티드) 등을 투여한다.
방광·요관 손상	● 주로 광범자궁전적술에서 일어나는 일이 있다 ● 후복막드레인에서의 배액량이 이상하게 많은 경우에는 이것을 의심하고 인디고카민시험 등을 한다.
하지의 심부정맥혈전증, 폐색전증	● 골반내악성종양수술에서는 하지의 심부정맥혈전증(DVT)을 초래할 리스크가 높다. ● DVT에 속발하는 폐색전증은 중증례에서는 죽음에 이르는 중요한 질환이다. 조기 이상이나 간헐적 하지마사지법, 항응고요법에 의해 예방한다. ● 보행 시의 하지의 통증이나 발적은 DVT를, 술후보행개시 시의 호흡곤란, 흉통은 폐색전증을 의심한다.
림프낭종	● 후복막드레인을 발거한 후에 골반 내에 림프액이 저류하고 낭포를 형성한다. ● 작은 것이라면 문제가 없지만 감염이나 통증, 수신증이나 하지정맥혈전증의 원인이 되는 경우가 있으며, 증상이나 크기에 따라 재천자를 할 필요가 있다.
림프부종	● 골반림프절곽청에 의해 림프액의 흐름이 나빠지거나 하지의 부종을 초래한다. ● 술후 조기부터 마사지 지도와 예방을 위한 스타킹착용이 유용하다. ● 퇴원 후에는 장시간의 보행은 피하도록 지도한다.

DVT(deep vein thrombosis) : 심부정맥혈전증

자궁근종적출술
myomectomy

point
- 미혼자·임신을 원하는 여성에게 근종적출술을 선택하고 가임능력을 보존한다.
- 술전검사는 혈액검사, 요검사, 호흡기능검사, 심전도, 흉부X선검사 등이며 자궁근종의 진단에는 내진·초음파검사, MRI검사, 자궁난관조영검사(HSG), 자궁경검사(HFS) 등을 한다.
- 합병증으로서 술중·술후의 출혈, 수혈의 가능성, 혈종의 형성, 감염, 타장기손상, 혈전증·색전증, 유착·장폐색, 근종의 재발을 들 수 있다.

자궁근종이란

- 자궁근종이란 성(性)성숙기여성, 특히 40세 이상의 40%에 존재한다고 알려져 있는 부인과종양의 대표적 질환이다.
- 무증상인 경우 경과관찰이 되지만, 임상증상을 보이는 경우에는 수술적응이 된다.
- 자궁근종은 발생하는 위치에 따라 주로 점막하·근층내·장막하로 나눌 수 있다.

종류와 증상

- **점막하근종**: 과다월경, 부정성기 출혈, 유조산, 불임.
- **장막하근종**: 인접장기의 압박에 의한 빈뇨, 변비, 요통.
- **근층내근종**: 무증상인 경우가 많지만 증대한 경우에 점막하근종이나 장막하근종과 마찬가지의 증상이 나타난다.
- 근종분만, 장막하근종의 염전에 의해서 월경곤란증이나 동통을 일으킨다.
- 근종합병임신인 경우 임신초기의 출혈, 상위태반조기박리, 전치태반, 태위 이상, 이완출혈의 원인이 될 수 있다.
- 근종적출술

- 자궁근종의 근치술은 단순자궁전적출술이다. 그러나 가임성(임신할 수 있는 능력)을 보존하기 위해 미혼자·임신을 원하는 여성에 대해 근종적출술을 선택한다(그림 1). 고령결혼·출산의 증가에 따라 근종적출술은 증가하고 있다.
- 근종적출술에는 다음과 같은 술식이 있다.
  · 자궁근종적출술(복식)개복수술
  · 복강경하 근종적출술(LM)
  · 복강경보조하 근종적출술(LAM)
  · 자궁경하 근종적출술
- LM(laparoscopic myomectomy)
  · 복강경하에 모든 조작을 한다.
- LAM(laparoscopically-assisted myomectomy)
  · 핵출 후의 봉합은 직시하에 한다.
- 자궁경하근종적출술
  · 경질적으로 절제한다.

1. 술전검사
- 술전의 일반검사로써 혈액검사, 요검사, 호흡기능검사, 심전도, 흉부X선검사를 한다. 자궁근종의 진단으로써는 다음의 검사를 한다.

1) 내진·초음파검사
- 근종의 위치·크기·성상을 확인하는 초기검사

2) MRI검사
- 근종은 T1·T2화상에 있어서 경계명료한 저신호의 종류(腫瘤)이다. MRI검사에 의해서 근

종의 위치·크기·개수·내막과의 거리를 확인한
다. 또 육종(악성질환)과의 감별을 한다.

3) 자궁난관조영검사
(HSG: hysterosalpingograph)

● 자궁내강의 근종의 위치, 난관의 통과를 확인
하는 검사이다.

4)자궁경검사(HFS: histero fiber scope)

● 직접 자궁내강을 관찰하고 근종의 성상·위치·
크기를 확인한다. 자궁경수술의 적응을 결정
하기 위한 검사이다.

2. 술전준비

1) GnRH작동제의 사용

● 술중출혈량의 경감·근종의 축소·과다월경에
의한 빈혈의 개선목적에 사용한다.

2) 자기혈수혈의 준비

● 환자에게 빈혈이 있는 경우에는 빈혈의 치료
가 필요하다. 자기혈 저혈은 빈혈이 없는 경우
에 한다.

3. 합병증

● 다음과 같은 합병증에 관해서 동의서가 필요
하다.
① 술중·술후의 출혈, 수혈의 가능성
② 혈종의 형성
③ 감염
④ 타장기손상
⑤ 혈전증·색전증
⑥ 유착·장폐색
⑦ 근종의 재발
⑧ 술후의 피임기간은 약 3개월

4. 제왕절개술의 필요성

● 술후 임신한 경우에는 부위에 따라 자궁파열
의 위험성이 있다는 점에서 분만은 제왕절개
술을 선택한다.

(長內喜代乃)

그림 1 수술의 실제

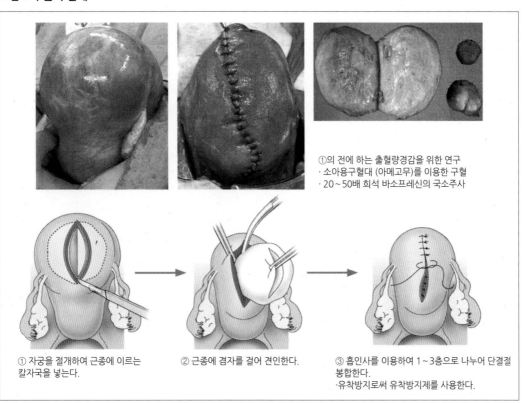

①의 전에 하는 출혈량경감을 위한 연구
· 소아용구혈대 (아메고무)를 이용한 구혈
· 20～50배 희석 바소프레신의 국소주사

① 자궁을 절개하여 근종에 이르는
칼자국을 넣는다.

② 근종에 겸자를 걸어 견인한다.

③ 흡인사를 이용하여 1～3층으로 나누어 단결절
봉합한다.
·유착방지로써 유착방지제를 사용한다.

단순자궁전적출술
simple total hysterectomy

point
- 복식단순자궁전적출술은 산부인과 수술로써 표준적·고빈도로 이루어지는 수술이다.
- 자궁양성질환(자궁근종, 자궁선근증 등), 자궁·부속기악성질환(초기의 자궁경암·체암, 난소암 등), 산과구급질환에 대해서 이루어진다.
- 합병증으로서 ① 술중·술후의 출혈, ② 수혈의 가능성, ③ 혈종의 형성, ③ 감염, ④ 타장기손상(요관손상, 장관손상 등), ⑤ 혈전증·색전증, ⑥ 유착·장폐색을 들 수 있다.

단순자궁전적출술이란

- 단순자궁전적출술에는 복식(TAH : total abdominal hysterectomy), 질식(VH : total vaginal hysterectomy), 복강경하(TLH : total laparoscopic vaginal hysterectomy), 복강경보조하(LAVH : laparoscopic assisted vaginal hysterectomy)가 있다.
- 복식단순자궁전적출술은 산부인과수술로써 표준적·고빈도로 이루어지는 수술이다(그림 1, 2).
- 질식자궁전적출술은 복벽에 수술창을 남기지 않는 장점이 있는 한편, 복강 내를 관찰할 수 없다는 것, 유착이 있는 경우, 자궁이 큰 경우에는 적응이 없다는 단점이 있다.
- 복강경하수술은 수술침습이나 창이 작은 장점이 있지만 기술을 요하는 수술이다.

적응·검사·합병증

1. 적응
- 자궁양성질환(자궁근종, 자궁선근증 등).
- 자궁·부속기악성질환(초기의 자궁경암·체암, 난소암 등).
- 산과구급질환.

2. 술전검사
- 술전의 일반검사로서 혈액검사, 요검사, 호흡기능검사, 심전도, 흉부X선검사를 한다.
- 진단으로써는 다음의 검사를 한다.
  ① 내진·초음파검사
  ② MRI검사
- 악성질환이 의심되는 경우에는 조영MRI검사를 한다.

그림 1 적출된 자궁

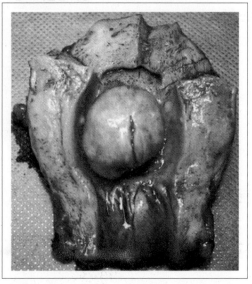

3. 합병증
- 합병증으로서 다음을 들 수 있다. 환자·가족의

동의서가 중요하다.

① 술중·술후의 출혈, 수혈의 가능성

② 혈종의 형성

③ 감염

④ 타장기손상(요관손상, 장관손상 등)

⑤ 혈전증·색전증

⑥ 유착·장폐색

(長內喜代乃)

그림 2 단순자궁전적출술의 술식

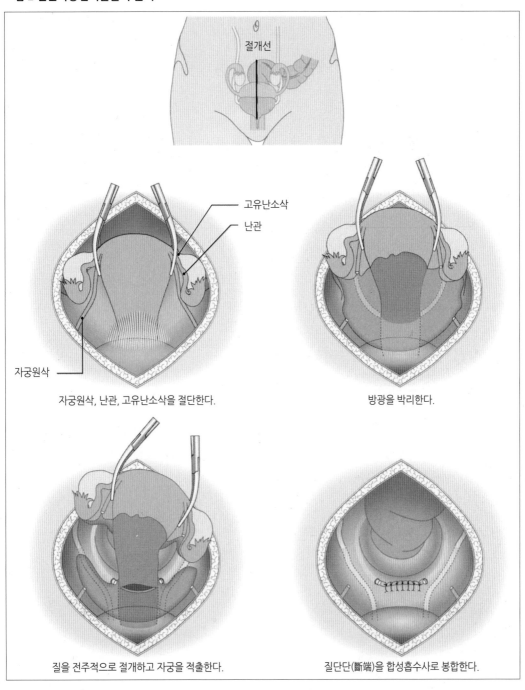

절개선

고유난소삭

난관

자궁원삭

자궁원삭, 난관, 고유난소삭을 절단한다.

방광을 박리한다.

질을 전주적으로 절개하고 자궁을 적출한다.

질단단(斷端)을 합성흡수사로 봉합한다.

경시하수술 **복강경·자궁경**
laparoscope/hysteroscope

point

● 부인과 경시하수술의 건수는 상당히 증가하고 있다. 개복수술과 비교하여 수술상처가 작기 때문에 수술 후 통증이 가볍고 입원기간이 짧다는 등 장점이 있기 때문이다.
● 적응으로서는 자궁근종, 난소낭종, 자궁외임신, 자궁내막증, 다낭포성난소 등이 있다.
● 복강경수술은 자궁내강병변(점막하근종, 자궁내막폴립, 중격자궁, 태반폴립 등)의 치료를 목적으로 하며, 경경관적절제술(TCR : Transcervical resection)이라고 불린다.

● 부인과 경시하수술에는 복강경, 자궁경, 난관경이 있다. 개복수술과 비교하여 수술상처가 작기 때문에 술후 통증이 가볍고, 입원기간이 짧다는 등의 장점이 있어서 복강경하수술에 대한 요구는 높아지고 있다.

● 한편으로 특수한 기계, 기구를 이용한 수술이기 때문에 특유의 합병증이 일어나는 일도 있으며, 수술적응증례에 대해서는 충분히 검토할 필요가 있다.

복강경하수술

1. 복강경하수술이란

● 복강경하수술은 자궁근종이나 난소낭종, 자궁외임신 등의 양성질환에 대해서 많이 이루어진다.

● 복강경하수술에서는 절제한 부위 또는 그 상하를 5～10mm절개하여 복강경을 삽입하고, 복강 내를 관찰하기 위해 탄산가스로 복부를 팽창시킨다(기복법).

● 기복법을 대신하여 복벽끌어올리기법이라고 해서 복강 내에 삽입한 암이나 벌룬으로 복벽 전체를 끌어올리거나 (전층끌어올리기법), 피하를 통과한 강선(鋼線)에 의해 복벽을 끌어올리는 방법(피하끌어올리기법)이 있다.

● 또한 하복부를 5～10mm 절개하여 트로카(그림 1)를 삽입하고 그곳으로 조작겸자(그림 2)를 넣는다. 복강경에 의해 복강 내를 모니터로 비추고 조작겸자에 의해 수술을 한다(그림 3, 4).

그림 1 트로카

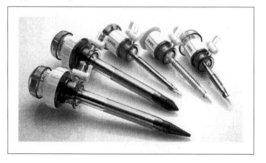

그림 2 조작겸자

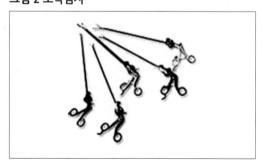

그림 3 복강경에 의해 복강 내를 모니터로 비춘다.

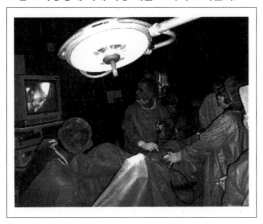

그림 4 조작겸자에 의해 수술을 한다.

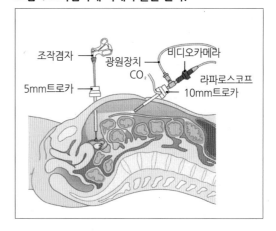

조작겸자
광원장치
CO_2
비디오카메라
5mm트로카
라파로스코프
10mm트로카

표 1 복강경의 적응이 되는 질환·술식

자궁근종(그림 5)	복강경하 자궁전적술, 복강경하 근종핵출술
난소낭종(그림 6)	복강경하 부속기절제술, 복강경하 낭종핵출술
자궁외임신(그림 7)	복강경하 난관절제술, 복강경하 난관부분절제술, 복강경하 난관선상절제술
자궁내막증	복강경하 자궁내막증병소제거술(복막병변소작·유착병변박리·낭종적출)
다낭포성난소	복강경하 난소표면소작술, 복강경하 난소설상절제술

그림 5 자궁근종

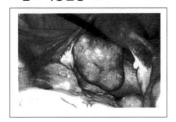

그림 6 난소낭종

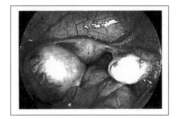

그림 7 자궁외임신

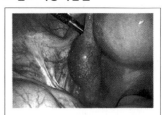

2. 적응질환·술식

● 복강경의 적응이 되는 질환·술식에는 표 1과 같은 것이 있다.

3. 복강경하수술의 장점

● 복강경하수술의 최대의 장점은 복부를 크게 절개하지 않는다는 것이다. 때문에 수술 후의 통증도 가볍고 수술 후의 회복도 빨라 입원일수가 짧고 사회복귀도 빠르다.

● 개복수술에 비해 수술 후의 유착도 적다. 그러나 복강 내의 유착이 심한 경우나 출혈이 많은 경우 등은 개복수술로 이행해야 하는 경우도 있다.

4. 복강경하수술의 합병증

● 트로카 삽입 시에나 수술 중 조작에 의한 혈관 손상, 타장기 손상(장관·요관), 출혈, 감염 등이 있다.

● 기복법에서는 복강 내에 탄산가스를 주입하기 때문에 이산화탄소색전이나 피하기종, 무기폐나 부정맥 등의 합병증이 일어날 수 있다.

자궁경하수술

● 자궁내강병변(점막하근종, 자궁내막폴립, 중

그림 8 자궁경

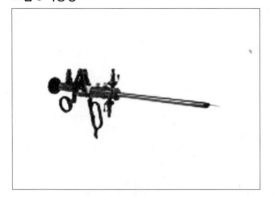

그림 9 자궁경검사

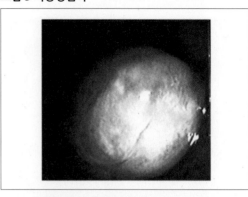

그림 10 소노히스테로그라피

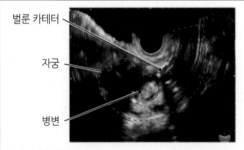

벌룬 카테터

자궁

병변

자궁내강에 벌룬카테터를 삽입하여 그곳으로 생리식염액을 주입하고 내강을 팽창시킨다. 경질초음파로 자궁내강병변의 관찰을 쉽게 할 수 있다.

그림 11 MRI

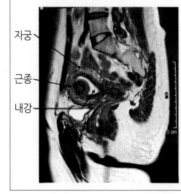

자궁

근종

내강

MRI, T2강조상에서 자궁내강은 고신호로 묘출되며, 근종 등의 종류성 병변은 저신호로 묘출된다. 점막하근종에서는 이처럼 내강에 돌출된 상이 보인다.

격자궁, 태반폴립 등)의 치료를 목적으로 하는 자궁경하수술은 경경관적절제술(transcervical resection, TCR)이라 한다.

● 자궁내강에 자궁경(그림 8)을 삽입하여 자궁내강에 지속적으로 관류액을 공급하고 자궁내압을 유지하면서 스코프의 선단으로 전극을 밀어내어 병변을 절제하는 수술이다.

1. TCR의 장점

● 개복수술에 비해 저침습이며 수술 후 통증이 심하지 않다는 것, 입원기간도 짧고 골반강내의 유착을 피할 수 있지만 수술 후에 나오는 특유한 우발증, 합병증이 있다.

2. 수술 전 검사

● 자궁경검사에서는 히스테로스코프라는 내시경을 자궁내강에 삽입하여 직접 자궁 내를 관찰(그림 9)하고, 점막하근종의 발생부위, 경부(莖部)의 굵기, 자궁내강으로의 돌출률 등을 평가한다.

● 초음파단층법으로 근종의 크기를 계측한다. 또 자궁내강에 생리식염액을 주입하고 경질초음파로 점막하근종의 상태를 관찰하는 소노히스테로그라피를 하는 경우도 있다(그림 10).

● MRI로 근종의 종류, 부위, 수, 크기의 진단 등을 한다(그림 11). 종류의 사이즈, 부위, 돌출률 등에 따라서는 TCR의 적응으로 되지 않는 경우도 있다.

3. 자궁경하수술의 순서

① 수술 전날에는 경관 내에 라미나리아간 (그림 12) 또는 라미셀(그림 13)을 삽입하고

경관의 연화시키고 확장시킨다.

② 마취방법은 전신마취 또는 경막외마취로
한다.

③ 환자의 체위는 쇄석위로 한다.

④ 자궁내강에 자궁경을 삽입하고 자궁내강에
지속적으로 관류액을 공급하면서 자궁내압
을 유지하고, 스코프의 선단으로 전극을 보
내어 병변을 절제한다(그림 14).

4. 합병증

1) 수술 중 합병증

● 수술 중 조작에 의한 자궁천공, 자궁열상(裂傷),
열상(熱傷), 관류액의 체내 대량흡수에 의한 수
중독·저나트륨혈증을 일으키는 경우가 있다.

2) 수술 후 합병증

● 감염증, 폐색전증, 수중독·저나트륨혈증·저칼
륨혈증, 자궁강내유착, 병변이 남아 있거나 재
발 등이 있다.

그림 12 라미나리아간

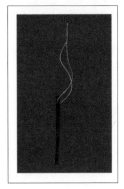

그림 13 라미셀

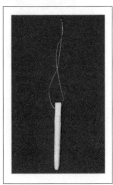

(澁谷裕美)

그림 14 자궁경하수술

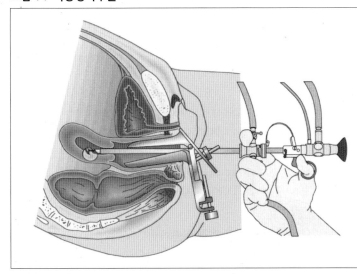

경관확장 후 경관을 통해 자궁경을 삽입. 자궁
경의 선단으로 전극을 보내 병변을 절제하고
자궁 밖으로 적출

난소종양적출술·부속기적제술
ovarian tumorectomy/adnexectomy

point
- 난소종양수술의 수술술식은 환자의 연령, 종양의 성상, 체형, 가임성 보존의 희망 등을 고려하여 결정한다.
- 난소종양적출술은 난소종양만을 정상난소에서 적출하는 수술이며, 난소기능은 보존된다. 폐경 전의 양성난소종양적출에
- 는 적응이 된다.
- 부속기절제술은 좌우 한 쪽의 난소와 난관을 동시에 절제하는 것으로 경계악성 또는 악성이 의심되는 경우에 가임성 보존의 목적으로 이루어진다.

난소종양수술일반

- 일반적으로 양성 난소종양에서는 난소종양적출술이나 난소적출술이, 난관종양이나 염증성 질환에서는 난관적출술이 이루어지며 어느 쪽이든 부속기적제술이 선택되는 경우가 있다.
- 수술술식은 환자의 연령, 종양의 성상(유착 등 정상조직과의 관련, 악성을 의심하는 소견의 유무), 체형, 가임성보존의 희망 등을 고려하여 결정한다. 그리고 충분한 동의서, 종양조직이 잔존하지 않도록, 종양벽 파탄에 의해 종양 내용이 복강내로의 누출을 일으키지 않도록 수술을 진행해 나갈 필요가 있다(여기에서는 난소적출술이나 난관적출술에 대해서 다루겠다).

술전평가

- 종양성상의 평가에는 MRI가 필수이다. 그리고 경질초음파 검사소견과 맞추어 종양의 형태, 크기, 종양 내용액의 성상, 종양벽의 상태, 충실부분의 유무와 그 성상, 종양주위의 상황 등을 평가한다.
- 또한 증상, 내진소견, 혈액생화학검사소견(특히 종양표지자수치·CRP수치), 세포진(자궁경

부·자궁체부세포진)의 결과 등을 포함하여 총합적으로 평가하고, 악성을 의심할 수 있는 소견의 유무를 추측해 나간다.

수술의 개요와 적응과 유의할 점

1. 난소종양적출술
- 난소종양만을 정상난소에서 적출하는 수술이다. 종양만을 절제하기 때문에 난소기능은 보존할 수 있다. 때문에 폐경 전의 양성난소종양적출에는 이 수술방법이 적응으로 된다.
- 난소종양적출술을 예정하고 있더라도 후술과 같은 복강내 소견이나 지혈이 곤란한 상황 하에서는 어쩔 수 없이 부속기절제술이 선택된다는 것을 충분히 설명하고 동의서를 얻어 놓는 것이 필요하다.

2. 부속기절제술
- 부속기절제술이란 좌우 한쪽의 난소와 난관을 동시에 절제하는 것을 말한다.
- 다음에 부속기절제술이 선택되는 상황에 대해서 열거했다.
1) 양성난소종양이 의심되는 경우
- 자궁내막증이나 클라미디아 등의 감염, 또는 복강내수술의 기왕력에 의해 복강내유착이 심해서

종양과 정상난소조직과의 박리가 곤란한 경우.

● 종양과 정상난소조직과의 경계가 육안적으로 명료하지 않은 경우.

● 지혈곤란한 출혈원에 대해서 난소동정맥의 협겸·결찰에 의한 지혈의 필요성이 생긴 경우.

● 폐경 후 등에서 난소기능이 떨어져 난소보존의 필요성이 낮고 가임성보존을 희망하지 않으며, 종양의 재발이 염려되는 경우, 양성이라고 생각되는 경우에는 최근에는 개복수술보다 복강경하수술이 많이 선택한다.

2) 경계악성 또는 악성난소종양이 의심되는 경우

● 적출종양에 존재하는 충실부분의 신속병리진단으로, 경계악성 또는 악성이 의심되는 경우에 가임성보존의 목적으로 이루어진다.

● 청소년이나 청년층에 있어서의 적응이 많다. 이 경우 일반적으로 병측부속기절제와 대망절제를 한다. 다만 수술 후 병리조직 진단으로 악성종양의 확정진단에 이른 경우, 재개복수술 및 화학요법을 필요로 할 가능성이 있는 것에 대해서 수술 전에 충분히 환자, 가족과 이야기하고, 사전동의를 얻어 놓을 필요가 있다.

해부

1. 부속기의 해부

● 난소는 난소제삭에서 골반복막과, 또한 난소고유인대로 자궁과 이어진다.

● 난소의 한 면은 난소문이라고 불리며 혈관이 풍부하고 난관간막을 사이에 두고 난관에 이어져 있다.

● 다른 쪽은 복막에서 이행한 난소표층상피에 둘러싸여 골반강에 노출되어 있으며 이 테두리를 자유연이라고 한다.

2. 부속기 혈관의 해부

● 난소는 복대동맥에서 분기하는 난소동맥, 내장골동맥의 분기인 자궁동맥의 난소지에 의해 영양을 얻고 있다. 양쪽 모두 난소간막 사이에 문

합하고 난소문을 통해 난소 안으로 들어간다.

● 난관은 난소동맥과 자궁동맥의 난관지에 의해 영양을 얻고 있다(그림 1).

그림 1 자궁·난소·난관으로의 혈액공급

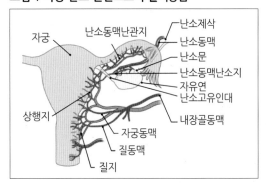

수술수기

1. 난소종양적출술

1) 절개선의 설정과 피막의 절개

① 종양피막의 절개선은 종양조직을 잔존하지 않도록 주의하고, 정상난소조직을 가능한 한 남기는 것과 난관의 위치를 파악해 두는 것에 주의한다.

② 대부분의 난소종양은 난소자유연으로 증대하고 난소문 부근의 종양기저부에는 정상난소조직이 남아 있다. 정상난소조직을 남기도록 낭종벽의 이행부보다 약간 낭포측에서 낭포피막만 메스로 1cm 절개한다. 이때 낭종을 파탄시키지 않도록 세심한 주의가 필요하다.

③ 그 후에는 피막과 낭종벽의 사이에 모스키토겸자를 삽입하여 조금씩 박리하고 넓힌 모스키토겸자의 사이를 쿠퍼가위나 메첸바움가위로 절단하고 주변의 피막을 절개해 나간다. 여기에서 피막이 반드시 동일한 두께인 것은 아니기 때문에 두께가 다른 부위가 있으며, 낭종벽을 손상하지 않도록 주의할 필요가 있다.

2) 낭종의 적출

① 난소정상조직의 절개연을 모스키토 또는 페안겸자로 잡고 낭종벽을 손으로 누르면서 쿠퍼가위로 낭종과 난소정상부분의 사이를 피막절개부에서 난소문을 향해 박리해 나간다.

② 낭종으로의 혈관은 난소문 및 그 주위에서 침입하고 있는 경우가 많으므로 낭종벽의 박리가 진행되고 기저부만을 남길 때까지 도달하면 그 부분을 모스키토 또는 구부러진 페안겸자로 협겸 후에 절단하며, 낭종을 적출한다. 절단단을 3-0흡수사로 결찰하고 종양박리면에서의 출혈은 확실하게 지혈해 놓는다.

3) 정상난소부분의 재건

● 수복은 보통 2층으로 나누어서 한다. 우선 사강(死腔)을 남기지 않도록 박리부의 심부를 3-0흡수사로 연속봉합하고 절개면을 합친다.

● 잔존난소가 적당한 형상을 유지하도록 비박화한 잉여 조직을 절제하고 절개창이 합쳐지도록 3-0흡수사로 메트리스봉합을 한다.

2. 부속기절제술

1) 광간막의 절개

① 환측의 자궁간막을 자궁원삭 근처에서 소절개한다. 종양의 발육장소나 주위조직과의 유착의 영향으로 후복막강의 혈관주행이나 요관주행에 편위를 일으키는 경우가 있어 주의를 요한다.

② 광간막이 긴장하여 섭자 등으로 잡는 것이 곤란한 경우에는 자궁원삭을 페안겸자 등으로 잡아 절단, 결찰하고 그곳으로 광간막에 들어간다. 소절개를 가한 부위를 통해 후복막강을 전개하고 장골혈관이나 요관의 주행을 확인한다.

2) 난소동정맥의 처리

● 난소제삭을 난소에서 약 1.5cm떨어진 위치에서 1-0견사로 이중결찰한다. 또 그곳에서 1cm 정도 떨어진 난소측을 1-0견사로 결찰하고 그 사이를 절단한다.

3) 고유난소삭 및 난관의 처리

① 자궁간막의 절개를 자궁을 향해 충분히 연장한 후에 난관과 난소고유인대를 일괄하여 헤니겸자 2개로 협겸한다.

② 또한 활탈방지를 위해 자궁측에는 단직코펠을 안전겸자로써 협겸한다. 그 후 종양측의 헤니겸자를 따라 쿠퍼가위로 절단하고 1-0견사로 자궁측을 봉합, 이중결찰한다.

4) 광간막의 폐쇄

① 2-0 또는 3-0흡수사를 이용하여 난소제삭 단단부 주위의 광간막을 건착봉합하고 단단을 광간막강에 매몰시킨다.

② 그 후 광간막을 앞뒤로 맞추어 연속봉합하고 마지막으로 난소고유 인대단단부를 앞뒤의 광간막으로 싸고 매몰한다.

(橋本玲子)

문헌

1. 桑原慶紀, 藤井信吾, 落合和德: 산부인과수술 시리즈 I.진단과 치료사, 도쿄, 2006: 53-82.
2. 北條智: 난소양성종양·난관수술. 산과와 부인과 2009; 76 Suppl: 185-191

DVT(deep vein thrombosis: 심부정맥혈전증)는 어떤 원인에 의해 하지에 혈류가 울체하고 심부정맥에 혈전이 생김으로써 일어난다고 알려져 있다. DVT의 증상·징후는 하지종창, 통증, 표재정맥의 노장, 피부·조상(爪床)의 티아노제, 발적, 압박통, 발열 등이다.

임신이나 산부인과영역의 수술은 DVT의 위험인자로서 알려져 있다. 그 중 부인과영역에서는 난소암·자궁암·거대한 자궁근종이나 난소종양의 수술, 복강경수술, 골반내고도유착의 수술, 장시간의 쇄석위수술 등이 리스크의 요인으로서 알려져 있으며, 수술 전 평가를 통해 환자의 위험도를 분류하고 적절하게 예방하는 것이 중요하다(표).

표 정맥혈전색전증 예방의 가이드라인

리스크분류	질환 등	예방법
부인과영역		
저위험	30분 이내의 소수술	조기 이상·적극적인 운동
중위험	호르몬요법 중인 환자, 양성질환수술	탄성스타킹 또는 간헐적 공기압박법
고위험	골반내 악성종양 근치술, 정맥혈전색전증의 기왕 또는 혈전성소인의 양성질환 수술	간헐적 공기압박법 또는 저용량미분획헤파린
최고위험	정맥혈전색전증의 기왕 또는 혈전성소인의 악성질환수술	간헐적 공기압박법+저용량미분획헤파린 또는 탄성스타킹+저용량미분획헤파린
산과영역		
저위험	정상분만	조기 이상 및 적극적 운동
중위험	제왕절개(고리스크 이외)	탄성스타킹 또는 간헐적공기압박법
고위험	고령비만임부의 제왕절개, 최고리스크 임부의 경질분만	간헐적공기압박법 또는 저용량미분획헤파린
최고위험	최고리스크 임부*의 제왕절개	저용량미분획헤파린과 간헐적공기압박법의 병용 또는 저용량미분획헤파린과 탄성스타킹의 병용

* 최고위험임부 : 정맥혈전색전증 기왕임부와 혈전성소인이 있는 임부

폐혈전색전증/심부정맥혈전증(정맥혈전색전증)예방 가이드라인작성위원회 : 폐혈전색전증/심부정맥혈전증(정맥혈전색전증)예방 가이드라인. 메디컬프론트 인터네셔널리미티드, 도쿄, 2004.

골반장기 탈출의 수술요법
surgery of POP(pelvic organ prolapse)

point

● 골반장기 탈출에 대해서는 질식자궁전적+질벽형성, 질폐쇄술, 메쉬수술 등의 수술방법이 있다.

● 질식자궁전적(+질벽형성)은 개복하지 않고 질을 통해 자궁을 적출하고, 잉여질벽을 절제한 후 질을 봉축(縫縮)하는 방법이며, 질폐쇄술은 질의 전벽과 후벽의 점막을 절제하고 상하에서 봉합하여 질을 폐쇄하는 방법이다. 좌우의 측방은 틈이 있지만 성교는 불가능해 진다.

● 메쉬법은 최근에 많이 시행되는 술식으로 폴리프로필렌성 메쉬를 질벽과 방광/직장 사이에 이식하고 골반내장기의 하수를 억제하는 방법이다. 메쉬가 해먹의 역할을 하고 장기의 적출은 하지 않는다.

골반장기 탈출 수술이란

● 골반장기 탈출(이하 POP)의 수술요법으로서 여러 가지가 있지만, 널리 시행되고 있는 일반적인 술식에 더하여 최근에 이루어지고 있는 메쉬수술에 대해서 설명하겠다.

● POP에 대해서 운동에 의한 골반저근육군의 강화, 약물요법, 페사리요법 등이 이루어지지만, 이러한 보존적요법에서도 개선을 보이지 않는 경우에는 수술의 적응이 된다.

● 기존에 시행되어 온 방법으로는 질을 통해 자궁을 적출하고 잉여질벽을 절제한 후 봉축하는 방법(질식자궁전적+질벽형성)이나, 전후의 질점막을 절제하고 상하로 질벽을 봉합하여 질벽을 폐쇄하는 방법(질폐쇄술; Le Fort수술) 등이 있다.

● 최근에는 자궁이나 질벽을 절제하는 일 없이 폴리프로필렌제의 메쉬를 매몰하는 방법(메쉬법, TVM)도 개발되어 일본에서도 서서히 시행하게 되었다.

● 이들 3개의 수술방법은 모두 개복하지 않고 질을 통해 시행하는 질식수술이라는 점이 같지만, 한편으로 그 적응이나 합병증, 재발률은 다르다. 따라서 환자의 POP의 정도나 연령, 증상 등에 의해 수술방법을 결정할 필요가 있다.

각 술식의 장점, 단점

● 각 수술방법의 장점, 단점을 표 1에 제시하였다.

각 술식의 개요

1. 질식자궁전적(+질벽형성)(그림 1)

● 개복하지 않고 질을 통해 자궁을 적출하여 잉여질벽을 절제하고 질을 봉축하는 방법.

2. 질폐쇄술(그림 2)

● 질의 전벽과 후벽의 점막을 절제하고 상하에서 봉합하여 질을 폐쇄하는 방법. 좌우의 측방은 틈이 있지만 성교는 불가능하다.

3. 메쉬법(TVM*[1])(그림 3)

● 폴리프로필렌성(性) 메쉬를 질벽과 방광/직장 사이에 이식하고 골반내장기의 하수를 억제하는 방법. 메쉬가 해먹의 역할을 담당한다. 장기의 적출은 원칙적으로 이루어지지 않지만 완전 탈출증례에서는 자궁을 적출하는 경우도 있다.

(小林陽一)

표 1 각 수술방법의 장점, 단점

	장점	단점
질식자궁전적 +질벽형성	비교적 수기가 쉽다. 직장이나 요관 등의 손상이 적다.	적출한다. 술후의 부부생활이 약간 곤란 재발률이 비교적 높다.
질폐쇄술	수기가 쉽다. 침습이 적어 고령자에서도 가능	술후의 부부생활은 불가 자궁질부가 보이지 않게 되어 자궁암진단이 불가능해 진다.
메쉬수술	자궁이나 질벽을 절제하지 않는다. 침습이 적다. 재발률이 낮다.	수기(手技)의 습득이 약간 곤란 장기(長期)성적이 명확하지 않아 약년자에는 적합하지 않음 타장기의 손상이나 혈종 등의 합병증 있음 메쉬진무름, 술후요실금

그림 1-a 질식으로 자궁경부주위의 인대를 처리한다

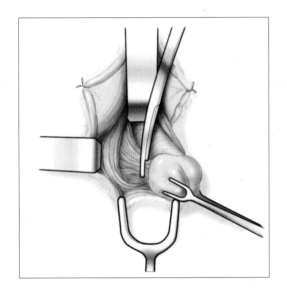

그림 1-b 더글라스와, 방광복막을 개방하고 자궁을 뒤집어 원인대, 난소고유인대를 절단한다

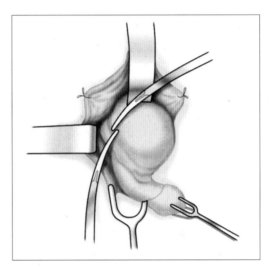

그림 2 질벽의 전후를 박리하고 봉합하여 질을 폐쇄한다. 3시 9시의 측방은 비어 있다

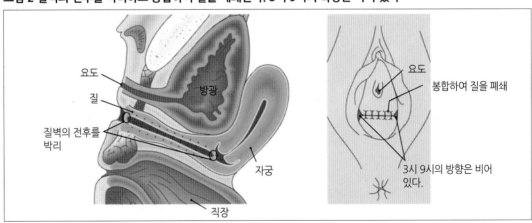

*1 TVM (Tension-free Vaginal Mesh)

그림 3 메쉬법(TVM수술)에서의 메쉬의 위치와 폴리프로필렌제 메쉬(Gynemesh)

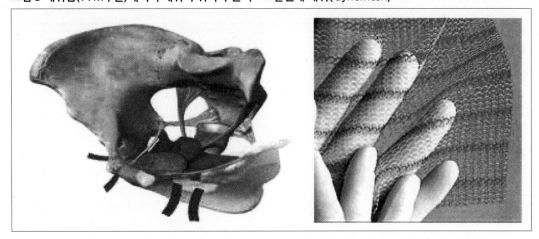

문헌

1. 원등행삼: 실지부인과수술 개정제3판. 金原出版, 도쿄, 1992.

자궁동맥색전술(UAE)
uterine artery embolization

point
- 혈관조영하에 양측의 자궁동맥에 색전물질을 주입하고 종양의 축소나 지혈을 목적으로 하여 시행하는 수술로 30년 전부터 이루어져 왔다.
- 자궁근종, 자궁악성종양의 지혈곤란증례, 산욕 이상출혈에 적응이 있다.
- 자궁근종에 대한 UAE는 근종의 축소나 증상의 개선을 얻을 수 있지만 색전술 후 증후군, 감염, 난소기능저하, 자궁내강유착, 천자부혈종 등의 합병증이 있다.

자궁동맥색전술이란

- 자궁동맥색전술이란 혈관조영하에 양측의 자궁동맥에 색전물질을 주입하고 종양의 축소나 지혈을 목적으로 하여 시행하는 것이다.
- 1970년대경부터 시행되었고, 원래는 자궁에서 유래한 대량출혈에 대해서 이루어져 왔다.
- 현재 부인과영역에서는 주로 자궁근종에 대해서 많이 시행되고, 산과영역에서는 산욕출혈에 대해서 시행된다.

적응

- 자궁근종.
- 자궁악성종양의 지혈곤란증례.
- 산욕 이상출혈.

자궁동맥색전술의 수기

- 여러 가지의 카테터류(사진 1)를 사용하여 색전술을 한다.
- 사용하는 색전물질을 다음에 제시하였다.
  - 흡수물질(젤라틴스폰지)
  - 비흡수물질(폴리비닐알코올, 금속코일)이 있다.

사진 1 사용하는 카테터류

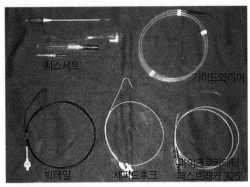

시스세트 / 가이드와이어 / 빅테일 / 셰퍼드후크 / 마이크로카테터 패스트래커 325

그림 1 좌내장골동맥에서 좌자궁동맥으로 카테터를 진행시킨다

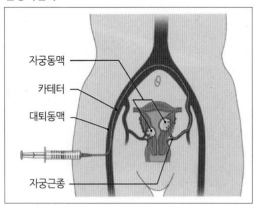

그림 2 근종핵만 조영되는 부위에서 카테터를 고정하고 색전물질을 주입한다

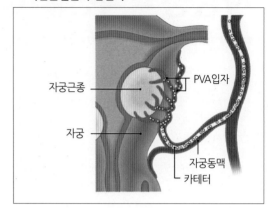

1. 순서

① 우대퇴동맥으로 카테터를 천자하고 대동맥 분기부로 골반내혈관조영을 한다.

② 좌내장골동맥에서 좌자궁동맥으로 카테터를 진행시킨다(그림 1).

③ 근종핵만 조영되는 부위에서 카테터를 고정하고 색전물질을 주입한다(그림 2).

④ 색전물질 주입 후에 혈관조영으로 근종핵이 조영되지 않는 것을 확인하고 한쪽을 종료한다.

⑤ 반대쪽인 우측은 카테터를 굴곡시킨 상태에서 우내장골동맥으로 카테터를 진행시키고, 좌측과 같은 조작을 한다.

자궁근종에 대한 UAE

● 자궁근종에 대해 UAE를 함으로써 근종의 축소나 증상의 개선을 얻을 수 있다(그림 3). 과다월경이나 월경통 등의 증상은 80% 이상 개선을 볼 수 있으며, 근종체적은 시행 전에 비해 평균 40~70%의 축소율을 얻을 수 있다.

● 술후는 6~12시간 지속하는 심한 하복부통을 나타내기 때문에 모르핀 등을 사용한 통증을 조절한다.

● 근종에 대한 UAE의 적응이나 금기 또는 장점,

단점 등에 대해 다음에 서술하였다.

1. 적응

● 수술거부증례
● 위폐경요법 무효증례
● 수술 전의 치료
● 합병증에 의한 수술 하이리스크증례

2. 금기

● 임신희망증례
● 골반내감염증
● 조영제알레르기
● 악성이 의심되는 것

3. 장점과 단점

● 자궁근종에 대한 UAE의 장점, 단점을 표 1에 나타내었다.

4. 합병증

● 색전술후증후군(동통, 발열, 염증반응의 상승)
● 감염
● 난소기능저하
● 자궁내강유착
● 천자부혈종

(高崎由佳理)

그림 3-1 UAE를 시행한 자궁근종증례

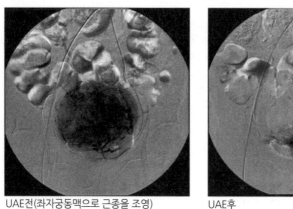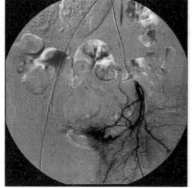

UAE전(좌자궁동맥으로 근종을 조영) UAE후

그림 3-2 UAE를 시행한 자궁근종증례

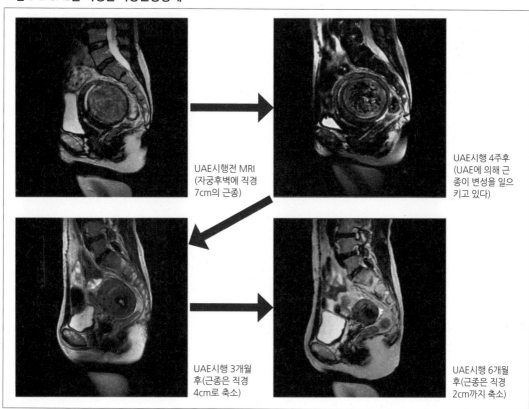

UAE시행전 MRI
(자궁후벽에 직경
7cm의 근종)

UAE시행 4주후
(UAE에 의해 근
종이 변성을 일으
키고 있다)

UAE시행 3개월
후(근종은 직경
4cm로 축소)

UAE시행 6개월
후(근종은 직경
2cm까지 축소)

표 1 자궁근종에 대한 UAE의 장점, 단점

장점	① 자궁보존 ② 개복수술에 비해 저침습 ③ 환자 부담의 경감(입원일수의 단축, 의료비 삭감)
단점	① 색전술후 증후군 발생 ② 근종의 축소에 시간을 필요 ③ 보험적용 안됨

	용어·약어	영문원어	한글
A	AID	artificial Insemination with donor's semen	비배우자간인공수정
	AIH	artificial inseminatin with husband's semen	배우자간인공수정
	ART	assisted reproductive technology	생식보조의료
E	ET	embryo transfer	배이식
F	F-ET	frozen embryo transfer	동결배이식
I	ICSI	intracytoplasmic sperm injection	난세포질내정자주입법
	IVF	in vitro fertilization	체외수정
S		infertility	불임증
T	TESE	testicular sperm extraction	정소내정자회수법

(高崎由佳理)

산과 간호 가이드

■ 정상 임신의 경과

초기 임신초기의 모체의 변화

임신월수	모체의 변화
제1월(0~3주)	 자궁 치골 방광 질 직장 자궁: 무게 약 50g, 체적 약 5mL	· 2주~ : 기초체온상승
제2월(4~7주)	 자궁: 계란크기	· 월경정지와 대하의 증가 · 기초체온의 고온지속(비임시+0.3~0.5℃) · 입덧 증상의 시작 · 유방의 팽창(출산까지 증대) · 자궁의 증대(이후 출산까지 지속) · 자궁경부·외음부의 착색(리비도착색) · 피스카체크징후(11주까지 현저함) · 헤가르 제1징후(11주까지 현저함) 〈관찰항목〉 ● 혈압, 요검사(요단백·요당), 체중 ● 활력징후 : 체온 이외에는 비임신기와 다르지 않다.
제3월(8~11주)	 자궁 : 거위알 크기 체중증가 : ~200g/주(500g/4주)	· 하복부·흉부의 증대→현저화 · 유방의 팽창 지속 · 하복, 허리의 팽창 · 순환혈류량 증가, 정맥노장 · 기초체온의 고온지속(비임시+0.3~0.5℃) · 입덧 증상의 지속·증강경향 · 빈뇨와 변비 〈관찰항목〉 ● 혈압, 요검사(요단백·요당), 체중 ● 활력징후 : 맥박이 증가하는 경향이 있다(안정시 100회/분까지는 정상범위)
제4월(12~15주)	 궁 : 주먹 크기 체중증가 : 350g/주	· 유산이 쉽게 일어나지 않는다. · 복부의 증대가 눈에 드러나기 시작한다. · 기초체온이 내려가기 시작한다. · 입덧·빈뇨 등의 증상이 점차로 나아진다. 〈관찰항목〉 ● 혈압, 요검사(요단백·요당), 체중, 복위(腹圍) ● 자궁저장(子宮底長) : 치골결합상연부근

임신월수	태아의 발육과 관찰항목
제1월(0~3주)	2주~ : 수정란의 분할·난관 내 이동, 착상
제2월(4~7주)	· 두부의 성장과 얼굴의 형성 · 상지의 형성 · 심장, 뇌, 척수, 감각기의 기초가 만들어진다. 〈관찰항목〉 ● 태낭(GS)의 확인 : 1.0cm 정도의 크기 ● 초음파로 태아 심박(FHT)의 확인
제3월(8~11주) 8주 9주 미부(尾部) 크기 : 몸길이2cm, 체중4g 정도	· 미부가 소실되고 사람다운 외형에 가까워진다. · 손, 발, 손가락의 발달 · 간, 신장, 폐, 소화기계가 갖춰진다. 〈관찰항목〉 ● 태낭(GS)의 측정: 3.0cm 정도의 크기 ● 태아심박(FHT)의 확인 ● 초음파로 태동(FM)의 확인 ● 두전장(CRL)*1 측정이 가능해 진다.
제4월(12~15주) 크기 : 체장 7~9cm, 체중 20g 정도	· 모든 주요기관이 발생한다. · 태반의 형성 · 사지의 움직임이 활발화 · 남아는 페니스가 돌출(여아의 생식기는 늦게 발달) 〈관찰항목〉 ● 태아심박(FHT)의 확인(도플러법으로 청취가능) ● 초음파로 태동(FM)의 확인 ● 두전장(CRL)측정 : 5.0cm전후의 크기

*1 두전장(CRL: crown rump length) : 태아의 두부 선단부터 엉덩이까지의 거리. 정확한 임신주수를 파악하기 위해 이루어진다.

임신월수	모체의 변화
제5월(16~19주) 자궁 : 신생아머리크기 체중증가 : 350~400g/주	· 태아의 자각 · 입덧 등의 불쾌증상이 경감 · 임신선·임신성갈색반의 출현 · 조절장해의 출현 · 흰색 대하의 증가 〈관찰항목〉 ● 혈압, 요검사(요단백·요당), 체중, 복위 ● 자궁저장 : 10cm~(치골결합과 배꼽의 중앙부근) ※활력징후는 큰 변동 없음 ※혈압은 5~10mmHg 정도 낮아지는 경향이 있다.
제6월(20~23주) 자궁 : 소년의 머리 크기 체중증가 : 400~450 g/주	· 요배부통, 하복부통의 출현 · 흰색 대하의 증가 · 하지의 부종·경련 증가 〈관찰항목〉 ● 혈압, 요검사(요단백·요당), 체중, 복위 ● 자궁저장: 15cm~(배꼽 아래 2~3횡지 부근)
제7월(24~27주) 자궁 : 성인 머리 크기 체중증가 : 450~500g/주	· 흉복부를 중심으로 하는 피부소양감의 출현 · 하복·요부의 팽창 · 빈뇨·소변이 새는 요실금 · 변비와 그에 따르는 치질·탈항의 발생 · 임신성고혈압 리스크의 증대 〈관찰항목〉 ● 혈압, 요검사(요단백·요당), 체중, 복위 ● 자궁저장 : 20cm~(배꼽높이 부근)

그림의 라벨 (제5월): 자궁, 제대, 태아, 치골, 방광, 질, 직장

임신중기의 태아의 성장

임신월수	태아의 발육
제5월(16~19주)	신장 : 16cm~ 체중 : 100g~ · 외성기로 성별을 알 수 있게 된다. · 호흡 모양 운동을 볼 수 있게 된다. · 입의 움직임을 볼 수 있게 된다. · 손발가락이 뚜렷하다. · 피하지방이 붙기 시작한다. 〈관찰항목〉 ● 태아심박(FHT), 태동(FM)의 확인 ● 두전장(CRL)*¹, 아두대횡경(BPD)*² 측정
제6월(20~23주)	신장 : 25cm~ 체중 : 250g~ · 모체외생존이 가능해진다(고도의료보조에 의한). · 피하지방의 발달이 풍부해진다. · 머리카락이 나기 시작한다. · 피지, 손톱을 볼 수 있다. 〈관찰항목〉 ● 태아심박(FHT), 태동(FM)의 확인 ● 아두대횡경(BPD), 복부전후경(APTD)*², 대퇴골장(FL)*⁴
제7월(24~27주)	신장 : 30cm~ 체중 : 600g~ · 양수량이 최대(약 700mL)가 된다. · 피하지방이 축적되기 시작한다. · 눈이나 귀가 외계의 자극에 반응하기 시작한다. · 머리카락, 속눈썹, 눈썹이 자라기 시작한다. 〈관찰항목〉 ● 태아심박(FHT), 태동(FM)의 확인 ● 아두대횡경(BPD), 복부전후경(APTD), 대퇴장(FL)측정임신월수태아의 발육

*1 CRL : crown rump length *2 BPD : biparietal diamater *3 APTD : anteropostero trunk diamater *4 FL : femur length

임신월수	모체의 변화
제8월(28~31주)	 자궁 제대 태아 치골 방광 질 직장 체중증가 : 400~450g/주	· 빈혈이 자주 일어난다(동계·숨가쁨·어지럼증 등). · 복부의 팽창, 태동이 빈번해진다. · 불면의 경향이 있다. 〈관찰항목〉 ● 혈압, 요검사(요단백·요당), 체중, 복위 ● 자궁저장: 24cm~(배꼽 위 2~3횡지 부근)
제9월(32~35주)	 체중증가 : 350g/주	· 순환혈류량이 최대가 되어 가장 빈혈이 일어나기 쉽다. · 식사가 힘들다. · 복통이 자주 일어난다. · 요실금이 쉽게 일어난다. · 손발의 부종, 요배부통 등 불쾌증상증가 〈관찰항목〉 ● 혈압, 요검사(요단백·요당), 체중, 복위 ● 자궁저장: 28cm~(배꼽과 검상돌기의 중앙부근) ● 빈혈검사(필요시)
제10월 (36~39주)	 체중증가 : 300~350g/주	· 위나 호흡이 편안해진다. · 자궁수축이 자주 일어난다. · 심신이 모두 피로하기 쉽다. · 분만개시징후의 출현(혈성대하, 진통, 파수 등) 〈관찰항목〉 ● 혈압, 요검사(요단백·요당), 체중, 복위 ● 자궁저장: 32cm(검상돌기하 2~3횡지 부근) ● 내진(필요시)
예정일 이후 (40주~)	 체중증가 : 250g/주	· 만성피로를 안고 있다. · 임신성고혈압의 리스크 증대 · 태반기능은 저하되어 간다. 〈관찰항목〉 ● 혈압, 요검사(요단백·요당), 체중, 복위 ● 자궁저장 : 32~34cm ● E3, hPL검사, 내진(필요시)

임신말기의 태아의 성장

임신월수	태아의 발육		
제8월(28~31주)	신장: 35cm~ 체중: 1000g~		· 태아자세를 취하게 된다. · 뇌가 급속도로 발달한다. · 빛, 소리, 통증 자극에 반응한다. 〈관찰항목〉 ● 태아심박(FHT), 태동(FM), 태위의 확인 ● 아두대횡경(BPD), 복부전후경(APTD), 대퇴골장(FL) 　측정
제9월(32~35주)	신장 : 40cm~ 체중 : 1500g~		· 폐 계면활성제*¹가 갖춰진다. · 거의 모든 감각기가 갖춰진다. 〈관찰항목〉 ● 태아심박(FHT), 태동(FM), 태위의 확인 ● 아두대횡경(BPD), 복부전후경(APTD), 대퇴골장(FL) 　측정
제10월 (36~39주)	신장 : 약 45cm 체중 : 약 2500g		· 언제든지 태외로 나와도 생존할 수 있는 상태가 된다. · 모체로부터 면역을 획득한다. · 골반내로 하강하고 태동이 감소한다. 〈관찰항목〉 ● 태아심박(FHT), 태동(FM), 태위의 확인 ● 아두대횡경(BPD), 복부전후경(APTD), 대퇴골장(FL) 　측정 ● 태아모니터링(필요시).
예정일 이후 (40주~)	신장 : 약 50cm 체중 : 약 3000g		· 태지가 감소한다. 〈관찰항목〉 ● 태아심박(FHT), 태동(FM), 태위의 확인 ● 아두대횡경(BPD), 복부전후경(APTD), 대퇴골장(FL) 　측정 ● 태아 모니터링, 태동 카운트 등(필요시)

*1 폐 계면활성제: 폐포내측의 표 면을 싸는 지질·단백질의 혼합물질. 폐포내측의 표 면장력을 약하게 하여 폐포가 확장된 채 공기로 가득찬 상태를 유지하고 폐포허탈을 방지하는 역할을 가진다. 서팩턴트가 부족(또는 생산되지 않는)한 경우 신생아가 호흡촉박증후군을 일으킬 리스크가 높아진다.

■ 정상분만의 경과

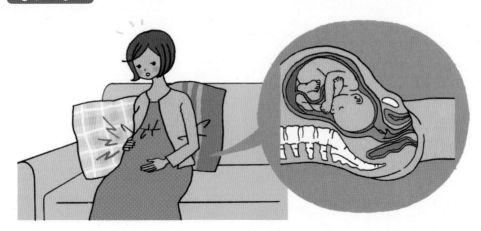

모체…자궁경관의 숙화(熟化)

· 불규칙한 진통(전구진통)
· 산징(조짐)
★ 전기파수가 일어나는 경우도 있다.

태아…산도를 하강하고 아두가 골반입구부에 고정

분만 제1기: 개구기

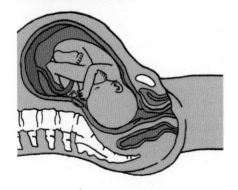

모체…분만개시

· 규칙적인 진통(6회/시(時) 이상)
· 자궁경관의 전퇴·자궁구의 개대의 진행

태아…제1회선(굴곡·후두위)·골반입구부로 감입

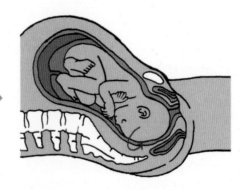

모체…자궁구의 개대(전개대에서 약 10cm)

· 진통간헐은 짧고 진통발작지속은 길어진다
· 산통의 자각
· 태포의 형성(자궁경관내로의 난막의 팽융)

태아…제2회선(내회선)

분만 제2기: 만출기

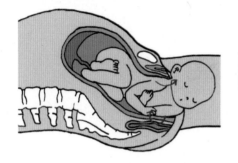 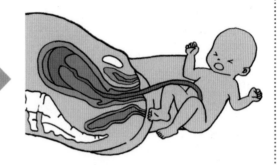

모체…파수

· 진통이 빈번하고 길어지며 통증이 강해진다.
· 노책감 증강, 항문압박감의 자각
· 혈성분비(점조성)
· 경우에 따라 구역질·구토, 덥게 느낌, 발한 등이
  생긴다.

태아…배림(진통발작 시에만 아두가 보인다)→발로
  (계속 아두가 보인다)→제3회선(신전)→제4
  회선(외회선)

태아의 만출

· 만출에 따라 진통이 휴지(休止)

분만 제3기: 후산기

태반의 만출

· 후산기진통의 발생 후, 태반·난막이 배출된다.

■ 정상 신생아의 변화

〈전신의 변화〉
호흡기계의 변화

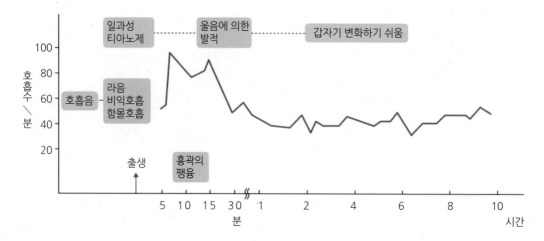

순환기계의 변화

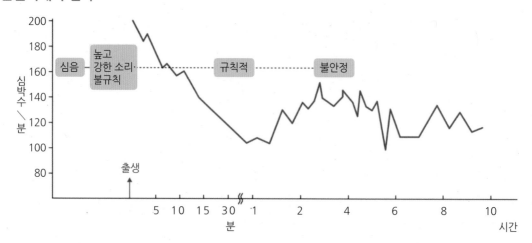

소화기계의 변화

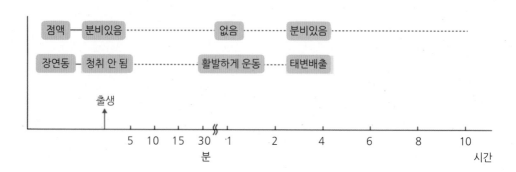

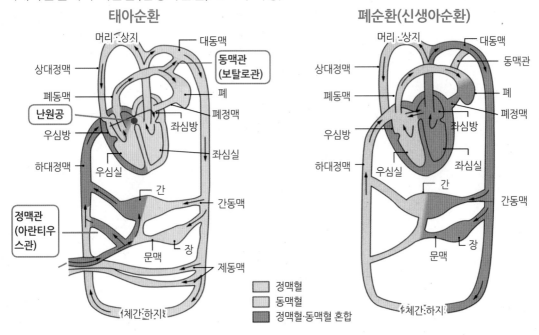

〈태아순환에서 폐순환(신생아순환)으로의 이행〉

태아순환

머리·상지
대동맥
상대정맥
동맥관
(보탈로관)
폐동맥
폐
난원공
폐정맥
우심방
좌심방
좌심실
하대정맥
우심실
간
간동맥
정맥관
(아란티우
스관)
문맥
장
제동맥
↑체간·하지

폐순환(신생아순환)

머리·상지
대동맥
상대정맥
동맥관
폐동맥
폐
우심방
폐정맥
좌심방
하대정맥
우심실
좌심실
간
간동맥
문맥
장
↑체간·하지

정맥혈
동맥혈
정맥혈·동맥혈 혼합

■ 신생아의 관찰 포인트: 이상소견

산류와 두혈종

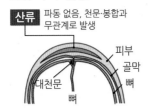

산류 파동 없음, 천문·봉합과 무관계로 발생

피부
골막
뼈
대천문
뼈

두혈종 파동 없음, 천문·봉합을 넘어 발생하는 일은 없다.

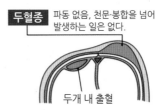

두개 내 출혈

구개열

포유곤란·반복되는 중이염의 원인이 된다.

부이

부이

고빈도로 볼 수 있다. 단지 결찰만 하지 말고 필요시에는 전문의에게 소개

선천성고관절탈구가 의심되는 경우

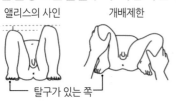

앨리스의 사인
개배제한

탈구가 있는 쪽

내반족(고도)

■ 정상적인 산욕기의 경과

자궁의 변화

산욕	2~3일	1주경	2~3주경	4주경	6주경
자궁체부	태반·난막 박리면 자궁경부 (외자궁구) 손가락 2개 분 약 1000g	주먹 크기 손가락 1개 분 약 500g	박리면에 새로운 상피가 생긴다. 약 300g	외자궁구폐쇄 약 100g	계란 크기 비임 시의 자궁의 크기로 돌아간다. 약 70g
오로	붉은색	갈색	담황색	흰색	소실

시기	자궁저의 위치
분만직후	제하 2~3횡지
분만 후 몇 시간	제와 또는 분만 후보다 약간 상승
산욕 2~3일	제와 2~3횡지
산욕 5~6일	제치 중앙(배꼽과 치골결합의 중간)
산욕 1주일	치골결합상연
산욕 2주일	복벽 위에서는 만질 수 없다(골반강내)
산욕 4~6주일	자궁강 길이가 비임 시로 돌아간다

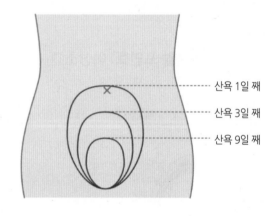

산욕 1일 째
산욕 3일 째
산욕 9일 째

전신의 변화

발한증가

체온변화
· 산욕 3일 경까지 37~37.5℃, 산욕 4일 이후에 평상
으로 되돌아온다(38℃ 이상은 산욕열을 의심한다)

체중변화
· 보통 분만 후에 약 5.5kg, 그 후 2~4개월에 약
4kg감소(단 2~3kg 증가하는 경우도 있다)

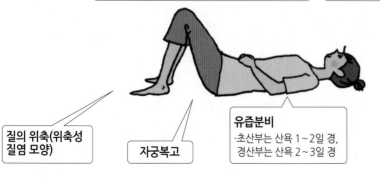

질의 위축(위축성
질염 모양)

자궁복고

유즙분비
· 초산부는 산욕 1~2일 경,
경산부는 산욕 2~3일 경

정신변화
· 산후우울, 산욕기정신병

part1

간호사가 하는
처치와 간호 : 임신기

분만예정일산출법

분만예정일을 계산할 때는 최종월경의 첫 날을 임신의 0주 0일로 계산하고 280일 째 (40주 0일)를 분만예정일로 하는 것이 일반적입니다.

최종월경부터 산출하는 방법으로서 네겔레 계산(槪算)법, 임신력·임신력계산기, 기초체온으로 산출하는 법의 3가지를 들 수 있습니다. 다만 월경주기가 불규칙한 경우에는 초음파단층법의 측정치로 산출할 필요가 있습니다.

최종월경으로 하는 산출법

■ 네겔레계산법

● 월경주기가 28~30일로 규칙적인 경우에 이용할 수 있다.
● 1개월을 30일로 하는 간이적인 계산법이며, 1~3일 전후의 오차가 생긴다.

산출법

최종월경의 첫 날짜에…

月 +9 (계산치 < 12인 경우)
-3 (계산치 ≧ 12인 경우)

日 +7

(예)

최종월경	월	일	분만예정일
① 2011년 3월 3일	+9	+7	2011년 12월 10일
② 2011년 12월 10일	-3	+7	2012년 9월 17일

■ 임신력·임신력계산기를 이용한 방법

● 최종월경일의 첫 날부터 280일 째(임신 40주 4일)를 분만예정일로 한다.

임신력	임신력 계산기

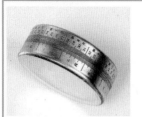

● 최종월경의 제1일을 최종월 경이 시작되는 날로 맞춘다.

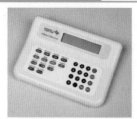

● 최종월경일이나 배란일 등을 입력하면 분만예정일을 산출할 수 있다.
● 분만예정일을 입력하면 현재의 임신주수가 계산된다.
● 태아의 크기(GS, CRL, BPD, FL)를 입력하면 추정임신주수를 계산할 수 있다.

GS(gestational sac): 태낭
BPD(biparietal diameter): 아두대횡경

CRL(crown-rump length): 태아두전 길이
FL(femoral length): 대퇴골 길이

■ 기초체온으로 하는 산출법

- 기초체온의 정확한 기록이 있고 배란일 전후의 기록이 있는 경우에는 배란일(저온상의 최종일)을 임신 2주 0일로써 임신주수를 계산한다.
- 배란일에 266일을 더하여 산출하는 방법도 있다.

초음파단층법의 측정치로 하는 산출법

- 최종월경이 명확하지 않은 경우 출산 후에 월경을 하지 않은 채 임신한 경우 등은 초음파검사에 의해 임신주수를 진단하고 분만예정일을 확정한다.
- 최종월경으로 계산한 분만예정일과 초음파검사의 측정치가 괴리되어 있는 경우에는 예정일을 수정할 필요가 있다.

산출법

- CRL(두전장)을 이용하여 산출한다.

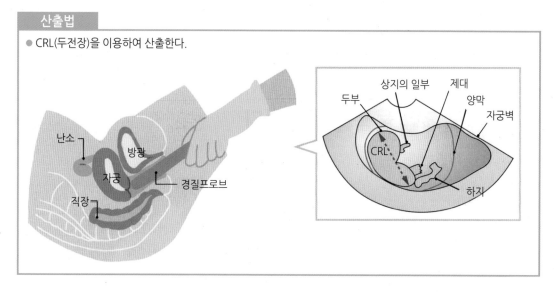

(增永啓子)

문헌

1. 立岡弓子 감수: 사진과 CD로 배우는 주산기케어 매뉴얼. 医学芸術社, 도쿄, 2007.

자궁저·복위측정·골반외계측

임신월수가 진행됨에 따라 자궁은 크게 변화됩니다. 임신기의 검사에는 모체표 면에서 자궁의 변화를 파악하고 태아의 크기·양수량을 추정하기 위해서 하는 「자궁저·복위의 측정」과, 골산도의 상태를 파악하여 경질분만이 가능한지 아닌지를 판단하기 위해서 하는 「골반외계측」이 있습니다. 이들은 임부건강심사(임부건진)의 일환으로써 이루어집니다.

자궁저·복위의 측정

■ 자궁저장의 측정(안도법)

 자궁저장 측정의 목적
● 자궁저장은 「치골결합상연에서 자궁저까지의 거리」를 말하며 태아의 크기나 양수량의 기준이 된다.

순서 1 필요한 물품을 준비한다

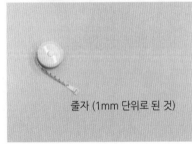

줄자 (1mm 단위로 된 것)

순서 2 임부를 앙와위를 취하게 하고 양쪽 무릎을 굴곡시킨다

● 앙와위를 취하고 나면 복부를 노출하게 한다.
● 과잉 노출을 피하기 위해 하복부에서 하지에 걸쳐 바쓰타올 등을 덮는다.
● 양쪽 무릎을 굴곡시키는 것은 복부의 힘을 빼도록 하기 위해서이다.

순서 3 자궁저부를 촉지하고 측정부위를 확인한 후에 하지를 신전시킨다

138

순서 4 치골상연 중앙에 「0」을 고정하고 정중선을 따라 줄자를 댄 후 자궁저에 도달한 수치를 읽는다

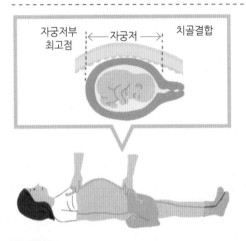

자궁저부 최고점 ← 자궁저 → 치골결합

■ 임신 각 월말에 있어서의 자궁의 변화

임신월수	자궁저의 높이		자궁저장
1월말	-		-
2월말	-		-
3월말	치골결합상연		-
4월말	치골결합상 2~3횡지	12	임신월수×3
5월말	제하 2~3횡지	15	
6월말	제와-제상 1횡지	21	
7월말	제상2~3횡지	24	
8월말	검상돌기와 배꼽의 중간	27	임신월수×3+3
9월말	검상돌기하 2~3횡지	30	
10월말	검상돌기와 배꼽의 중간	33	

● 전 회의 계측치와 큰 차이가 있을 때는 다시 계측한다.
● 계측결과를 임부에게 전달한다.

주의!

● 치골결합상연을 세게 누르면 통증을 느끼게 되므로 힘을 너무 넣지 않도록 주의한다.
● 임신말기에는 태아의 하강에 따라 자궁저장의 감소·불변이 생길 수 있다. 내진이나 초음파검사의 결과와 아울러 판단한다.

■ 복위의 측정

왜하는가? 복위측정의 목적

● 복위는 일반적으로 제부주위에서 계측되며, 태아의 크기나 양수량의 기준이 된다.

Check

● 복위는 자궁저장을 측정한 후 이어서 측정하는 경우가 많다.
● 필요한 물품은 줄자
● 앙와우로 양쪽 무릎을 신전시킨 상태로 한다.

순서 1 배부에서 제부를 향해 줄자를 두르고 주위경을 읽는다

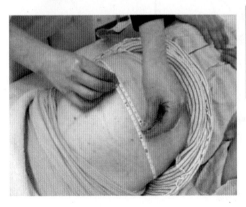

주의!

● 치골결합상연을 세게 누르면 통증을 느끼게 되므로 힘을 너무 넣지 않도록 주의한다.
● 임신말기에는 태아의 하강에 따라 자궁저장의 감소·불변이 생길 수 있다. 내진이나 초음파검사의 결과와 아울러 판단한다.

● 호기종료 시에 계측을 개시하면 된다.
● 전 회의 계측치와 큰 차이가 있을 때는 다시 계측한다.
● 계측결과를 임부에게 전달한다.

골반외계측

왜하는가? 골반외계측의 목적

● 골산도의 넓이나 형태로부터 협골반이나 CPD(cephalo-pelvic disproportion : 아두골반불균형)를 진단하고 질식 분만이 가능한지 판단한다.

순서 **1** 필요한 물품을 준비한다

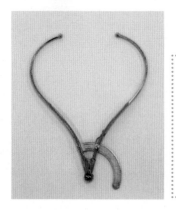

외계측기(마틴형, 브라이스키형 등)

요령!

외계측기를 잡는 법

● 양 끝을 펜을 쥐듯이 엄지와 검지로 유지하고 중지의 선단으로 측정 부위를 확인한 후 계측기단을 고정하여 눈금을 읽는다.

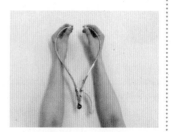

순서 **2** 임부를 앙와위 또는 입위의 자세를 취하게 하고 요부를 노출시킨다

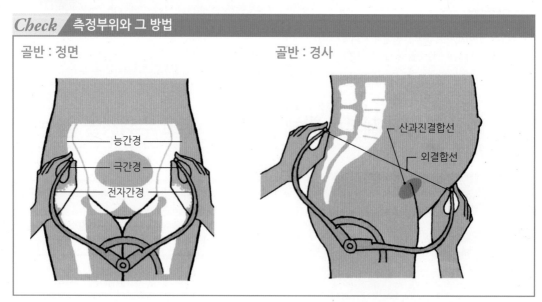

Check | 측정부위와 그 방법

골반 : 정면

능간경
극간경
전자간경

골반 : 경사

산과진결합선
외결합선

외계측기를 대고 계측한다

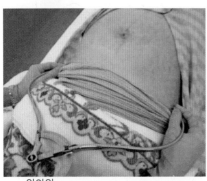

양와위

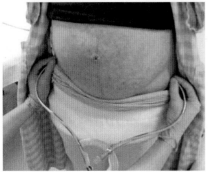

입위

① **능간경**(좌우의 장골능외연의 최대거리)
- 평균 : 26cm
- 양측의 장골능외연간의 최대거리는 장골능의 거의 중앙에 있다.

② **극간경**(좌우의 상전장골극간의 거리)
- 평균 : 23cm
- 상전장골극간은 장골능을 따라 전면에 덧그리면 예각에 닿는다.

③ **대전자간경**(좌우의 대퇴골대전자간의 최대거리)
- 평균 : 28cm
- 대전자는 하지를 굴곡·신전시키면 확인하기 쉽다.

④ **외결합선**(치골결합의 상연중앙부와 제5요추극돌기간의 거리)
- 평균 : 19cm(18.0cm 미만은 협골반을 의심한다)
- 골반입구부를 조사하는 중요한 계측이다.

⑤ **측결합선**(동측의 장골전상극과 후상극간의 거리)
- 평균 : 15cm

⑥ **외사경**(한쪽의 상후장골극과 다른 쪽의 상전장골극간의 거리)
- 평균 : 21cm

요령!

제5요추극돌기선단의 찾는 법
- 미카엘리스 능형(제5요추극돌기, 좌우의 상후장골극, 선골의 하단을 연결하는 능형)의 상각이 제5요추에 해당된다
- 야코비선(좌우의 장골능의 최고점을 연결한 선)과 척추의 교차점이 제4요추극돌기에 해당되기 때문에, 그 하방에 닿는 돌기가 제5요추이다.

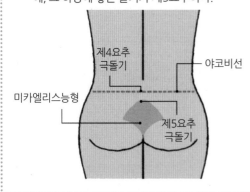

제4요추
극돌기

야코비선

미카엘리스능형

제5요추
극돌기

사경의 종류
- 제1사경(우사경) 우상후장골극과 좌상전장골극간
- 제2사경(좌사경) 좌상후장골극과 우상전장골극간
- 또 사경은 분만기에 있어서의 태아의 회선의 판단에 응용할 수 있다.

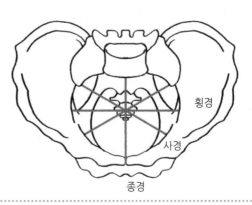

횡경

사경

종경

(堀部梨可)

레오폴드촉진법

레오폴드촉진법은 자궁의 촉진(觸診)으로 임신에 의해서 증대한 자궁, 자궁내의 태아의 상태 등을 관찰하는 방법입니다. 임신후기(28주 이후)의 건진 시에 실시됩니다. 자궁내의 태아를 이미지화하면서 자궁저부터 치골결합을 향해 위에서 아래로 4단계로 촉진해 나갑니다.

왜하는가? 레오폴드촉진법의 목적
- 4단계의 수기에 의해 태아의 태위·태향·아두의 고정·감입의 상태를 본다.
  - 제1단: 자궁저의 위치·형태, 태아부분의 종류(두부인지 둔부인지)의 촉진
  - 제2단: 태향(아배(兒背)·소부분의 방향), 태동, 긴장도, 양수량 등의 촉진
  - 제3단: 태아하강부의 종류(두위인지 아닌지)·이동성·골반 내 진입상황의 촉진
  - 제4단: 아두하강부의 골반 내 진입상황의 촉진

 순서 1 임부의 준비를 한다

- 임부에게 사전에 미리 배뇨를 하게 하여 방광을 비워두도록 한다.
- 임부를 앙와위를 취하게 하고 양쪽 다리를 세워 복벽을 이완시키며, 복부를 노출시킨다. 과잉노출을 피하기 위해 하복부에서 하지에 걸쳐 바쓰타올 등을 덮는다.
- 관찰자는 손을 씻고 손을 따뜻하게 한다(차가운 손으로 만지는 것이 의한 불쾌감이나 복근의 수축을 피하기 위해서).

 순서 2 제1단계 수기를 한다

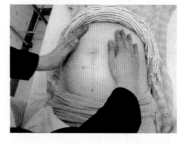

Check
- 임부의 우측에 서서 임부와 마주 하도록 한다.
- 양손을 자궁저부에 놓고 양손의 선단을 합쳐 복벽을 가볍게 누르면서 촉진한다.

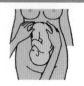

두위·정상 시

- 구형(球形)의 괴(둔부)에 닿는다→두위(頭位)

정상

- 잘록한 모양의 구형의 괴(두부)에 닿는다→골반위

이상

- 구형의 괴에 닿지 않는다→횡위

이상

요령!
- 자궁저의 높이, 태아부분을 촉진함으로써 태위를 확인한다.
- 태위는「모태와 태아의 종축의 관계」이다.
- 태위에는 두위, 골반위, 횡위 등이 있다.

순서 3 제2단계 수기를 한다

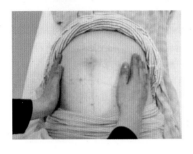

Check

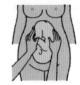

- 임자궁저부에 댄 양손을 그대로 자궁의 양측벽으로 이동한다.
- 좌우의 손으로 교대로 누르면서 하방으로 이동시켜 촉진한다.
- 왼손으로 촉진할 때는 오른손으로 반대측에서 자궁을 지지하여 왼손의 촉진 시에 자궁이 움직이지 않도록 한다.

제1두위

- 아배(兒背)가 모체의 왼쪽에 닿는다→제1두위

- 아배가 모체의 오른쪽에 닿는다→제2두위

- 두부를 좌우 어느 쪽에든 댄다 →횡위

요령!

- 자궁체부의 형상, 긴장의 정도, 자궁벽의 두께, 양수량, 태아의 등·신체(대부분)와 사지(소부분)가 있는 측의 태위·태세(胎勢)·태향을 촉진한다.
- 태세는「태아의 자세」, 태향은「태아의 방향」을 가리킨다.

순서 4 제3단계 수기를 한다

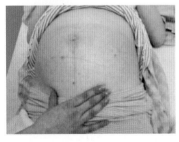

Check

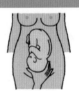

- 오른손의 엄지와 다른 4지와의 사이에 치골결합상에 있는 태아선진부를 잡는다.

제1두위·부동(浮動)

- 두부에 닿는다 →부동

- 두부에 닿지 않는다→고정

고정 : 아두가 이미 소골반 내에 진입하여 최대주위경이 골반입구에 적합한 상태

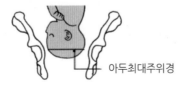

아두최대주위경

요령!

- 태아하강부의 종류, 크기, 가동성을 확인한다.

제4단계 수기를 한다

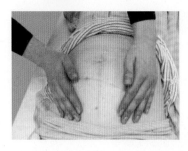

Check

● 몸의 방향을 바꾸어 임부의 발쪽을 향한다.
● 양손을 좌우의 하복부에 댄다.
● 하복부에 댄 양손을 태아하강부와 치골 사이
에 조심스럽게 넣고 양손의 사이에 하강부를
잡는다.

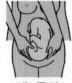

제1두위

● 하강부가 움직인다
→부동

● 하강부가 움직이지 않는다→감입

감입 : 고정된 아두가 제1회선을 거쳐 더욱 하강
하고 그 최대주위경이 골반입구부를 통과한 상태

제1회선

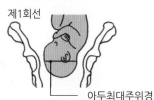

아두최대주위경

요령!

● 태아하강부의 종류, 크기, 가동
성을 확인한다.

(堀部梨可)

태아심박청취

태아심박청취는 모체 안의 태아의 상태가 양호한지를 간접적으로 조사하는 하나의 평가방법입니다. 태아심음계(도플러)를 이용하는 방법과 분만감시장치를 이용하는 방법 2종류가 있습니다. 도플러에 의한 태아심박은 임신 7주경부터 청취할 수 있게 되며, 임신 11~12주에 모든 임부에게서 청취하는 것이 가능해 집니다.

왜하는가?
- 태아의 생사의 확인, 태아 이상의 조기발견.
- 심박청취부위에서 태아의 하강도 등도 파악할 수 있다.

태아심음계(도플러)의 경우

순서 1 필요한 물품을 준비한다

- 전원을 넣어 초음파 트랜스듀서가 작동하는지 확인한다.

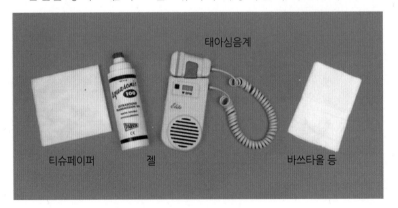

태아심음계

티슈페이퍼   젤   바쓰타올 등

순서 2 임부의 준비를 한다

- 임부에게 태아심음청취를 한다는 것을 설명한다.
- 침대에 누워 복부를 노출시킨다.
- 환자의 수치심을 배려한 환경을 갖춘다.

순서 3 레오폴드촉진법을 하여 태위, 태향을 확인하고, 태아심음청취부위를 정한다

태아심음이 가장 명료하게 들리는 부위

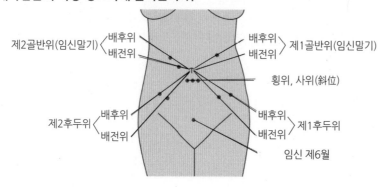

제2골반위(임신말기) 〈 배후위 / 배전위

배후위 / 배전위 〉 제1골반위(임신말기)

횡위, 사위(斜位)

제2후두위 〈 배후위 / 배전위

배후위 / 배전위 〉 제1후두위

임신 제6월

 순서 4 태아심음을 청취한다

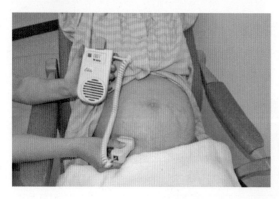

● 초음파 트랜스듀서에 젤을 도포하고, 전원을 넣고 복벽에 대면 태아심음이 들린다.
● 5초 동안의 수를 3회 계속해서 듣고 「12·11·12」와 같이 나타낸다.

> **주의!**
> ● 1분의 정상범위는 120~160이다.
> ● 정상범위에서의 일탈이나 불규칙한 리듬이 있는 경우에는 1분간 청취하거나 분만감시장치로 바꾸어 관찰할 필요가 있다.

 순서 5 옷차림을 정리한다

● 임부에게 태아의 상태를 전달한다.
● 복부에 묻은 젤을 휴지 등으로 닦아낸다.
● 임부가 편안하게 지낼 수 있도록 환경을 갖춘다.

분만감시장치의 경우

순서 1 필요한 물품을 준비한다

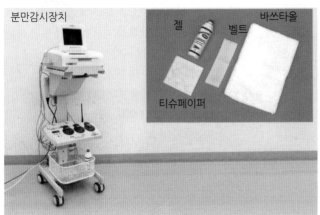

분만감시장치

젤 벨트 바쓰타올

티슈페이퍼

주의!

- 분만감시장치의 전원이 들어오는지, 날짜의 표 시가 틀리지 않는지, 기록용지가 충분히 있는지 등을 확인한다.
- 초음파 트랜스듀서, 진통트랜스듀서, 태동마커, 벨트가 필요한 수대로 있는지를 확인한다.
- 전원을 넣어 초음파 트랜스듀서가 작동하는지 확인한다.

순서 2 임부의 준비를 한다

- 분만감시장치를 장착하는 경우 시간을 요하기 때문에 배뇨를 마쳐 놓도록 한다.
- 임부에게 태아심음청취를 한다는 설명을 한다.
- 침대에 누워 복부를 노출시키게 한다. 앙와위 저혈압증후군을 피하기 위해 체위는 세미파울러자세나 측와위로 한다.
- 환자의 수치심을 배려한 환경을 갖춘다.

순서 3 기기를 장착한다

- 분만감시장치의 전원을 넣는다.
- 환자에게 허리를 들게 하고 벨트의 가운데가 허리의 중앙에 오도록 벨트를 2개 넣는다.

이럴때 어떻게 하지?

쌍태의 경우에는…
- 쌍태의 경우에는 벨트를 3개 사용한다.

순서 4 레오폴드촉진법을 하여 태위·태향을 확인하고, 태아심음청취부위를 정한다

순서 5 태아심음을 청취한다

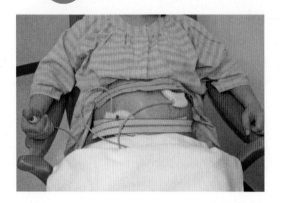

① 젤을 도포한 초음파 트랜스듀서를 태아심음청취부위에 대고 벨트로 고정한다.
② 자궁저부근의 평평한 곳에 진통트랜스듀서를 장착하고 벨트로 고정한다.
③ 고정된 벨트가 너무 끼지 않는지 환자에게 확인하고 필요하면 조정한다.
④ 기록을 개시하여 날짜가 바르게 되어 있는지 확인하고 임부의 이름과 임신주수를 기입한다.
⑤ 촉진으로 자궁수축이 없는지 확인하고 제로설정버튼을 누른다.
⑥ 임부에게 태동마커를 건네고 태동에 맞추어 버튼을 누르도록 설명을 한다.

기록지(예)

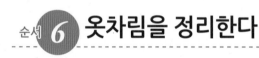

○○○	이름	← 태아심음
○일	주수 ○주	← 자궁수축

Check
● 콜벨 위치를 알려준다.
● 약 5분 후에 방문하여 불쾌함은 없는지, 제대로 기록되고 있는지를 확인한다.

순서 6 옷차림을 정리한다

(杉山安紀)

운동지도·복대 감는 법

임신중에 하는 운동을 「임부체조」라고 합니다. 적당한 운동은 임부에 있어서 유익합니다. 그러나 임신중기(안정기)라도 유조산은 생길 수 있기 때문에, 운동개시 전에 이상이 생기지 않았는지 확인하고 무리하지 않는 범위에서 실시하는 것이 중요합니다. 또한 요통의 방지를 목적으로 하는 복대를 감는 경우도 있습니다.

임신 중의 운동지도(임부체조의 지도)

왜하는가? 임부체조의 목적
- 임부체조는 건강의 증진과 임신출산의 체력을 기르는 것을 목적으로 하여 실시한다.
- 적당한 운동을 함으로써 사소한 문제의 예방효과도 기대할 수 있다.

순서 1 　 임부의 상태를 확인하고 주의할 점을 설명한다

Check 상태확인의 포인트
① 자궁수축(배가 팽창된 느낌)은 없는가.
② 성기출혈은 없는가.
③ 두통이나 구역질은 없는가.

주의!
운동을 실시할 때의 주의점
① 피곤해질 때까지 하지 않는다.
② 기분이 좋지 않을 때는 무리하지 않는다.
③ 기립성저혈압에 주의한다.
④ 앙와위성저혈압증후군에 주의한다.

순서 2 　 올바른 자세를 취한다

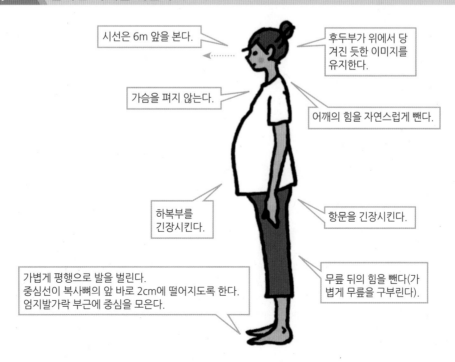

시선은 6m 앞을 본다.

후두부가 위에서 당겨진 듯한 이미지를 유지한다.

가슴을 펴지 않는다.

어깨의 힘을 자연스럽게 뺀다.

하복부를 긴장시킨다.

항문을 긴장시킨다.

가볍게 평행으로 발을 벌린다.
중심선이 복사뼈의 앞 바로 2cm에 떨어지도록 한다.
엄지발가락 부근에 중심을 모은다.

무릎 뒤의 힘을 뺀다(가볍게 무릎을 구부린다).

① 견갑골주위근의 스트레치

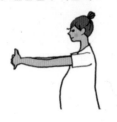 → 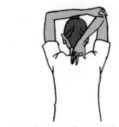 →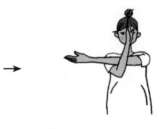

- 손깍지를 끼고 그대로 앞으로 쭉 뻗친다.
- 오른손을 등으로 돌려 전완을 이완시키고, 왼손으로 오른쪽 팔꿈치를 하방으로 누른 후 원래의 자세로 돌아온다.
- 오른손을 좌전방으로 뻗어 왼쪽 팔꿈치에 끼우고 왼팔로 오른팔을 몸으로 당겨 붙인다.

② 경부의 스트레치와 릴렉세이션

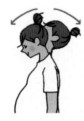 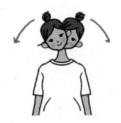

- 머리를 앞뒤좌우로 천천히 돌리거나 기울이기를 한다.

③ 측복근·흉근·삼각근 등의 스트레치

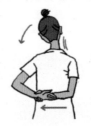

※역방향도 똑같이 한다.

- 양손을 등으로 돌려 오른쪽 손목을 왼손으로 잡고 어깨를 수평으로 유지한 채 왼손을 왼쪽으로 당긴다.
- 동시에 목을 왼쪽으로 기울여 오른쪽 목의 근육을 신전시킨다.

④ 하퇴삼두근의 스트레치

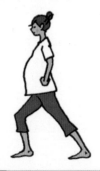

> **요령!**
> - 턱을 당겨 배꼽을 보면서 음악에 맞추어 기분 좋게 한다.

- 오른발을 앞으로 내고 왼발의 뒤꿈치를 바닥에 붙이고 나서 오른쪽 무릎을 가만히 구부린다.

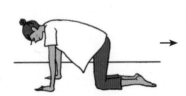 → 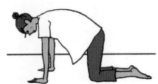 →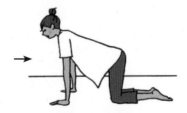

- 네발로 기는 자세를 취한다.
- 상지와 하퇴부가 바닥과 수직이 되도록 하고 손과 발을 어깨넓이 정도로 벌린다.

- 숨을 내쉬면서 둔부→항문→하복부의 순으로 근육을 긴장시킨다.
- 등·척주기립근을 충분히 신전시키고 골반을 전상방을 향해 기울인다(전후회전).

- 숨을 들이켰다 내쉬면서 하복부에서 둔부를 향해 긴장을 이완시켜 나가고, 등을 신전시켜 중심을 조금 앞으로 옮긴다.

순서 5   골반저근군의 운동을 한다

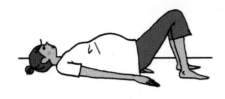
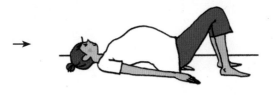

- 허리를 바닥에 붙인 채로 전신의 힘을 빼고 항문만 긴장시킨다.
- 근육의 수축으로 시작하여 이 수축을 전방으로 옮기고 항문·질·방광·하복근을 둘러싼 괄약근을 수축하면서 배근(背筋)도 사용하여 허리를 들어 올린다.

- 숨을 들이켰다 내쉬면서 허리를 들어 올린다.
- 들어 올린 채로 1호흡 한다.

- 다시 숨을 들이쉬고 내쉬면서 허리를 내린다.
- 1호흡 하고 이완한다.

순서 6   골반을 기울이는 운동(골반경사운동)을 한다

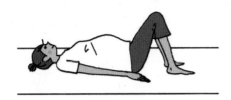
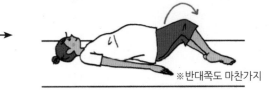

- 복근·항문을 긴장시키고 둔부를 바닥에서 조금 띄운 후 숨을 내쉬면서 둔부·하복부의 근육을 긴장시킨 후 등을 바닥에 붙인다.
- 1호흡 한다.

- 숨을 내쉬면서 복근·둔부를 느슨하게 하고 배주기립근·고관절진전근을 긴장시켜 등·허리부에 터널을 만든다.

순서 7   내외복사근·복횡근·대퇴내전근의 운동(허리를 비트는 운동)을 한다

※반대쪽도 마찬가지

- 앙와위에서 양쪽 무릎을 세우고 양손을 옆에 놓는다.

- 양쪽 무릎을 구부린 채 좌측으로 반원을 그리듯이 쓰러졌다가 원래의 위치로 돌아온다.

복대 감는 법(무명인 경우)

● 복대는 복부의 보호·보온, 복부의 고정에 의한 요통예방을 목적으로 하여 사용한다.

순서 1 　필요한 물품을 준비한다

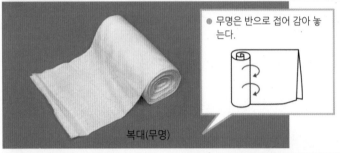

● 무명은 반으로 접어 감아 놓는다.

복대(무명)

● 복대에는 무명타입, 복권타입, 거들타입이 있다. 임부의 기호에 맞추어 선택한다.

순서 2 　복대의 단을 왼쪽에 놓고 치골결합의 위를 지나 감기 시작하여 한 바퀴 돈다

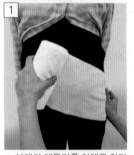

1

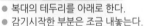

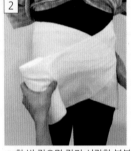

2

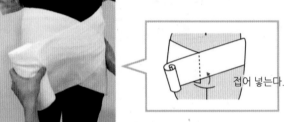

접어 넣는다.

● 복대의 테두리를 아래로 한다.
● 감기시작한 부분은 조금 내놓는다.

● 한 번 감으면 감기 시작한 부분은 안으로 접어 넣는다.

순서 3 　복부의 부푼 정도에 맞추어 복대를 접어 넣으면서 감아 올라간다

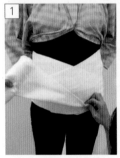

1

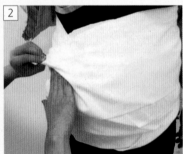

2

주의!

● 혈액순환이나 태아의 움직임을 방해하지 않도록 손가락 하나 정도의 여유를 만들어 놓는다.

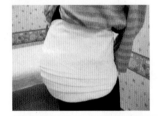

● 밑에서 위로 위치를 옮기면서 감아 올라간다.

● 5~6회 감고 나서, 마지막 단을 속에 접어 넣어 마무리한다(안전핀으로 마무리해도 좋다).

(近藤由理香)

문헌

1. 松本清一 감수: 임산부체조의 이론과 실제: 분만준비교실강좌 개정판. 전국사회보험연합회, 도쿄, 1999: 208-218.
2. 我部山キ∃子, 武谷雄二 편: 모자의 건강과학 제4판. 医学書院, 도쿄, 2008: 187-199.
3. 我部山キ∃子, 武谷雄二 편: 임신기 제4판 (조산학강좌6 조산진단·기술학Ⅱ-1). 医学書院, 도쿄, 2007: 227-228.
4. 立岡弓子 감수: 사진과 CD로 배우는 주산기케어 매뉴얼. 医学芸術社, 도쿄, 2007: 50-51.

양수천자의 개조(양수검사의 경우)

양수천자는 경복적으로 자궁을 천자하여 양수를 채취하는 수기입니다. 주로 태아의 염색체 이상의 유무를 진단하기 위해 양수검사의 검체를 채취하기 위해 이루어집니다.
양수검사는 임신 13주 이후부터 실시가능하며 양수량이 증가하는 16주 이후라면 검사가 쉬워집니다. 다만 태아·태반의 위치나 양수량의 관계에서 실시할 수 없는 경우도 있습니다.

 양수천자의 목적

● 양수천자는 태아의 염색체분석(양수검사)을 희망하는 경우에 이루어진다.
● 양수과다로 절박조산을 예방하기 위해 감압목적으로 양수천자를 하는 경우도 있다.

순서 1 필요한 물품을 준비한다

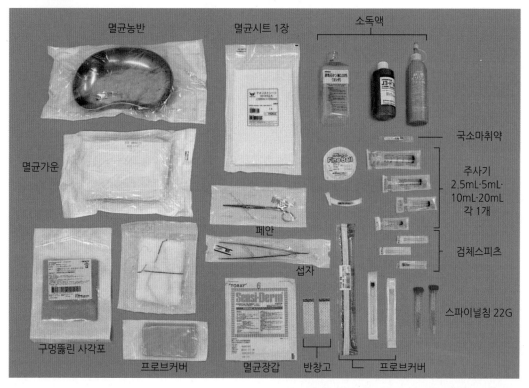

- 멸균농반
- 멸균시트 1장
- 소독액
- 멸균가운
- 국소마취약
- 주사기 2.5mL·5mL·10mL·20mL 각 1개
- 페안
- 섭자
- 검체스피츠
- 구멍뚫린 사각포
- 프로브커버
- 멸균장갑
- 반창고
- 프로브커버
- 스파이널침 22G

■ 그 밖에 준비할 것

거즈 4장, 내진용 시트 4-5장,
바쓰타올, 도플러, 초음파검사장치,
자동혈압계, 펄스옥시미터

Check 감압목적의 양수천자의 경우

● 연장튜브(쓰리웨이가 붙은 것, 또는 쓰리웨이를 별도로 준비), 축뇨용기(또는 그것을 대신하는 것)도 준비한다.

* 사용하는 물품 등은 시설이나 실시하는 의사에 따라 다른 경우도 있기 때문에 확인 후에 준비한다.

주변을 준비한다

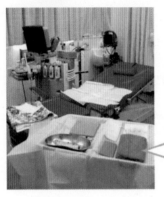

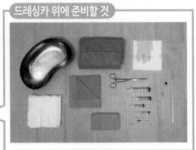

드레싱카 위에 준비할 것

- 드레싱카 위에 청결구역을 만들고 무균적 조작으로 멸균물을 청결하게 꺼내어 쉽게 사용할 수 있도록 배치한다.
- 복부를 노출하기 때문에 실온을 조절한다.
- 혈압계·산소포화농도검사기를 준비한다.

임부를 준비시킨다

- 배뇨하도록 한다.
- 임부의 활력징후를 측정한다.
- 태아심음을 도플러로 확인한다(주수에 따라서는 분만감시장치를 사용한다).
- 필요시 환의로 갈아입는다.
- 분만대에 올라가 앙와위에서 복부를 노출시키고 복부를 소독한다. 이때 편안한 체위가 되도록 연구하고 타올 등을 사용하여 노출부위가 최소한으로 되게 한다.

순서 4 의사가 천자부위를 결정하면 청결구역을 만든다

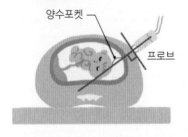

양수포켓

프로브

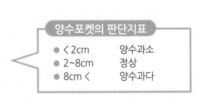

양수포켓의 판단지표

- < 2cm   양수과소
- 2~8cm   정상
- 8cm <   양수과다

- 의사는 초음파검사에 의해 태아의 상태·태반위치·양수포켓(양수가 가장 많은 부위)을 확인하고 천자부위를 결정한다.
- 초음파프로브는 프로브커버(멸균한 비닐봉지)로 감싼다.

의사가 천자부위에 국소마취를 한다

의사가 복부초음파하에서 천자하고 양수를 주사기로 흡인한다

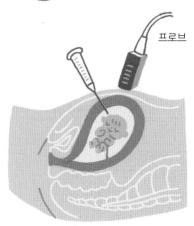

프로브

- 간호사는 통증의 유무·자궁수축의 유무·구역질의 유무를 확인한다.
- 필요에 따라 활력징후를 측정한다.
- 흡인된 양수의 성상(혼탁, 혈액혼입)을 확인한다.

주의!
- 감압목적인 경우는 3-way가 붙은 튜브를 사용하고 실린지로 흡인한다.

 흡인한 양수를 검체튜브에 넣는다

- 처음에 흡인된 양수는 모체의 조직이 혼입돼 있을 가능성이 있으며, 검체로써 사용할 수 없기 때문에 폐기한다.
- 검사회사가 지정하는 양의 양수를 스피츠에 넣는다.

 임부·태아의 상태를 확인한다

- 천자침을 제거한 후 천자부위를 거즈로 가볍게 압박하고, 자궁벽·복벽에서의 출혈이 없는 것을 확인하고 천자부위에 반창고를 붙인다.
- 의사가 복부초음파검사에서 태아심음·혈종의 유무를 확인한다.
- 활력징후, 자궁수축·출혈·파수의 유무, 천자부위의 상태를 확인한다.

간호포인트
- 양수천자는 국소마취하에서 이루어지기 때문에 처치를 받는 임부는 많이 긴장하게 된다.
- 간호사는 임부 옆에 붙어 있으며 상태를 관찰하면서 말을 걸거나 한다.

(関田真由美)

문헌

1. 角田隆氏: 양수천자에 의한 태아염색체검사. ペリネイタルケア2002; 하계증간: 74.
2. 田中守, 吉村典: 양수염색체검사. 산과와 부인과2010; 77(증간호): 186-191.

	용어·약어	영문원어	한글
A	AFD	appropriate for date (infant)	임신 기간 중에 비례하여 적당한 크기의 태아
	AFI	amniotic fluid index	양수량지수
B	BBT	basal body temperature	기초체온
	BPD	biparietal diameter	대횡경
	bpm	beats per minute	심박수
	BPS	biophysical profile score	초음파검사·NST를 포함한 태아의 상태를 평가하는 방법
	BTB	bromthymol blue	브롬싸이몰불루
C	CAM	chorioamnionitis	융모양막염
	CS	cesarean section	제왕절개술
	CST	contraction stress test	수축자극검사
	CTG	cardiotocogram	태아심박수진통도
E	EDC	expected date of confinement	분만예정일
	EFW	estimated of fetal weight	추정태아체중
F	FAS	fetal acoustic stimulation	태아음자극
	FHT	fetal heart tone	태아심장박동
	FHR	fetal heart rate	태아심박수
	FL	femur length	대퇴골장
	FM	fetal movement	태동
G	GDM	gestational diabetes mellitus	임신당뇨병
	GS	gestational sac	태낭
I	IUFD	Intrauterine fetal death	자궁내태아사망
	IUGR	Intrauterine foetal growth retardation	자궁내태아발육지연
L		low birth weight infant	저출생체중아
	LMP	last menstrual period	최종월경기
M	MAS	meconium aspiration syndrome	태변흡인증후군
N	NFSD	normal fullterm spontaneous delivery	정상자연만기산
	NST	non-stress-test	비긴장성 검사
O	OCT	oxytocin challenge test	옥시토신부하검사
T	TTTS	twin-to-twin transfusion syndrome	쌍태태아간 수혈증후군
V	VAST	vibro-acoustic stimulation test	태아진동음 자극시험
	VBAC	vaginal birth after cesarean delivery	제왕절개술후 경질분만
	VD	vaginal delivery	질식분만술

(高崎由佳理)

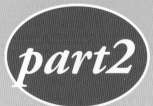

part2

간호사가 하는
처치와 간호 : 분만기

산부의 준비

분만은 태아와 부속물(태반, 제대)을 모체 밖으로 배출하고 임신을 종료하는 프로세스입니다. 분만은 제1~4기로 나뉘어집니다.
산부가 분만에 집중할 수 있도록 환경을 갖추는 것, 급변 시에 신속하게 대응할 수 있도록 준비해 놓는 것이 중요합니다.

순서 1 분만실 내의 준비를 갖추고 사용기기를 점검한다

① 분만감시장치의 준비·점검

② 흡인분만기의 준비·점검

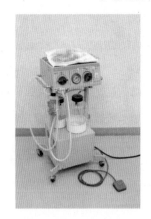

간호포인트

- 정상적으로 작동하는가
- 설정의 확인(날짜, 알람설정 등)
- 필요한 물품이 준비되어 있는지를 체크!

③ 인펀트워머, 흡인기, 신생아계측에 필요한 물품의 준비·점검

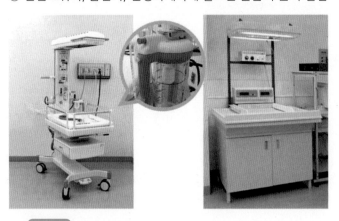

간호포인트

- 정상적으로 작동하는가(보온기능, 구강·비강흡인이 가능한지, 마스크·백이 가능한지, 산소투여가 가능한지)
- 재태주수, 예측되는 출생체중에 따른 준비인가
- 신생아소생에 대응할 수 있는 상태인가(→P.230)
- 청결한가를 체크!

요령!

산부가 릴랙스할 수 있는 환경 만들기
· 조명·소리, 음악·향기·실온·면회자의 조정(산부가 만나고 싶은 사람과 만날 수 있도록 조정)
※ 분만 시에 누가 입회하는가에 대해서는 사전에 부부·가족과 이야기해 놓는 것이 바람직하다.

순서 2 필요한 물품을 준비한다

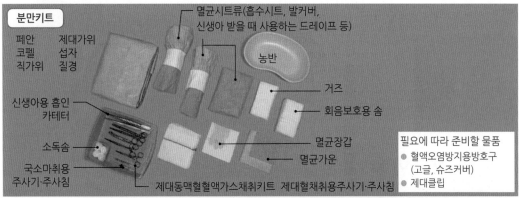

분만키트

페안 　　제대가위
코펠 　　섭자
직가위 　質경

신생아용 흡인 카테터

소독솜

국소마취용 주사기·주사침

멸균시트류(흡수시트, 발커버, 신생아 받을 때 사용하는 드레이프 등)

농반

거즈

회음보호용 솜

멸균장갑

멸균가운

제대동맥혈혈액가스채취키트　제대혈채취용주사기·주사침

필요에 따라 준비할 물품
● 혈액오염방지용방호구 (고글, 슈즈커버)
● 제대클립

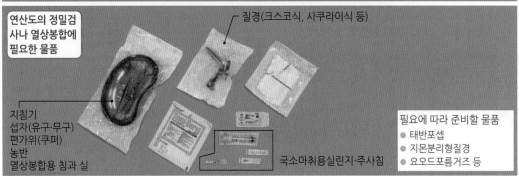

연산도의 정밀검사나 열상봉합에 필요한 물품

질경(크스코식, 사쿠라이식 등)

지침기
섭자(유구·무구)
편가위(쿠퍼)
농반
열상봉합용 침과 실

국소마취용실린지·주사침

필요에 따라 준비할 물품
● 태반포셉
● 지문분리형질경
● 요오드포름거즈 등

순서 3 긴급 시에 갖추어야 할 준비도 잊지 않고 한다

● 분만 시에는 출혈성 쇼크(이완출혈, 연산도손상, 외음부혈종 등)나 모체 급변(혈압상승, 자간, 양수색전, DIC 등)이 생길 위험이 있다. 이들 사태가 일어났을 때 바로 대응할 수 있도록 준비해 놓는다.
● 수술실이나 신생아과 등 연계가 필요한 부서와의 연락도 조정해 놓는다.

Check 긴급 시에 갖추어야 할 준비

긴급제왕절개의 준비
● 긴급제왕절개의 적응의 확인
● 필요한 수술 전 검사의 확인
● 알레르기나 금기약제 유무의 확인
● 말초정맥의 확보(수혈이나 대량수액에 비치된 유치침은 20G 이상의 것이 바람직하다)
● 환자의 준비(수술복으로 갈아입고, 탄성스타킹 착용, 환자확인을 위해 환자팔찌를 장착하고 있는지 확인)
· 환자·가족의 동의를 얻고 있는지(동의서가 준비되어 있는지), 정신적 케어(상황을 이해하고 있는지, 분만 방법의 변경에 대해서 조금이라도 수용할 수 있고 수술에 임할 수 있도록 케어한다)
· 긴급도에 따라서 준비하는 내용이 다른 경우도 있다

(최저한의 준비로서 무엇을 준비하는지 시설에서 합의를 얻어놓는 것이 좋다).
● 수술실이나 마취과의, 소아과의, NICU 등 연계부서·스탭에의 연락과 조정

모체급변에 갖추어야 할 준비의 포인트
● 지속적으로 활력징후를 측정할 수 있도록 준비한다.
● 언제라도 진단기재나 진찰실을 사용할 수 있도록 준비해 놓는다.
● 필요약제, 구급카트, 말초정맥확보의 준비를 한다.
● 수혈을 준비할 때의 절차를 확인해 놓는다.
● 정확한 출혈량을 측정할 준비를 한다.
● 기록도 준비한다.

(鎗目淳子)

분만개조법

진통주기가 「10분 이내」 또는 「1시간에 6회 이상」이 되면 분만개시가 됩니다. 분만의 진행을 방해하지 않도록 주의하면서 모아(母兒)의 안전을 최대한으로 확보하고, 회음의 손상을 막는 것을 염두에 두고 분만개조에 임하는 것이 중요합니다.
또한 분만개조는 조산사가 실시합니다. 간호사는 산부를 옆에서 돌보거나 격려를 해주거나 합니다. 가족에게 배려하는 것도 잊어서는 안 됩니다.

순서 **1** 청결야를 작성한다

● 분만진행이 나타나고 자연스런 힘주기가 확인되면 청결야를 작성한다.
● 청결야작성의 타이밍은 다음을 기준으로 개시한다.
· 초산부 : 자궁구전개대~배림
· 경산부 : 자궁구 8cm~전개대

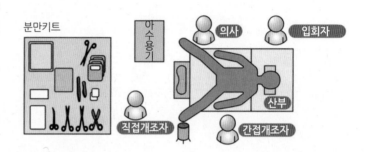

분만키트　야수용기　의사　입회자　직접개조자　간접개조자　산부

> **주의!**
> ● 청결야의 작성이 너무 빠르면 산부나 개조자의 피로를 초래하기 쉽다.
> ● 청결야의 작성이 너무 느리면 모아의 안전을 확보할 수 없다.

순서 **2** 외음부 닦기·소독을 한 후에 분만시트를 깐다

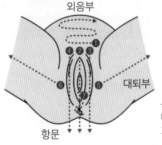

외음부　대퇴부　항문

순서는 시설에 따라 다른 경우가 있다

● 외음부소독은 대장균·연쇄구균·포도구균 등에 의한 오염을 방지하기 위해 실시한다.
● 외음부소독은 소독액(피부·점막의 소독에 적합한 것: 이소진크림 또는 0.025%역성비누액 등)에 담근 청결한 솜(멸균일 필요는 없다)을 이용하여 왼쪽의 그림과 같은 순서로 실시한다.

> **요령!**
>
> **분만개조의 포인트**
> ● 산부에게 무리가 없는 자세로
> ● 산부의 호흡이나 힘주기를 효과적으로 리드
> ● 모아의 안전을 확보할 수 있다
> ● 분만의 진행을 방해하지 않도록 주의
>
> **회음의 손상을 막는 포인트**
> ● 만출속도의 조정
> ● 골반유도선을 따라 만출시킨다
> ● 최소주위경으로 만출시킨다

아두만출까지의 개조를 한다

■앙와위분만(의료자측의 장점이 크다)

장점	·관찰하기가 쉽다 ·복압을 걸기가 쉽다 ·의료개입을 하기가 쉽다 ·산부의 표정을 파악하기가 쉽다 ·분만감시장치를 장착하기가 쉽다	단점	·요통을 호소하는 산부에게는 적합하지 않다 ·산부의 움직임이 제한된다 ·하대정맥이 압박을 받으므로 앙와위성저혈압을 일으키기 쉽다

① 배림

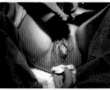

● 왼손은 급격한 아두만출에 대비한다

② 발로

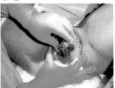

● 골반유도선을 따라 회음을 가볍게 들어올리듯이 하여 보호한다
● 다른 한 손으로 아두가 튀어 나오지 않도록 속도를 조정

③ 아두만출

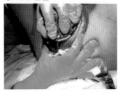

● 속도와 각도의 조정에 철저히 한다

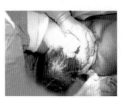

● 제대권락을 확인 후 자연스럽게 제4회선을 원조한다

■측와위분만

장점	·산부의 과도한 힘주기를 놓치기 쉽다 ·간헐기에 산부가 쉽게 휴식한다 ·앙와위로의 변경이 용이 ·요통을 호소하는 산부에게 맞는다 ·회음의 상태를 관찰하기가 쉽다 ·고관절에의 부담이 적다	단점	·진통이 사이가 길어지는 경우가 있다 ·산부의 표정을 파악하기 어렵다 ·산부의 발이 바닥에 닿지 않기 때문에 복압이 잘 걸리지 않는 경우가 있다

① 배림

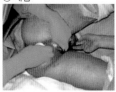

● 아두배림까지는 항문압박·항문보호

② 발로

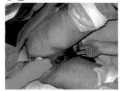

● 회음을 밀어 올리듯이 보호한다

③ 아두만출

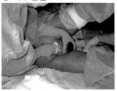

● 눈에서 입쪽을 향하여 얼굴을 닦는다

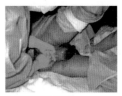

● 제대권락 확인

> **간호포인트**
>
> ● 재해 시 전기를 사용할 수 없고 분만대를 사용할 수 없는 경우가 있다.
> ● 평소에 프리스타일 분만의 개조방법을 알아두면 분만대 이외의 어떤 장소에서도 분만개조를 할 수 있다.

■엎드린 자세의 분만(산부·태아에게 장점이 크다)

장점	· 요통을 호소하는 산부에게 적합하다 · 회음의 신전이 쉽다 · 개조자로부터의 회음의 관찰이 쉽다 · 태아의 하강이 촉진된다 · 하대정맥으로의 압박이 적고 심음이 잘 떨어지지 　않는다 · 골반강이 가장 넓어 회선 이상이 쉽게 수정된다	단점	· 산부의 표정을 파악하기 어렵다 · 분만감시장치를 장착하기가 어렵다 · 의료개입을 하기가 어렵다 · 변으로 태아가 오염될 가능성이 있다 · 양수를 쉽게 연하한다

① 배림

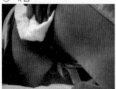

● 왼손은 항문압박·항문보호만

② 발로

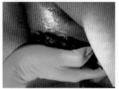

● 오른손은 만출속도의 조정을 한다

③ 아두만출

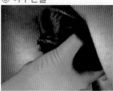

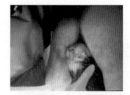

● 변 등에 의한 오염에 주의한다

순서 4 견갑 ~ 체간만출까지 개조를 한다

● 견갑만출 시의 개조 포인트는 어떤 체위라도 다르지 않다(사진은 측와위 분만).

① 전재견갑

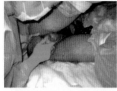

● 치골궁하에 1/3 정도, 항문 측으로 태아를 만출한다

② 후재견갑

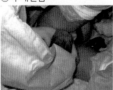

● 치골 측으로 태아를 꺼낸다

③ 체간만출

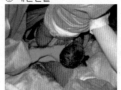

● 골반유도선을 따라 만출한다

④ 모아대면

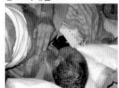

● 변 등에 의한 오염에 주의한다

순서 5 태반만출의 개조를 한다

● 박리징후를 확인한다.
● 무리하게 견인하지 않는다(제대단열·자궁내반을 예방하기 위해).

알펠드(Ahlfeld) 징후

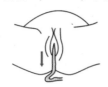

· 태아만출 직후보다 제대가 음열에서 10cm 이상 더 내려간다.

슈레더(Schröder) 징후

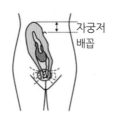

자궁저
배꼽

· 치골결합 위에 부드러운 융기를 촉지할 수 있다.
· 태아만출 직후에는 거의 배꼽 높이였던 자궁저가 태반박리 시에는 높아진다.
· 자궁체가 오른쪽으로 기울어 가늘고 길어지며, 치골결합 위의 자궁부분은 팽창한다.

퀴스트너(Küstner) 징후

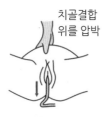

치골결합
위를 압박

· 손으로 치골결합 위를 누를 때의 제대의 모양을 본다.
· 태반이 박리되어 있으면 제대가 밀려나오지만 박리되어 있지 않으면 제대가 질 내에 숨어버린다.

스트라스만(Strassmann) 징후

자궁저부를 가볍게 두드린다.

· 한 손으로 제대를 잡고 다른 손으로 자궁저를 두드려 울림이 있는지 확인한다.
· 박리되어 있지 않으면 제대를 잡은 손에 울림이 느껴지지만, 박리 후에는 울림이 없다.

(東海林淳子, 勝田もも子)

산과
2 간호사가 하는 처치와 간호·분만기

태반검사법

태반검사는 태아부속물(태반, 난막, 제대)이 자궁강 내에 남아있는지를 확인하기 위해서 합니다. 태아부속물의 자궁강내유잔은 이완출혈이나 세균감염의 원인이 될 수 있기 때문에 상당히 위험합니다.

검사가 종료된 태반은 각 지방 자치단체의 조례에 따라 처리합니다.

왜하는가? **태반검사의 목적**

- 태반검사·계측은 모체의 태아부속물의 완전한 만출을 확인하고 자궁복고와 산욕감염증 등의 산욕경과를 사정하는 정보가 된다.
- 출생아의 태반환경, 분만경과중의 태아의 건강도를 평가할 수 있으며, 출생 후의 모체외생활적응상태를 사정하는 정보가 되기 때문에 중요하다.
- 태반만출 후에 1차 검사로써 태반실질의 결손이나 난막의 결손이 없는가를 확인한다. 그 후에 2차 검사로써 다음에 나오는 순서를 따라 태반에 이상이 없는지 확인한다.

 필요한 물품을 준비한다

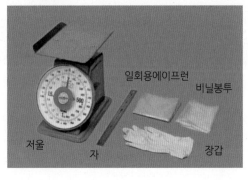

일회용에이프런
비닐봉투
저울
자
장갑

 감염예방대책을 한다

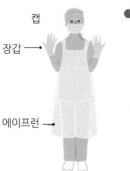

캡
장갑
에이프런

- 표준예방책에 근거하여 일회용에이프런이나 장갑, 페이스가드(마스크와 고글이 일체화 된 것)를 장착한다.

 태반검사를 한다

[1]

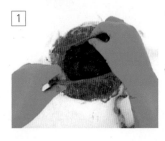

- 태반을 농반에 넣어 모체면을 드러내놓고, 부착된 혈괴를 제거한 후 태반실질의 결손이 없는지 확인한다.

[2]

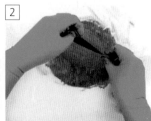

- 난막열구부위를 맞추고 난막의 결손이 없는지 확인한다.

순서 4 태반계측을 한다

● 태반을 관찰할 때는 혈액이나 양수를 분리하고 밝고 평평한 장소에 펼쳐놓고 한다.

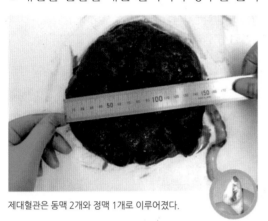

제대혈관은 동맥 2개와 정맥 1개로 이루어졌다.

주의!

- 태아발육부전의 태반은 제대가 가는 경우가 있다. 태반실질이 작고 취약한 것이 많다.
- 임신성고혈압이나 태아발육부전인 경우는 태반실질에 경색(허혈성변화)이 보이는 경우가 있다.
- 과기산인 경우는 태반실질에 석회화가 보이는 일이 있다.

계측방법

① 태반실질의 중앙부근을 지나는 횡경과 중앙부근에서 횡경과 직교하는 종경을 계측한다.
② 태반의 두께는 태반의 중앙부근에서 제대부착부를 피한 가장 두꺼운 부분과 가장 얇은 부분을 계측한다.
③ 태반을 비닐봉지에 넣어 질량을 측정한다.

관찰항목

① **태반의 모체면** : 태반의 모양, 색깔, 태반실질의 결손, 분엽의 유무·탄력성, 부태반, 응혈, 백색경색, 석회침착의 유무
② **태반의 태아면** : 혈관주행, 색, 난막결손, 난막열구부위, 난막강도, 착색, 난막수
③ **제대** : 제대의 부착부위, 제대의 길이, 굵기, 혈관의 수, 와튼 모양 교질의 형성상태, 염전, 결절, 착색

순서 5 태반을 처리한다

● 각 지방자치 단체의 조례(도쿄도에서는 「도쿄도포의 및 산오물취체조례」)에 따라 태반을 처리한다.

(金子幸子)

문헌

1. 町浦美智子 편: 조산사기초교육 텍스트 제5권 분만기의 진단과 케어. 일본간호협회출판회, 도쿄, 2009.

분만 시 출혈량의 측정

분만 시 출혈량은「분만 중 및 분만 후 2시간까지의 출혈량」을 가리킵니다. 보통의 출혈량은 200~400mL이며, 500mL까지는 정상범위로 간주됩니다.

정상분만인 경우 보통 분만 제I~II기 및 직후에는 거의 출혈이 보이지 않습니다. 그러나 분만 제III기 이후에는 태반박리면이나 연산도의 손상 등으로 대출혈을 쉽게 일으켜, 정확한 출혈량의 측정과 함께 출혈에 대한 준비가 필요해 집니다.

 필요한 물품을 준비한다

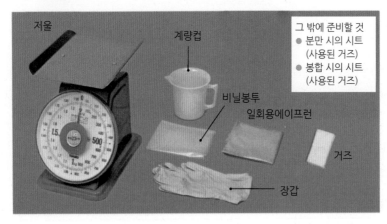

저울

계량컵

비닐봉투

일회용에이프런

장갑

거즈

그 밖에 준비할 것
- 분만 시의 시트 (사용된 거즈)
- 봉합 시의 시트 (사용된 거즈)

간호포인트
- 사용 전의 거즈나 시트의 무게를 사전에 미리 계측해 놓는다.

 분만 시(분만 제I~III기)의 출혈량을 측정한다

① 분만 제III기의 출혈을 계량컵에 옮겨 계측한다.

② 거즈·시트에 부착된 혈액을 측정한다.

- 시트에는 양수도 묻어있으므로 시트에 부착된 혈괴만을 측정한다.

- 가능한 범위 내에서의 정확한 출혈량을 파악한다.

③ 청결야에 나온 출혈을 닦은 거즈의 무게를 재고, 사용 전 거즈의 무게와 사용 후 거즈의 무게의 차이를 출혈량으로서 계산한다.

주의!

분만 제 III기의 모체의 상태
- 태반만출 후의 자궁수축, 출혈, 일반상태의 변화에 주의한다.
- 분만 후 2시간은 안정을 취하게 한다.
- 보행개시 시기는 신체상태에 따라 다르다.

순서 3 열상부봉합 시의 출혈량을 측정한다

● 거즈·시트에 부착된 혈액을 측정하고 사용 전 거즈·시트의 무게와 혈액을 닦은 후의 무게의 차를 계산한다.

> **요령!**
>
> ● 가능해서 시트를 교환한다면 출혈량을 파악하기 쉽다.
> ● 시트가 2장이 겹쳐 있어서 1장 벗겨내는 타입도 있다.

 ## 순서 4 분만 제IV기(분만직후~2시간)의 출혈량을 측정한다

● 1시간치·2시간치를 측정한다.
● 일반적인 상태는 별항을 참조. 분만 제IV기의 출혈을 측정한다.
● 1시간의 출혈량은 50mL까지가 정상치이다[1].

> **요령!**
>
> ● 출혈량의 측정에는 동형 패드를 사용하며, 사용 전의 패드의 무게와 혈액을 함유한 패드의 무게의 차를 측정한다.

(鈴木瞳)

문헌

1. 島田信宏: 사진으로 보는 분만 후 2시간의 모아케어. 南山堂, 도쿄, 1984.

산후 모체의 검사와 측정

분만 후의 모체는 감염·출혈·쇼크 등을 일으키기 쉽기 때문에 주의 깊게 관찰하고 예방하기 위해 노력합니다. 또 자궁수축상태나 회음·질벽열상의 유무도 관찰하고 필요에 따라 자궁수축을 촉진하도록 노력합니다.

필요한 물품을 준비한다

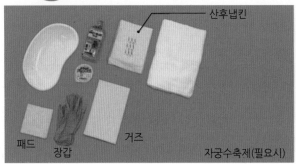

산후냅킨

패드   장갑   거즈   자궁수축제(필요시)

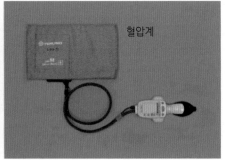

혈압계

자궁의 상태를 확인한다

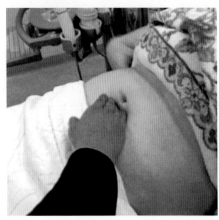

● 태반만출 후 자궁저에 손바닥을 대고 자궁의 위치, 자궁저의 높이, 자궁의 경도를 촉진하고 파악한다.

● **자궁수축이 양호** : 자궁저는 딱딱하게 만져지고 출혈도 적다.

● **자궁수축이 불량** : 자궁저가 부드럽게 만져지고 출혈이 지속된다.

● 태반박리에 따른 출혈은 암적색의 정맥성 출혈이다.

> **요령!**
> ● 분만 후 조기의 직접수유는 옥시토신이 분비되어 자궁수축을 촉진시킨다.
> ● 산부를 격려하면서 관찰한다.

순서 3 연산도(soft birth canal)를 사정한다

● 손가락에 거즈를 감아 외음부에 출혈이 보이는지 아닌지, 회음열상이나 질벽열상의 유무를 확인한다.
● 열상이 있는 경우에는 의사에게 봉합을 의뢰한다.

회음열상의 분류

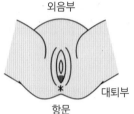
외음부
항문
대퇴부

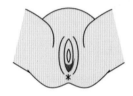

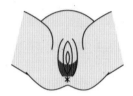

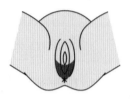

제1도
회음피부 및 질점막에만 국한된 열상

제2도
회음피부뿐만 아니라 근층의 열상을 동반하지만, 항문괄약근은 손상되지 않은 것

제3도
항문괄약근이나 질직장중핵의 일부가 단열된 것

제4도
열상이 항문점막 및 직장점막에까지 미친 것

(金子幸子)

주의!
● 연산도 사정을 위해 외음부를 만질 때는 조심스럽게 살짝 만진다.
● 회음열상부에 출혈이 보일 때는 거즈로 압박하고 지혈한다.
● 산도열상에서의 출혈은 선홍색의 동맥성출혈이다.

간호포인트

자궁수축불량인 경우
● 자궁저의 윤상마사지를 한다. 필요시 자궁수축제를 사용할 수 있도록 준비한다.
● 자궁수축상태를 확인할 때는 모체의 활력징후, 안색, 불쾌감, 숨가쁨 정도나 후진통의 유무, 외음부의 상태, 통증의 유무와 정도, 외음부혈종의 징후가 있는지 등을 확인한다.
● 분만 직후에는 전신상태가 변화하기 쉽다. 분만 시의 총 출혈량을 파악하고 전신상태를 관찰한다.
● 방광충만은 자궁수축불량에 관여하기 때문에 최종배뇨의 시간을 확인해 둔다.

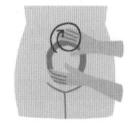
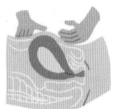

산과 2 간호사가 하는 처치와 간호 : 분만기

신생아실의 준비

임신·분만경과, 출생직후의 아기의 상태에서 생각할 수 있는 고위험 인자를 파악한 후에, 상태를 관찰하고 모체 외 생활에 빨리 적응하도록 간호합니다. 열상실을 예방하기 위해 인펀트워머를 이용하여 보온에 힘쓰고, 신속하게 간호할 수 있도록 완벽하게 준비한다.

인펀트워머의 준비

순서 1 필요한 물품을 준비한다

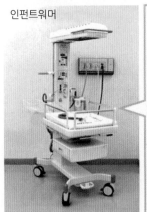

인펀트워머

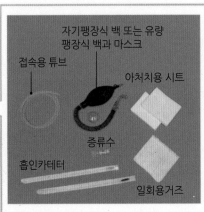

접속용 튜브

자기팽장식 백 또는 유량 팽장식 백과 마스크

아처치용 시트

증류수

흡인카테터

일회용거즈

그 밖에 준비할 것
● 바쓰타올
● 아기옷
● 내의
● 기저귀

요령!
● 온도를 안정시키기 위해 인펀트워머는 분만 전부터 전원을 넣어 따뜻하게 해 놓는다.

순서 2 사용 전에 점검한다

● 각부의 기본적인 기능동작이 정상적으로 작동하고 있는지, 청결하지 않거나 파손되어 있지 않은지 확인한다.
● 출생 후 열량조정은 아기의 상태를 보면서 한다.

순서 3 흡인카테터를 접속한다

아기의 체중	흡인카테터	삽관튜브	블레이드
2500g 이상	8Fr	3.5-3.0mm	#1
1500-2500g	6-8Fr	3.0-2.5mm	#0-1
1500g 이하	6Fr	2.5-2.0mm	#0

● 증류수를 보내어 흡인압이 100mmHg (13kPa)를 넘지 않은 것을 확인한다.
● 흡인카테터는 아기의 추정체중에 맞는 굵기의 것을 준비한다.

산소튜브·백·마스크의 접속상황, 불량의 유무를 확인한다

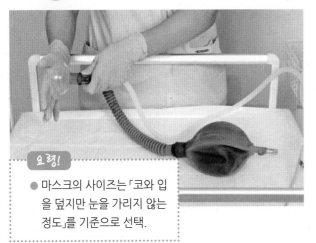

- 마스크를 밀폐하고 산소를 보내어 백이 팽창하는 것을 확인한다.
- 산소튜브, 백(자기팽장식 백 또는 유량팽장식 백), 마스크가 적절하게 접속되어 있는지 확인한다.
- 마스크의 크기는 아기의 추정체중에 맞추어 준비한다.
- 백, 튜브에 새는곳이 없는지 확인한다.

요령!
- 마스크의 사이즈는 「코와 입을 덮지만 눈을 가리지 않는 정도」를 기준으로 선택.

아기에게 닿는 물건을 따뜻하게 해 놓는다

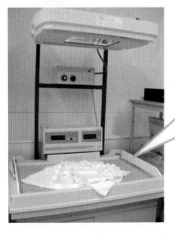

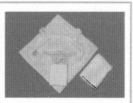

- 아기가 착용하는 순서대로 겹쳐놓는 것이 포인트이다.

- 인펀트워머의 매트리스 위에 바쓰타올·아기옷·속옷·기저귀·시트를 세트하고 따뜻하게 해놓는다.

신생아계측의 준비

Check 신생아계측에서 실시하는 것

- 활력징후 측정
- 전신 관찰
- 점안
- 신체계측
- 배꼽처치
- 배양채취(필요에 따라)

순서 필요한 물품을 준비한다

※상세한 내용은 p.192를 참조

- **활력징후 측정** : 청진기, 체온계, 체온계커버, 윤활제(올리브오일 등), 스탑워치
- **신체계측** : 자, 체중계, 노기스, 줄자, 아두계측기
- **배꼽소독** : 면봉, 소독용알코올, 멸균거즈, 테이프
- **점안** : 항균점안약
- **배양채취** : 배양채취용 튜브
- **공통** : 일회용장갑, 일회용에이프런, 일회용거즈, 모아표식

코트의 준비

순서 필요한 물품을 준비한다

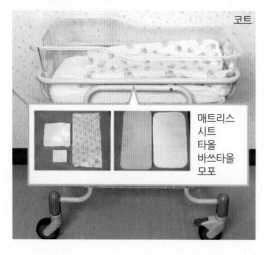

코트

매트리스
시트
타올
바쓰타올
모포

요령!
- 사전에 미리 코트를 따뜻하게 해놓는다.
- 매트리스→시트→머리맡의 시트→바쓰타올→모포 순서로 코트에 세트한다.

(鈴木瞳)

part3

간호사가 하는
처치와 간호 : 산욕기

오로교환

산부의 외음부는 오로의 배출에 의해 청결을 유지하기 어려운 상태에 있습니다. 회음절개의 봉합부나 항문주위의 통증을 동반한 경우 배설 후에 충분히 닦기가 어렵고, 청결을 유지하기가 어려운 상황에 놓이게 됩니다.

외음부의 청결을 유지하는 원조에는 청식(淸拭)법과 세정법 2종류가 있습니다만 산부의 상쾌함을 얻는 데는 세정법이 효과가 있으며, 요즘에는 샤워기능이 있는 화장실을 활용하고 있는 시설도 많이 있습니다.

왜하는가? 오로교환의 목적

- 오로란 태반·난막의 박리에 따라 생긴 자궁 내 창면(創面)에서의 분비물과 자궁경관·질전정에서의 분비물이 섞인 것이다. 오로교환은 배출된 오로를 제거하고 생식기의 복고현상을 촉진하는 원조기술이다.
- 산후의 외음부의 청결유지의 상태를 확인하고 오로의 양, 성상으로 자궁복고상태, 자궁내감염의 유무를 판단하기 위해 실시한다.

청식법① : 간호자가 하는 경우

순서 1 산부의 준비를 갖춘다

- 산부에게 오로교환의 필요성과 방법을 설명하고 이해를 얻는다.
- 배뇨를 마쳐놓도록 사전에 미리 설명한다.

순서 2 필요한 물품을 준비한다

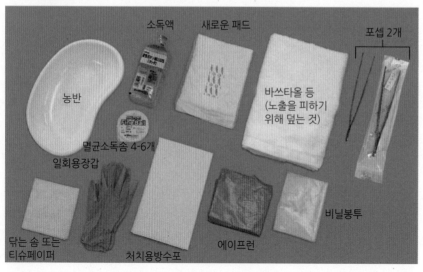

소독액　새로운 패드　포셉 2개

농반

바쓰타올 등
(노출을 피하기
위해 덮는 것)

멸균소독솜 4-6개

일회용장갑

비닐봉투

닦는 솜 또는
티슈페이퍼　　처치용방수포　에이프런

순서 3 체위를 갖추고 패드를 제거한다

- 앙와위가 되어 다리를 벌리도록 한다.
  - **내진대인 경우** : 내진대에 시트가 깔려 있는지를 확인하고 산부에게 다리를 벌리고 앙와위를 취하게 한다.
  - **침대 위인 경우** : 앙와위가 되어 무릎을 세우고 다리를 벌리게 한다.
- 체위가 갖추어지면 일회용장갑을 장착하고 산욕쇼츠의 앞 버튼 또는 매직테이프를 떼고 패드를 위에서 아래로 제거한다(항문부에서의 외음오염을 예방하기 위해서).

> **요령!**
> - 프라이버시를 유지하는 환경 제공 : 처치실의 사용 등을 고려한다. 바쓰타올 등을 이용하여 불필요한 노출을 피하고 수치심을 배려한다.
> - 침대 위에서 하는 경우는 환경정비와 함께 침대의 오염에도 주의한다.

순서 4 청정솜을 준비한다

- 청정솜을 사용하는 경우는 2장으로 나눈다.
- 소독약을 사용하는 경우는 섭자로 소독솜을 잡는다.

> **주의!**
> - 청정솜을 나눌 때는 안쪽(닦는 면)에 손가락이 닿지 않도록 주의하면서 실시한다.
>
>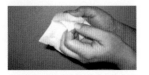

순서 5 청정솜으로 앞에서 뒤로 누르듯이 닦는다

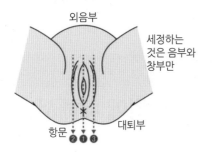

- 처음에 소음순 중앙, 다음으로 좌우 음순, 마지막으로 회음에서 항문부를 닦는다.
- 청정솜은 한 번 쓸 때마다 오물을 넣는 비닐봉투(또는 쓰레기통)에 버린다.

청식법② : 산부에 의한 셀프케어인 경우

순서 1 준비를 갖춘다

- 산부 스스로가 배뇨 후에 하는 방법이다. 산부에게 오로교환의 필요성과 방법에 대해서 설명하고 이해를 구한다.
- 배설 전에 비누와 흐르는 물에 손을 씻고 패드를 앞에서 뒤로 벗기도록 지도한다.
- 벗긴 패드를 잘 관찰하여, 오로의 변화(양, 성상, 냄새, 혼입물의 유무 등), 다량의 출혈이나 응혈, 불쾌한 냄새 등이 있으면 간호사에게 보이도록 설명한다.
- 청정솜은 시판되는 것(대부분은 산욕용품 속에 포함되어 있다)이 적당하다는 것을 알려준다.

순서 2 배뇨 후에 휴지로 외음부를 닦은 후, 앞에서 뒤로 닦는다

- 휴지로 외음부를 닦고 잘 건조시킨 후 청정솜을 사용한다.
- 청정솜을 2장으로 나누어 안쪽으로 청식한다.
- 청정솜은 1회 닦을 때마다 면(面)을 바꾸거나 새 청정솜을 사용하고 그때마다 오물통에 버린다.

> **요령!**
> - 세정보틀액을 사용한 경우에는 보틀의 선단을 질에 삽입하지 않도록 주의를 환기시킨다.
> - 샤워기가 부착된 화장실의 경우 세정압이 높으면 회음절개부의 동통을 동반하는 경우가 있으므로 주의한다.

순서 3 패드를 대고 고정한다

- 청결한 패드를 앞에서 뒤로 대고 산욕쇼츠 등으로 고정한다.

순서 4 손을 비누와 흐르는 물로 씻는다

세정법 : 간호자가 내진대에서 실시하는 경우

순서 1 산부에게 오로교환의 필요성과 방법에 대해서 설명하고 이해를 구한다

- 산부에게 배뇨를 마치고 내진실로 가도록 설명한다.

순서 2 필요한 물품을 준비한다

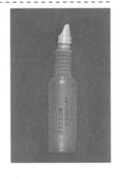

● 수수(受水)용기가 붙은 내진대에서 실시한다.
● 174순서②(청식법)의 물품과 세정용액·세정액을 사용.

간호포인트

● 세정액으로는 염화벤잘코늄 등을 이용하는 경우도 있지만 미온수라도 괜찮다.
● 세정용기로는 이리게이터나 세정보틀을 이용한다.

순서 3 체위를 갖추고 패드를 뺀다

● 내진대에 시트가 깔려 있는지를 확인하고 산부에게 내진대에서 다리를 벌리고 앙와위를 취하게 한다.
● 불필요한 노출을 피하기 위해 대퇴에서 무릎에 걸쳐 바쓰타올을 덮는다.
● 산욕쇼츠의 앞버튼 또는 매직테이프를 벗기고 패드를 위에서 아래로 제거한다(항문부에서의 외음오염을 막기 위해서).

순서 4 포셉으로 잡은 소독솜으로 세정하면서 외음부를 관찰한다(→p.175)

● 항문부로부터의 외음부오염을 막기 위해 ① 치구에서 항문에 걸쳐서, ② 소음순의 중앙에서 좌우음순, ③ 회음, ④ 항문을 1회마다 면구를 교체하여 세정하면서 외음부를 관찰한다.
● 건조된 솜으로 수분을 닦아낸다.

순서 5 회음봉합부의 소독을 한다

● 소독액에 담근 솜으로 회음봉합부를 소독하고 종창·부종의 유무, 치유상태를 관찰한다.
● 소독이 끝나면 페이퍼로 산부의 항문 및 둔부의 수분을 닦는다.

순서 6 귀실(歸室) 준비를 한다

● 외음부의 오염을 막기 위해 새로운 패드의 안쪽에 닿지 않도록 산욕쇼츠로 고정한 후 산부를 내진대에서 내려가게 한다.
● 손을 흐르는 물과 비누로 씻는다.

(森田知子)

문헌

1. 村上睦子: 임상조산기술 베이직&스텝업 텍스트. メディカ出版, 오사카, 2010: 174-175.

수유에 관한 지도법

어머니는 태아를 임신한 순간부터 출산 후의 수유를 내심 기대하고 있습니다. 출산이 종료되면 바로 모유가 나온다고 생각하기 쉽지만, 모유가 나오기 위해서는 수유에 관한 지식과 수기의 습득이 필요합니다. 궤도에 오르기까지 정신적인 지원도 중요합니다.

Check **모유육아의 장점**

긴급제왕절개의 준비
- 어머니측 : 산후의 자궁의 회복을 빠르게 하고 이완효과가 있다. 모아의 유대관계가 깊어지고 산후의 다이어트, 유암·자궁암·난소암에 잘 걸리지 않으며 골다공증이 쉽게 생기지 않는다.
- 신생아측 : 아기를 위한 완전식품이다. 위장에 부드럽고 면역물질이 풍부하게 함유되어 있으며 알레르기를 잘 일으키지 않는다.

수유개조

순서 *1* 필요한 물품을 준비한다

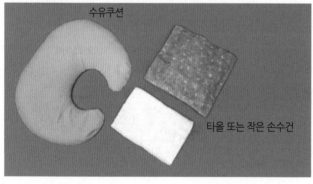

수유쿠션

타올 또는 작은 손수건

요령!
- 이들 물품은 집에 있는 것으로 대용할 수 있다는 것을 알려준다.

순서 *2* 어머니를 준비시킨다

- 가슴을 내놓기 쉽게 앞이 터진 의복을 착용하게 한다.
- 아기가 울기 시작하면 우선 기저귀를 확인하고 더러우면 교환한다.
- 흐르는 물과 비누로 손을 씻는다.
- 자세를 안정시키고 천천히 자세를 잡을 수 있도록 의자의 높이나 환경을 갖춘다.

순서 3 아기를 적절한 위치(포지셔닝)에서 안는다[1]

- 아기의 귀·어깨·둔부가 일직선이 되어 고개가 틀어지거나 숙여지지 않게, 뒤로 젖혀지지 않는 위치로 하여 아기의 머리와 어깨(신생아라면 몸 전체)를 지지한다.
- 유방을 아기에게 가까이 대는 게 아니고 아기를 유방으로 데리고 와 어머니의 몸에 밀착시킨다.

가로로 안기

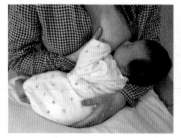

교차안기

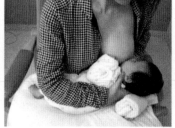

옆으로 안기

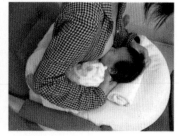

요령!

- 유방외측(액와)에 경결이 있는 경우나 어머니가 유방외측이 무겁다고 느끼고 있는 경우에는 옆으로 안기를 선택하면 된다.
- 아기를 유방에 가까이 할 때는 아기의 코와 유두를 마주 보게 한다.

주의!

- 누워서 젖을 먹이는 경우 얕은 흡착이 되기 쉬우므로 유두·유륜의 트러블이 잘 생기기 때문에 피한다. 그러나 잦은 수유로 인해 피로한 경우에는 부득이 누워서 젖을 먹이는 경우도 있다.
- 이때 가능한 깊게 흡착할 수 있도록 노력하는 것이 중요하다.

순서 4 적절한 흡착(래치온)이 가능하도록 원조한다[2]

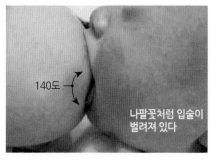

140도

나팔꽃처럼 입술이 벌려져 있다

- 유두는 아기의 윗입술의 상방, 코의 앞까지 기울인다.
- 아기의 머리는 후방으로 기운다.
- 유륜부분까지 아기의 입에 넣는다.
- 아랫입술이 처음에 닿는 부분은 유두의 하방 3~4cm 이다.
- 히악이 유방에 묻히도록 한다.
- 아기의 가슴은 어머니의 몸에 딱 밀착시킨다.
- 아기의 견갑골에서 목덜미에 걸친 부분에 손을 놓고 끌어당긴다.

주의!

부적절한 레치온에 의한 영향
- 유두통(아기가 유두를 찌부러뜨리고 비뚤어지게 먹는 모양이 되기 때문에 바로 발적이나 상처가 생긴다)
- 아기의 배설감소·불충분한 체중증가(효과적으로 모유를 먹을 수 없고 유즙생성이 늦어지기 때문에)

왜하는가? 레치온의 원조는 왜 필요?[3]
- 모유육아를 확립한다.
- 유두통이나 상처를 감소시킨다.
- 유방의 병적 긴장이나 유선염을 예방한다(일어난 경우에는 증상의 경감에 도움이 된다).
- 확실하게 모유를 먹을 수 있다.
- 유즙분비를 촉진한다.
- 모유육아기간을 길게 한다.

순서 **5** 효과적으로 흡착되어 있는지 사정한다[4]

적절한 흡착의 사인

① 아기의 입이 크게 벌려져 있다.

② 아랫입술이 외측으로 벌려져 있다.

③ 하악이 유방에 닿아 있다(또는 닿을 것처럼 되어 있다).

④ 아기의 입의 하부보다 상부에 유륜이 보다 많이 보인다.

● 위의 내용을 전부 만족시키고 있다면 단단히 흡착되어 있는 것이다. 적절하게 흡착되어 있다면 어머니는 통증을 느끼지 않고 쾌적하며, 아기는 효과적으로 포유할 수 있다.

효과적으로 포유하고 있다는 사인[5]

① 깊게 천천히 흡착하고 연하음이 들린다.

② 뺨은 부풀어 있고 홀쭉하지 않다.

③ 아기가 안정되게 먹고 있다.

④ 아기가 스스로 수유를 마치면 만족스럽게 보인다.

⑤ 어머니에게 통증이 없다.

간호포인트

아기가 효과적으로 포유하고 있지 못한 사인[6]
① 빠르고 얕은 흡찰로 소리를 내고 빨거나 혀를 차는 듯한 소리가 난다.
② 뺨이 들어간다(보조개가 생긴다).
③ 젖을 물리려고 해도 아기가 초조해하고 물었다고 생각하면 바로 떨어진다.
④ 아기가 아주 빈번하게 먹거나 1회의 수유시간이 매우 길거나 하며, 아기가 젖을 놓지 않고 만족스럽게 보이지 않는다.
⑤ 어머니가 통증을 느낀다.

순서 **6** 수유를 마치고 아기의 배기를 촉진한다

● 아기를 침대로 되돌려 놓고 기저귀를 확인하고 의복을 갖춘다.

● 기저귀를 교환하면 마지막으로 손을 씻는다.

(林真希)

문헌

1. UNICEF/WHO: 아기와 엄마에게 쉬운 모유육아지원가이드 베이직 코스「모유육아성공을 위한 10가지」. BFHI2009번역편집위원회편, 医学書院, 도쿄, 2009.
2. 水井雅子: 포지셔닝과 레치온. 모유육아 스탠다드, 일본 락테이션 컨설턴트협회 편, 의학서원, 도쿄, 2007. 176-86.
3. 말레이 엔킨 외: "모유영양". 임신출산 케어 가이드, 北井啓勝 감역, 医学書院, 도쿄, 1997: 367-382.
4. UNICEF/WHO: 아기와 엄마에게 쉬운 모유육아지원가이드 베이직 코스「모유육아성공을 위한 10가지」. BFHI2009번역편집위원회편, 医学書院, 도쿄, 2009:137.
5. UNICEF/WHO: 아기와 엄마에게 쉬운 모유육아지원가이드 베이직 코스「모유육아성공을 위한 10가지」. BFHI2009번역편집위원회편, 医学書院, 도쿄, 2009: 141.
6. UNICEF/WHO: 아기와 엄마에게 쉬운 모유육아지원가이드 베이직 코스「모유육아성공을 위한 10가지」. BFHI2009번역편집위원회편, 医学書院, 도쿄, 2009: 141-142.

■분만직후의 원조

WHO제창의『모유육아성공을 위한 10가지』에는「산후30분 이내에 모유육아를 개시할 수 있도록 어머니를 지원합시다」라고 되어 있다. 보통 신생아는 피부와 피부가 서로 닿고 잠시 시간이 흐른 뒤에 (출생 후 1시간 이내)수유태세에 들어간다. 이 타이밍을 놓치지 말고 적절하게 지원하는 것이 중요하다. 지원의 포인트는 다음과 같다.

● 분만종료 후부터 아기의 체온이 저하되지 않도록 실내온도나 덮개 등으로 체온조정을 한다.
● 아기에게 부착된 양수를 완전히 닦고 호흡상태에 주의하면서 캉가루케어를 실시하고 수유의 타이밍을 꾀한다.
● 먹고싶어하는 사인이 보이면 아기 스스로 쉽게 흡착할 수 있도록 지켜본다.

■유즙분비를 촉진하는 원조

유즙분비를 촉진하기 위해서는 프로락틴의 농도를 유지하는 것이 중요하다. 때문에 분만 직후부터 조기수유와 1일 8회 이상의 잦은 수유가 필요하다.

태반만출 후 에스트로겐과 프로게스테론의 혈중농도는 급격하게 하강하고 프로락틴의 억제가 해제되어 유즙분비가 개시된다. 이 프로락틴 농도는 분만직후가 최고치이며, 그 후에는 천천히 하강한다. 그러나 수유 때마다 프로락틴이 일시적으로 상승함으로써 저하를 막을 수 있다. 그 결과 유즙분비를 촉진하고 유지할 수 있다.

■함몰·편평유두의 수유원조

함몰·편평유두라도 반드시 모유육아를 확립할 수 있다. 그러나 분만 후에는 유방·유두의 신전이 나빠서 흡착할 수 없으므로, 직접수유가 가능해질 때까지 잠시 시간이 필요하다. 때문에 모유육아의 동기부여를 서포트하고 정신적 지원과 끈기 있는 원조가 중요해진다.

흡착이 잘 되도록 하기 위해서는 산후 조기부터 의 잦은 수유와 유즙분비량을 조기에 충분히 확보하는 것이 중요하다. 때문에 1일 8회 이상의 착유가 필수이다.

유즙분비량이 충분히 확보되고 유방·유두의 신전성이 나오면 아기는 자연스레 젖을 빠는 것이 가능해 진다.

산후의 몸을 회복시키는 지원

산욕기는 산부의 신체가 임신 전과 같은 상태로 회복하려고 하는 신체적변화가 눈에 띠는 시기입니다. 이 시기의 신체적 변화에 따라 회복을 촉진시키기 위해 원조할 필요가 있습니다. 특히 자궁은 분만종료 후 급속하게 원래의 상태로 되돌아가려고 하며 약 6~8주에 걸쳐 임신 전의 크기와 위치로 되돌아갑니다. 산욕 일수에 따라 자궁복고가 순조롭게 진행되고 있는지 사정하고, 회복을 촉진하는 원조를 합니다. 여기에서는 자궁저의 관찰·윤상마사지, 골반저근 체조를 중심으로 설명하겠습니다.

자궁복고를 촉진하는 케어

왜하는가?　자궁복고를 촉진하는 케어

- 자궁저의 윤상마사지 : 자궁근을 자극하고 자궁수축을 촉진하기 위해 실시한다. 산부자신에게 자궁저의 위치를 알게 하고 유연할 때에는 윤상마사지를 하도록 설명한다.
- 조기 이상의 촉진 : 분만소요시간, 출혈량, 분만양식, 연령, 식사·수분섭취상황 등을 평가한 후에 이상을 한다. 문제가 없으면 보통 분만 후 2시간에 첫 보행을 시작한다. 첫 보행 시 어지럼증이나 휘청거림 등의 빈혈증상이 있을 때는 무리하지 말고 몇 시간 후에 다시 시도해 본다. 조기 이상에 의해 오로의 저류에 따른 자궁수축부전을 예방한다.
- 배설의 촉진 : 배뇨, 배변을 재촉하고 방광·직장충만에 의한 자궁수축부전을 예방한다. 분만 시 아두가 방광신경을 압박함으로써 분만 후에 일시적으로 요의를 잘 느끼지 못하게 되는 경우가 있기 때문에, 3~4시간 마다 배뇨를 시도하도록 설명한다.
- 골반저근체조 : 산후에 복압성 요실금이 있는 경우 골반저의 강화를 위해 골반저근체조를 지도한다. 항문과 질에 힘을 주어 조였다 풀었다 하는 운동이다. 잘 때, 일어났을 때 화장실에 갈 때 등 생활 속에 도입하면 좋다. 몸의 힘을 빼고 항문과 질을 조이며 조인 채 천천히 5까지 세고 나서 풀어준다.
- 수유의 촉진 : 분만 후 조기의 수유와 잦은 수유는 유두의 자극에 의한 옥시토신의 분비를 촉진시키고 자궁수축을 재촉한다.

■ 자궁저의 관찰·윤상마사지

 산부의 준비를 갖춘다

- 관찰 전에 배뇨를 마쳐두도록 설명한다(방광이 충만해 있으면 자궁저가 상승하여 정확히 측정할 수 없기 때문에).
- 침대에 앙와위로 누워 무릎을 세우게 한 뒤 산부바지를 벗기고 외음부를 노출시킨다. 이때 바쓰타올 등을 사용하여 불필요한 노출을 피한다.

순서 자궁저를 촉진하고 높이·경도를 관찰한다

- 우선 치골상연측에서 배꼽 쪽을 향하여 자궁 외측을 따라가듯이 양손으로 찾는 것처럼 천천히 촉진한다.
- 계속해서 자궁저부가 구상(球狀)인 것을 의식 하면서 촉진하고, 자궁저의 위치를 확인한다.

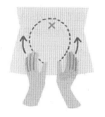 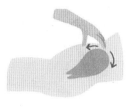

주의!

- 산욕조기에는 후진통의 영향에 의해 자궁에 닿으면 강한 통증을 일으키기 때문에 충분히 배려한다.
- 산욕조기에는 산도의 통증에 의해 요의를 잘 느끼지 못하는 경우가 있으므로 주의 깊게 관찰한다.

순서 자궁저가 유연하면 자궁저의 윤상마사지를 한다

- 마사지를 실시하고 경도가 양호하게 되는지 아닌지를 확인한다.
- 마사지를 할 때에 외음부에서의 유혈의 유무, 혈류의 지속시간, 양, 성상, 색을 관찰한다.

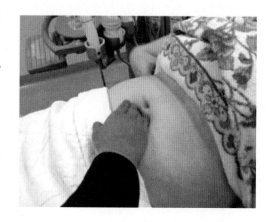

주의!

- 마사지를 할 때에 자궁을 하방으로 압박해서는 안 된다 (자궁을 지지하는 인대의 과신전을 초래할 우려가 있기 때문에).

순서 착용하던 패드의 무게를 측정하고 오로의 상태를 관찰한다

- 오로의 색, 혈괴의 유무, 혼입물의 유무, 냄새 를 관찰한다.

간호포인트

- 순조롭게 첫 보행을 실시한 경우 그 후에는 산부 스스로의 자가간호가 가능하다.
- 오로의 양이 정상범위를 넘어서거나 혈괴가 혼입 되어 있는 경우에는 바로 간호사·조산사에게 알 리도록 설명한다.

■ 골반저근체조

서서 하는 경우

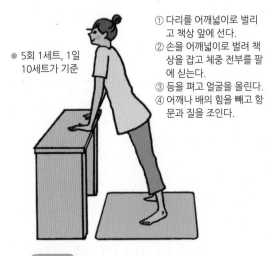

● 5회 1세트, 1일 10세트가 기준

① 다리를 어깨넓이로 벌리고 책상 앞에 선다.
② 손을 어깨넓이로 벌려 책상을 잡고 체중 전부를 팔에 싣는다.
③ 등을 펴고 얼굴을 올린다.
④ 어깨나 배의 힘을 빼고 항문과 질을 조인다.

요령!
● 오른손을 허벅지 안쪽에 대고 근육의 움직임을 느끼면서 확인하면 좋다.
● 배에 힘이 들어가지 않았는지 왼손을 하복부에 대고 확인한다.

누워서 할 경우

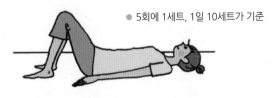

● 5회에 1세트, 1일 10세트가 기준

① 앙와위에서 다리를 어깨넓이로 벌리고 무릎을 가볍게 세운다.
② 질이나 항문을 몸속으로 당기는 듯한 느낌으로 골반저근을 조이고 그대로 5까지 세고 나서 천천히 힘을 뺀다.

앉아서 하는 경우

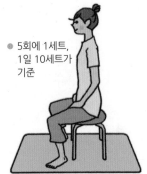

● 5회에 1세트, 1일 10세트가 기준

① 의자에 앉아 양쪽 다리를 어깨넓이로 벌린다.
② 등을 펴고 얼굴을 든다.
③ 어깨의 힘을 빼고 배에 힘이 들어가지 않도록 의식하면서 한다.

자궁복고·전신복고를 촉진하는 케어

왜하는가? 자궁복고·전신복고를 촉진하는 케어

● 산욕체조: 임신·분만에 의해 신전·이완된 근육의 회복이나 혈액순환을 촉진하고, 자궁 및 전신의 복고를 촉진시키는 효과가 있다. 산욕경과에 맞추어 실시하고 퇴원 후에도 계속해서 할 수 있도록 지원한다.

■ 산욕체조

순서 1	산부의 준비를 갖춘다

● 배뇨를 마친다.
● 움직이기 쉬운 복장으로 복대나 벨트를 벗어 놓는다.
● 신선한 공기를 마실 수 있도록 실내 환경을 정비한다.

순서 2	기본자세를 취한다

● 앙와위를 취하고 무릎을 세운 후 발바닥을 바닥에 붙인다.
● 상지는 몸 쪽을 따라 가볍게 펴고 손바닥을 바닥에 붙인다.

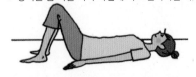

Check

● 각 운동은 5~10회를 1세트로써 생각하지만, 무리하지 않고 매일 계속해서 실시하는 것이 중요하다.
● 첫 날은 1세트, 둘째 날은 오전·오후의 2세트, 셋째 날은 아침·점심·저녁의 3세트…처럼, 서서히 늘려나가면 좋다.

순서 3	천천히 호흡한다(5~10회 정도)

흉식호흡인 경우

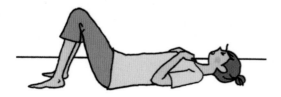

- 양손을 가슴에 가볍게 올리고 입을 다문 후 늑골의 사이를 넓히는 듯한 이미지로 조용하게 숨을 들이마시고 천천히 내뱉는다.

복식호흡인 경우

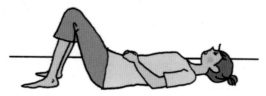

- 양손을 복부에 가볍게 올리고 입을 다문 후 숨을 조용하게 들이마시면서 복부를 팽창시킨 후 천천히 숨을 내뱉는다.

순서 4	「발끝·발목의 운동」을 한다(5~190회 정도)

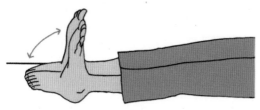

- 양쪽 하지를 가볍게 벌리고 뒤꿈치는 바닥에 붙인 채 양발의 끝을 동시에 바닥을 향해 굽혔다가 발목 쪽을 향해 반대로 접었다가 한다.
- 한 발씩 교대로 발목을 폈다 접었다 한다.

순서 5	「머리를 일으키는 운동」을 한다(5~10회 정도)

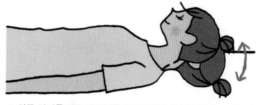

- 양쪽 하지를 뻗은 앙와위를 취하고 한손은 복부에 대고 다른 한쪽의 팔을 몸을 따라 펴고 바닥에 손을 붙인다.
- 호흡은 멈추고 복부 위의 손을 보는 것처럼 머리만 천천히 올린 후, 1호흡 하고 천천히 머리를 내린다.

순서 6	「팔운동」을 한다(5~10회 정도)

- 양쪽 팔꿈치를 가슴 앞에서 좌우로 크게 펼쳤다 닫았다 한다.
- 가슴 앞에서 팔꿈치를 크게 원을 그리듯이 돌린다.

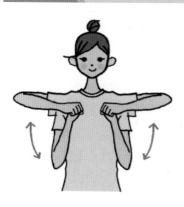

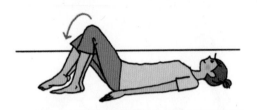

● 기본자세를 취하고 양쪽 무릎을 붙인 상태에서 무릎을 쓰러뜨린다.
● 반대쪽도 마찬가지로 기본자세→왼쪽→기본자세→오른쪽의 흐름으로 한다.

> 요령!
> ● 무릎을 쓰러뜨릴 때 반대쪽의 어깨가 바닥에서 떨어지지 않도록 한다.

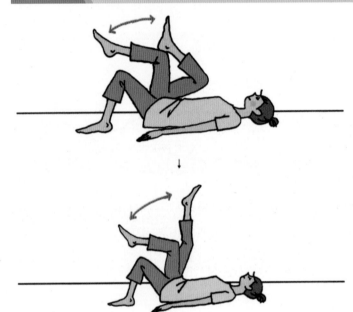

● 기본자세를 취하고 대퇴와 바닥이 수직이 되도록 한쪽 무릎을 굽힌다
● 1호흡 하고 나서 그 대퇴를 복부로 끌어당긴다
● 끌어당긴 대퇴가 바닥과 수직이 되도록 다시 되돌아가서, 무릎을 진전시킨 후 발끝을 천정을 향한다

퇴원 후 생활에 관한 지도

● 퇴원 후 1~2주일은 가능한 범위에서 아기를 돌보는 일에 전념할 수 있도록 주위의 협력을 얻고 피곤해지면 바로 누울 수 있는 환경을 만들도록 권한다(그 동안은 파자마로 지내는 등).
● 그 후에는 가벼운 가사(세탁물을 갠다, 방 청소는 방 하나씩 무리하지 않고 해나가는 등)로 시작하여 서서히 원래의 생활로 돌아가도록 지도한다.

산욕 1개월 이후에 하는 운동

● 이 시기에는 다음의 운동을 실시하도록 지도한다.

앞으로 구부리기

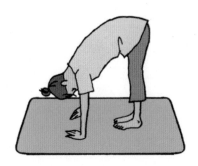

발끝으로 서기

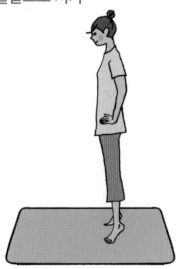

누워서 자전거타기

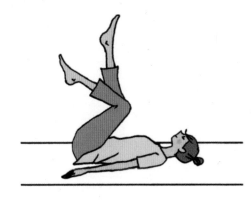

누웠다 일어나기

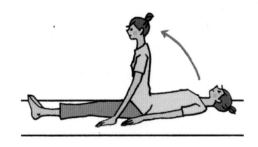

(佐藤多賀子)

■ 원시반사

반사	특징	소실시기 (월)
흡철반사	입 안에 손가락이나 유두를 넣으면 달라 붙는다.	3개월
모로반사	갑자기 머리를 내려놓는 등 자극을 주면 손과 손가락을 좌우대칭으로 벌리고 양 팔로 껴안는다.	3~6개월
파악반사	손 안에 손가락을 밀어 넣으면 세게 잡는다.	3개월
견인반사	앙와위에서 좌위가 될 때까지 몸을 일으키면 팔꿈치를 굴곡시키고 머리를 들어 올린다.	4개월
목경직(펜싱)반사	앙와위로 하고 고개를 약 10초 정도 옆으로 돌리면 얼굴을 향한 쪽의 수족을 펴고, 반대쪽의 수족을 굴곡시켜 펜싱 자세를 취한다.	4~6개월
포유반사	뺨을 자극하면 자극을 받은 쪽으로 얼굴을 돌리고 입을 벌려 잡으려고 한다.	3개월

소실시기 (월) 눈금: 0 1 2 3 4 5 6 7 8 9

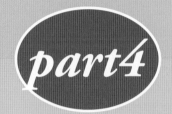

part4

간호사가 하는
처치와 간호 : 신생아기

출생직후의 구강·비강 흡인

출생직후의 흡인은 출생 후의 제1호흡(폐에 공기가 유입됨으로써 폐가 열린다)을 보조하기 위해 이루어집니다.

흡인은 꼭 해야만 하는 케어는 아니고 특별히 이상이 없으면 실시할 필요는 없습니다.

다만 아기의 상태가 나쁘면 기도확보·산소투여·기관삽관 등의 실시를 검토합니다.

왜하는가? 흡인의 목적

- 산도통과 중 아기의 흉곽에 압박이 가해져 구강·비강으로 흘러들어간 양수·혈액·점액의 제거
- 횡격막의 움직임을 활발하게 하고 호흡의 확립을 꾀하는 것
- 위내용물을 흡인하여 아기의 구토를 예방하는 것

순서 **1** 필요한 물품을 준비한다

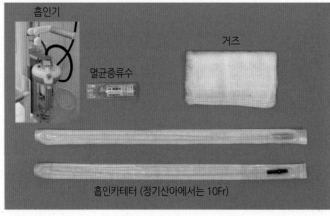

흡인기

멸균증류수

거즈

흡인카테터 (정기산아에서는 10Fr)

주의!

실시 전에 반드시 점검해야 할 것
- 흡인기는 사용가능한 것인지
- 적절한 사이즈의 흡인카테터는 있는지
- 양수혼탁이 있는 경우는 12Fr
- 저출생체중아는 아기의 크기에 맞추어 8Fr 또는 6Fr
- 흡인은 확실하게 할 수 있는지

순서 **2** 흡인기를 작동시켜 흡인카테터를 접속하고, 흡인압을 확인한다

- 흡인압은 50~75mHg 전후로 설정한다.
- 흡인카테터를 접속하고 흡인압을 확인한다.

주의!

- 흡인카테터에 따라 흡인압을 거는 방법이 다르기 때문에

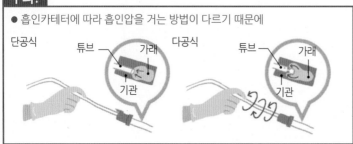

단공식   튜브   가래   다공식   튜브   가래

기관   기관

순서 3 · 아기의 비강에서 구강에 걸쳐 거즈로 점액을 닦는다

순서 4 · 구강→비강의 순서로 흡인한다

- 음압이 걸리지 않도록 하면서 카테터를 삽입하고 천천히 카테터를 돌리면서 뺀다. 한쪽 손으로 아기의 안면을 고정하면서 카테터를 삽입하면 단시간에 확실하게 흡인할 수 있다.
- 우선 대략적으로 구강 내를 흡인하고 이어서 비강 내를 흡인한다.
- 흡인지속시간은 2~3초 이내로 한다.

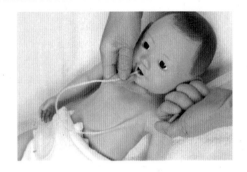

> **요령!**
> - 비강에 카테터를 삽입할 때는 안면에 대해서 수직방향으로 삽입하면 쉽게 들어간다.

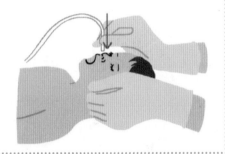

> **주의!**
> - 비강이 좁아서 삽입이 어려운 경우가 있다. 무리하게 카테터를 삽입하면 점막의 손상이나 호흡확립에 방해가 되어 전신상태가 나빠지는 경우가 있다. 무리하게 삽입하지 말고 한쪽의 비강을 통과하여 흡인할 수 있고 호흡이 확립되면 문제없다.
> - 과도한 흡인은 미주신경반사를 유발하고 서맥을 초래할 수 있으므로 주의한다.

순서 5 · 아기의 상태를 확인한다

- 소리높여 울거나, 아기의 피부색, 이상호흡의 유무에 주의하고 관찰한다.
- 이상 시에는 신생아소생법을 따라 초기대응을 실시한다(→p.230칼럼).

(結城觀子)

문헌

1. 立岡弓子: 사진과 CD로 배우는 주산기 케어메뉴얼. 医学芸術新社, 도쿄, 2010.
2. 飯田俊彦: 스킬업 분만개조 개조의 기본부터 긴급대응까지. メディカ出版, 오사카, 2006.
3. 櫛引美代子: 컬러 사진으로 배우는 주산기 간호기술. 의치약출판, 도쿄, 2007.

출생직후의 신생아 검사

출생직후의 신생아에 대한 검사는 모체 밖에서의 생활에 적응하는 능력이 있는가를 확인하고, 태내에서의 발육의 정도나 성숙도를 평가하는 목적으로 이루어집니다. 구체적으로 이루어지는 검사로써 활력징후 측정, 신체계측, 아프가스코어 등을 들 수 있습니다.

활력징후의 측정

왜하는가? 활력징후 측정의 목적

- 활력징후란 생명(vital)의 징후(sign)라는 의미이다.
- 정상 신생아의 경우 혈압은 측정하지 않고 호흡수·심박수·체온에 대해서 정상인지 아닌지를 관찰하고 전신상태의 객관적 지표로 한다.

간호포인트

- 신생아의 활력징후 측정은 울게 됨으로써 정확한 측정이 불가능해지기 때문에 몸에 대지 않아도 가능한 호흡으로 측정한다.
- 호흡→맥박→체온의 순서로 실시한다.

순서 **1** 필요한 물품을 준비한다

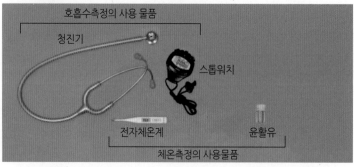

호흡수측정의 사용 물품

청진기

스톱워치

전자체온계   윤활유

체온측정의 사용물품

순서 **2** 호흡수·호흡음을 확인한다

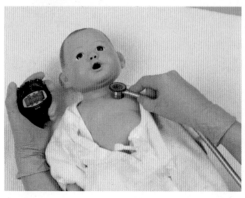

■ 청진기를 대는 부위

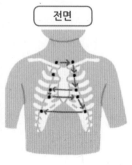
전면

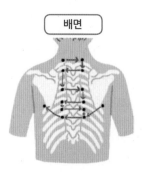
배면

■ 흉복부의 움직임의 판정기준

출생직후	불규칙하고 60-90회/분
안정되었을 때	30-60회/분
평상시의 안정 시	40-50회/분
다호흡	60회/분 이상

■ 이상호흡의 종류

시소호흡	흡기 시 : 흉부함몰, 복부팽융 호기 시 : 흉부팽융, 복부함몰
비익호흡	흡기 시, 비강이 확대
신음	호기 시에 생기는 신음
함몰호흡	흡기 시, 흉부가 함몰
무호흡	20초 이상의 호흡정지상태

① 전신의 관찰
● 청진 전에 시진을 하고 아기의 상태를 충분히 파악해 놓는다.

② 호흡수의 확인
● 흉복부를 노출하고 호흡의 규칙성을 관찰한다.
● 흉복부의 움직임을 보고 1분간의 호흡수를 센다.

③ 호흡음의 청취
● 우상폐야→좌상폐야→우하폐(외측)→좌하폐(외측)야의 순서로 청진하고, 좌우폐의 호흡음·호흡의 깊이를 대칭적으로 청진한다.

④ 평가
● 실버만스코어를 평가한다.

■ 실버만스코어

점수	가슴과 배의 운동	늑간함몰	검상돌기부의 함몰	하악의 침하 (비익호흡)	호기성 신음
0	동시에 움직인다(동조)	없음	없음	없음	없음
1	가슴은 겨우 움직인다. 배는 크게 위아래	약간 있음	약간 있음	턱은 침하, 입은 닫혀져 있다. 비익은 약간 확대	청진기로 청취된다
2	시소호흡	현저함	현저함	턱은 침하, 입을 벌린다(비익호흡 현저함)	현저함

요령!
● 소리높여 울 때는 피하고 안정 시 또는 수면 시에 하면 좋다.
● 청진 전에는 청진기를 손으로 따뜻하게 해놓는다.
● 정상이라도 폐수가 흡수될 때까지는 이상호흡음(염발음, 습성라음)이 청취되는 경우가 있으므로 전신상태와 맞추어 평가한다.

순서 3 심박수·심음을 확인한다

① 전신의 관찰
● 청진 전에 시진을 하고 아기의 상태를 충분히 파악해 놓는다.
● 소리높여서 울때는 피하고 안정 시 또는 수면 시에 한다.

② 심박수·심음청취
● 청진기를 심첨부·심기부에 대고 1분간의 심박수를 센다.
● 벨형의 청진기로 심음을 청취하고 부정리듬의 유무·심잡음의 유무를 확인한다.

■ 심박수의 판정기준

평소	120-160회/분(수면 중에는 약간 저하되는 경우도 있다)
서맥	100회/분 이하
빈맥	안정 시 160회/분 이상

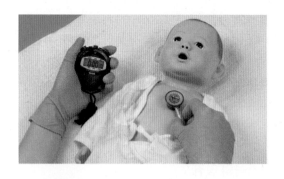
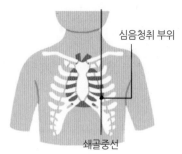

심음청취 부위

쇄골중선

순서 4 아프가스코어를 평가한다

● 심박수, 호흡, 근긴장, 반사, 피부색에 대해서 0~2
  점의 점수를 준다.
● 생후 1분, 5분일 때에 하며 5항목의 합계점을 낸다.

> **왜하는가?**
> ● 아프가스코어는 출생직후의 상태를 평
>   가하는 수단이다.
> ● 예후판정을 하는 것은 아니지만 주의를
>   요하는 신생아를 스크리닝한다.

■ 아프가스코어

징후	0점	1점	2점
심박수	소실	완서(100/분 이하)	100/분 이상
호흡으로의 노력	소실	약한 울음, 환기저하	양호, 강한 울음
근육토너스	축 쳐진다	얼마간 수족을 굽힌다	활발한 운동, 사지의 굴곡
자극에 대한 반사반응	반응하지 않는다	얼굴을 찡그린다	운다
피부색	창백	몸체: 핑크 사지: 티아노제	전신: 핑크

평가(합계점으로 평가한다)
8~10점 : 정상   5~7점 : 경도가사   3~4점 : 중등도가사   0~2점 : 중도(重度)가사

순서 5 체온을 측정한다(직장측정의 경우)

● 측정 전에 체온계의 삽입부분에 윤활유를 바른다.
● 아기를 앙와위로 하고 한손으로 양발을 누르고 다른 손
  으로 항문계를 2~3cm 삽입하여 측정한다. 체온계를
  척주와 나란히 삽입하는 것이 포인트.
● 측정 후에는 체온계를 알코올로 닦고 수납한다.

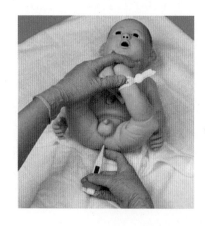

> **이럴때 어떻게 하지?**
>
> **액와측정인 경우**
> ● 액와용 체온계를 경부 또는 액와에 삽입하고 측정한다.
> ● 체온계는 45도의 각도로 끼우는 것이 포인트. 각도·밀착도에 따라
>   측정치가 쉽게 달라진다는 것에 주의한다.

체중측정·신체계측

왜하는가? 체중측정·신체계측의 목적

- 체중측정이나 신체계측은 신체의 성장 및 영양량의 지표 나 평가를 위해 실시한다.

간호포인트

- 신생아의 신체계측은 신체의 노출시간을 최소한으로 하여 체중저하를 예방한다.
- 옷을 입고서도 계측할 수 있는 것은 순서는 나중이라도 상관 없다.

순서 1 필요한 물품을 준비한다

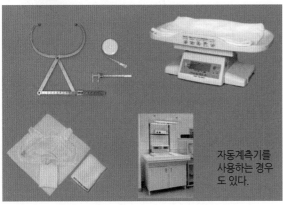

- 두위·흉위의 계측 : 줄자
- 아두의 계측 : 노기스, 아두계측기
- 신장측정 : 신장계
- 체중측정 : 체중계
- 기타 : 타올, 기저귀, 알코올솜

주의!

- 줄자는 알코올솜으로 닦고 건조·보온해 놓는다.

자동계측기를 사용하는 경우도 있다.

순서 2 체중을 측정한다

- 체중계를 알코올로 닦은 후 아기를 싸기 위한 타올과 새 기저귀를 놓고 제로설정으로 한다.

주의!

- 체중측정의 실시 전에는 아기의 각성상태와 일반상태, 및 수유 전인 것을 확인한다.
- 측정 중에는 낙상방지를 위해 아기에서 눈을 떼지 않는다.

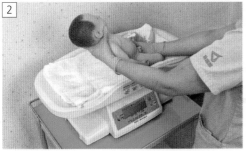

- 아기의 옷을 모두 벗기고 신중하게 체중계에 올린다.

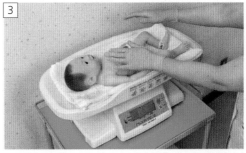

- 아기나 체중계에 손이 닿지 않도록 아기를 손으로 감싸면서 측정한다.

순서 3 신장을 계측한다

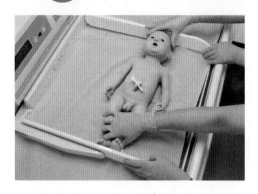

● 앙와위의 상태에서 기저귀를 뺀다.
● 한 사람은 두정부를 고정판에 대고 고정한다.
● 또 한 사람은 한손으로 양쪽 무릎을 가볍게 누르고, 다른 손으로 이동판을 족저에 대고 측정하고 기록한다.

>
> ● 측정은 두 사람이 한다.

순서 4 흉위를 계측한다

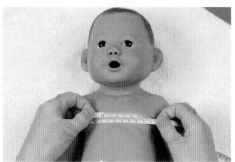

● 양 유두와 견갑골하단을 연결하는 선을 측정하고 기록한다.

Check
● 호흡에 의해 오차가 생기기 때문에 호기 시에 측정한다.

순서 5 두위를 계측한다

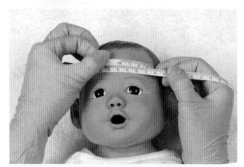

● 아기를 앙와위로 하고 후두결절과 미간의 수평거리를 측정하고 기록한다.

간호포인트
● 두부를 옆을 향하는 두 점(후두결절과 미간)을 연결하면 선이 잘 빗나가지 않는다.
● 두부의 계측을 하면서 산류나 두혈종의 유무·크기 등도 함께 확인한다(→p.133).

아두의 계측을 한다

아두계측기의 사용법(대횡경의 경우)

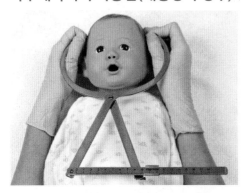

노기스의 사용법(대천문의 계측)

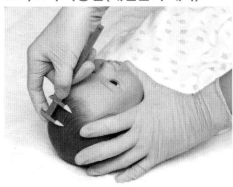

● 아두계측기를 사용하여 소횡경·대횡경·소사경·대사경·전후경을 계측한다.
● 노기스를 이용하여 대천문을 계측한다.

요령!

● 대횡경(좌우두정골결절간), 소횡경(좌우관상봉합의 최대거리), 대천문은 앙와위에서 계측한다.
● 전후경, 소사경, 대사경은 측와위에서 계측한다.
● 대천문: 평행을 마주 대하는 대변의 거리(2~3cm)
● 소횡경: 좌우관상봉합의 최대거리(7~8cm)
● 대횡경: 좌우두정골결절간의 거리(9~10cm)
● 소사경: 후두결절하방항와에서 대천문 중앙 거리(9cm)
● 대사경: 턱의 선단에서 후두까지의 최대거리(13cm)
● 전후경: 후두결절에서 미간까지의 거리(11cm)

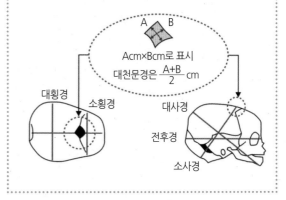

A B

Acm×Bcm로 표시

대천문경은 $\frac{A+B}{2}$ cm

대횡경 소횡경 대사경 전후경 소사경

(岡部夏季)

문헌

1. 横尾京子, 中込さと子 편저: 너싱그래피커스③ 모성간호학. メディカ出版, 오사카, 2009.
2. 櫛引美代子: 컬러 사진으로 배우는 주산기의 간호기술 제2판. 의치약출판, 도쿄, 2007.
3. 立岡弓子 감수: 사진과 CD로 배우는 주산기케어 메뉴얼. 医学芸術社, 도쿄, 2010.
4. 村本淳子, 高橋真理 편저: 위멘즈 헬스 너싱 주산기 너싱 제2판. ヌーヴェルヒロカワ, 도쿄, 2011.

배꼽의 처치

신생아는 면역력이 약하기 때문에 감염이 생기기 쉬운 상황에 있습니다. 배꼽탈락 전의 제대는 습윤하여 감염의 원인이 되는 세균이 쉽게 부착하기 때문에 적절하게 소독함으로써 감염을 방지합니다. 또한 제대를 건조시켜 배꼽탈락 촉진을 지원합니다.

> **왜하는가?** 배꼽처치의 목적
> ● 배꼽처치는 제대절단 후 제대부착부위에서의 감염을 예방하기 위해서 한다.
> ● 또한 습윤해 있는 제대는 세균이 부착하기 쉽기 때문에 건조시켜 배꼽탈락을 촉진하는 목적도 있다.

 필요한 물품을 준비한다

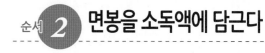

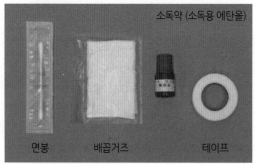

소독약 (소독용 에탄올)

면봉　　배꼽거즈　　테이프

순서 3 제대절단면·배꼽주위를 소독한다

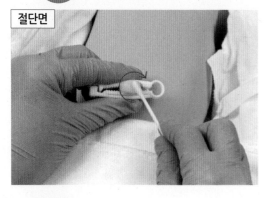

절단면

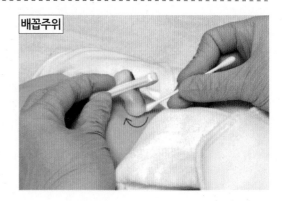

배꼽주위

> **요령!**
> ● 소독 후에는 잘 건조시킨다.
> ● 소독할 때에는 배꼽주위에서의 출혈, 제륜부의 발적이나 이취, 삼출액의 상태 등 감염징후의 유무를 관찰한다.

배꼽거즈를 대고 고정한다

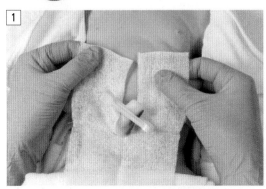

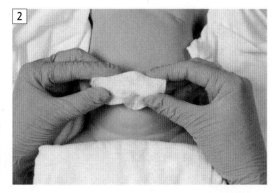

Check

● 배꼽거즈의 가위집 부분에 제대를 끼우듯이 대고 테이프로 고정한다.

요령!

● 기저귀를 댈 때는 가능한 배꼽이 기저귀에 들어가지 않도록 하면 좋다(오줌 등으로 오염될 가능성이 있기 때문에).

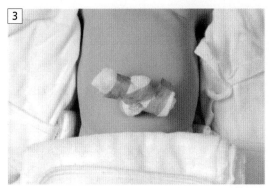

제대가 건조되면 제대클립을 뺀다

(岡部夏季)

목욕

목욕은 아기의 신체의 청결을 유지하는 것뿐 아니라 아기의 혈액순환을 촉진하여 신진대
사를 좋게 하고, 적당한 운동으로 모유 수유를 좋게 하는 것을 목적으로 하여 이루어집니
다. 또 목욕은 아기의 전신을 관찰하는 기회이기도 하며 모아의 스킨쉽을 얻는 기회이기
도 합니다.

 순서 **1** 필요한 물품을 준비한다

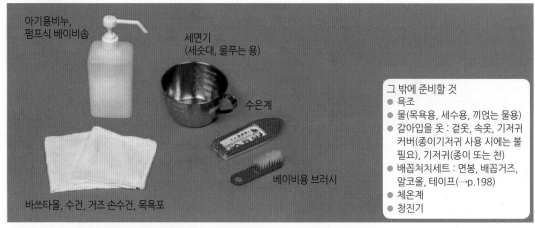

아기용비누,
펌프식 베이비숍

세면기
(세숫대, 물푸는 용)

수은계

베이비용 브러시

바쓰타올, 수건, 거즈 손수건, 목욕포

그 밖에 준비할 것
- 욕조
- 물(목욕용, 세수용, 끼얹는 물용)
- 갈아입을 옷 : 겉옷, 속옷, 기저귀
  커버(종이기저귀 사용 시에는 불
  필요), 기저귀(종이 또는 천)
- 배꼽처치세트 : 면봉, 배꼽거즈,
  알코올, 테이프(→p.198)
- 체온계
- 청진기

Check

- 목욕조는 사용 전에 따뜻한 물로 씻
  고 물(38~41℃)을 준비한다.
- 물의 양은 목욕조의 70~80% 용량
  으로 한다. 끼얹는 물(41~43℃)도
  준비한다.

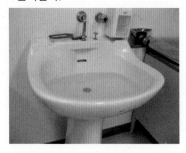

주의!

- 시행자는 실시 전에 손을 씻는다.
- 실온 24~26℃, 습도 50~60%로 조정한다.
- 실시 전에는 아기의 활력징후를 체크하고 이상이 없는 것을 확인
  한다. 체온이 36.4℃ 이하 또는 37.5℃ 이상인 경우는 목욕을 중
  지한다.
- 목욕소요시간은 5분 이내가 바람직하다.
- 배설이 있는 경우에는 둔부를 닦고 나서 목욕을 한다.
- 목욕조는 사용 전후에 세제를 사용하여 충분히 세정한다.
- 매일 일정한 시각에 한다. 다만 포유직후나 공복 시는 피한다.

순서 2 갈아입을 옷을 준비한다

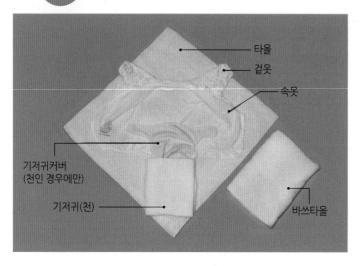

타올
겉옷
속옷
기저귀커버
(천인 경우에만)
기저귀(천)
바쓰타올

● 갈아입을 옷, 바쓰타올을 준비하고 사용하는 순서로 겹쳐서 펼쳐 놓는다.

요령!

● 갈아입을 의복은 계절에 따라 재질, 매수를 조정한다.
● 겉옷, 속옷은 사전에 미리 겹쳐서 준비한다.

순서 3 아기의 준비를 갖춘다

● 아기의 활력징후를 측정한다.
● 아기의 의복을 벗기고 전신의 관찰을 한다.
● 시행자는 자신의 팔꿈치를 물에 담가 물의 온도를 확인한다.

순서 4 목욕포를 걸치고 발부터 천천히 물에 담근다

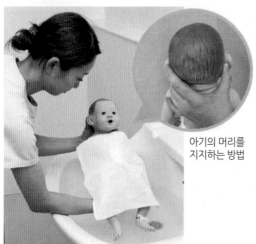

아기의 머리를 지지하는 방법

● 목욕포는 아기의 가슴·배·손을 커버하도록 걸친다.
● 왼손(자주 쓰는 손의 반대쪽의 손)의 엄지와 중지로 아기의 귓구멍을 막을 수 있도록 귓바퀴를 눌러 두부~경부를 고정하고, 오른손(잘 쓰는 손)으로 고간~둔부를 엄지손가락으로 끼우듯이 잡고 안아 올린다.
● 발부분부터 천천히 욕조에 넣는다.
● 아기가 물에 들어가면 오른손을 떼고 신체 전체에 물을 끼얹는다.

산과
4 건강사가 하는 처치와 간호·산생아기

순서 5 · 얼굴·두부를 씻는다

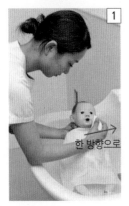
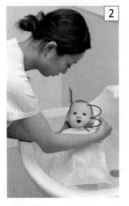
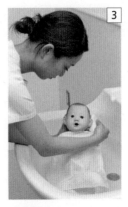
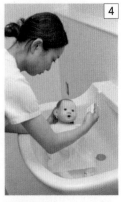

한 방향으로

눈 주위 닦기
- 얼굴닦기용 거즈를 세면용 물에 담갔다가 짜고는 오른손 (자주 사용하는 손)의 검지손가락에 씌우고 눈꼬리→눈두덩을 향해 한 방향으로 닦고 한 번 닦을 때마다 거즈를 씻어낸다.

얼굴 닦기
- 얼굴은 좌우 한쪽씩 이마 →뺨→코 밑→턱의 순으로 S자 또는 3자를 그리듯이 닦는다.
- 얼굴 닦기는 욕조에 넣기 전에 해도 좋다.

이개 닦기
- 이개는 귀를 씌우듯이 해서 닦는다.

두부의 세정
- 두부를 물로 적시고 오른손으로 비누에 거품을 내어 두부를 닦는다.
- 거즈를 사용하여 비눗기를 씻어 없앤 후 꼭 짠 거즈로 두부의 수분을 닦는다.

순서 6 · 경부·흉부·복부를 씻는다

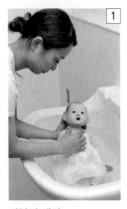
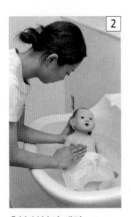
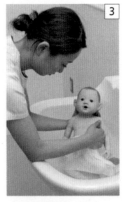

경부의 세정
- 오른손(자주 쓰는 손)으로 비누에 거품을 내어 엄지와 검지손가락으로 경부를 쥐는 것처럼 가볍게 문지르듯이 해서 닦는다.

흉부·복부의 세정
- 흉부에서 복부에 걸쳐 거품을 낸 비눗기로 쓰다듬듯이 닦는다.

액와의 세정
- 액와는 손가락으로 가볍게 문지르듯이 닦는다.

간호포인트
- 세정 후에는 거즈를 사용하여 비눗기를 없앤다.

순서 7 좌우 한쪽씩 상지·하지를 씻는다

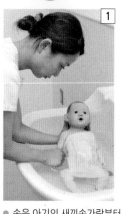 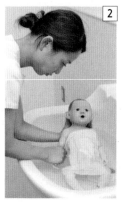 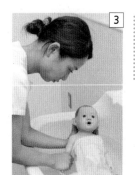

요령!
- 비눗기는 물속에서 씻어낸다.

- 손은 아기의 새끼손가락부터 시행자의 검지손가락을 넣어 쥐고 있는 손바닥을 펼치고, 거품을 낸 비눗기로 씻는다.
- 팔은 손을 회전하면서 쓰다듬듯이 씻는다.

- 오른손(자주 쓰는 손)으로 비누에 거품을 내어 물속에서 가볍게 잡은 오른손을 회전 하면서발목부터 서경부를 향해 씻는다.

순서 8 아기를 복와위로 하고 등쪽을 씻는다

① 복와위로의 체위변환

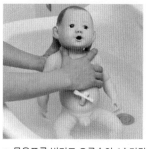 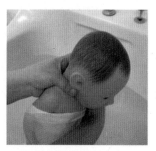

② 등쪽의 세정

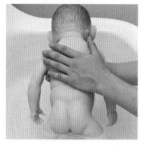

- 목욕포를 벗기고 오른손의 4손가락을 아기의 좌액와에 넣고 엄지를 아기의 좌견에 걸쳐 흉부와 어깨를 지지하며, 아기의 턱을 손목에 걸치고 복와위로 한다.
- 아기의 우상지는 시행자의 우전완에 걸쳐 안정시킨다.

- 왼손으로 비누에 거품을 내어 후경부→배부(背部)→요부→둔부의 순서로 원을 그리듯이 씻는다.
- 거즈를 사용하여 비눗기를 씻어낸다.

이럴 때 어떻게 하지? 아기를 복와위로 하는 것이 어려운 경우는…
- 물 속에서 배부(背部)를 닦아도 괜찮다.

순서 9 음부·둔부를 씻는다

- 아기를 앙와위로 되돌려 놓고 목욕포를 펼쳐 아기의 상지와 흉복부를 덮은 후 오른손에 비누를 문혀 손가락으로 외음부·전구부를 씻는다.
- 남아는 음경·음낭의 후부, 여아는 대음순·소음순 사이를 앞에서 뒤로 씻는다.

순서 10 아기를 목욕조에서 올린다

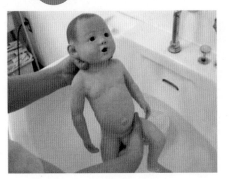

요령!
- 물이 아주 더러운 경우에는 아기를 들어올리기 전에 새 물을 끼얹는다.

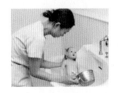

주의!
- 아기의 신체는 흔들리지 않도록 한다.

● 목욕포를 벗기고 목욕조에서 올린다.

순서 11 수분을 닦는다

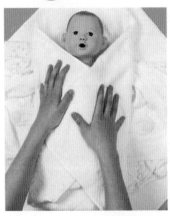

● 준비해 둔 바쓰타올에 싸고 누르듯이 해서 수분을 제거한다.

순서 12 바쓰타올을 벗긴다

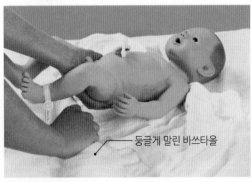

둥글게 말린 바쓰타올

● 상체를 일으켜 바쓰타올을 둥글게 말아 요부까지 내리고, 요부를 지지하면서 바쓰타올을 빼낸다.

순서 13 기저귀를 대고 의복에 팔을 넣는다

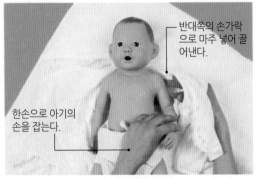

반대쪽의 손가락으로 마주 넣어 끌어낸다.

한손으로 아기의 손을 잡는다.

● 의복에 팔을 넣고 기저귀를 가볍게 채운다.

순서 14 배꼽의 처치를 한다
(→p.198)

● 면봉을 소독약에 담그고 제부를 소독한다.
● **출생직후의 침윤해 있는 제대** : 제대→제륜부를 향해 소독한다.
● **건조된 제대** : 제대부착부→바깥쪽을 향해 소독한다.

코·귀의 케어를 한다

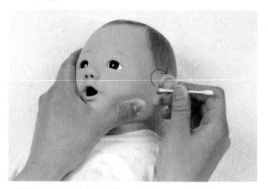 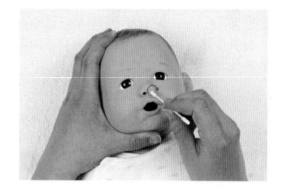

● 한쪽손으로 아기의 머리를 고정한다.
● 다른 손으로 면봉을 잡고 코·귀의 입구에 대고 구멍을 따라 돌리면서 밖에서 보이는 더러운 것만 닦는다.

순서 **16** 머리카락을 정리한 후 수분보급을 위해 수유를 한다

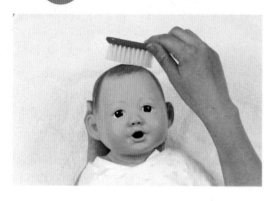

순서 **17** 기록한다

(結城観子)

황달의 관찰

신생아는 생후 2~3일에 황달을 나타냅니다(생리적 황달). 이 시기에는 아기의 전신상태를 관찰함과 동시에 경피황달계를 이용하여 황달의 관찰을 하고 필요시에는 광선요법을 할 필요가 있습니다.

왜하는가? 황달관찰의 목적
- 신생아의 생리적황달은 자궁내환경에서 자궁외환경으로의 적응 과정에서 발생한다.
- 아기의 활력징후의 체크나 활동성, 포유상황, 배설상황 등을 관찰함과 동시에 경피황달계를 사용하여 육안적 황달을 수치로 확인한다.

순서 *1* 필요한 물품을 준비한다

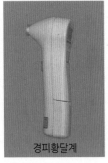

경피황달계

순서 *2* 수치를 측정한다

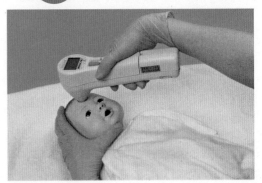

- 경피황달계의 센서를 아기의 미간이나 전흉부에 대고 표시된 수치를 읽는다.

주의!

- 경피황달계의 수치에 따라 혈청빌리루빈의 채혈을 하고 광선요법 등 치료의 필요성을 고려한다.
- 황달계의 수치가 「15」 이상을 나타내는 경우 병적황달이 의심된다.

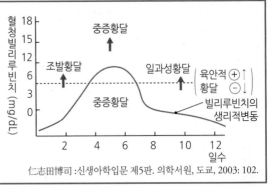

仁志田博司 :신생아학입문 제5판. 의학서원, 도쿄, 2003: 102.

(木保真希子)

문헌
1. 仁志田博司 :신생아학입문 제2판. 의학서원, 도쿄, 1994.
2. 씨가행자 :모성간호기술 제2판. 廣川書店, 도쿄, 2006.

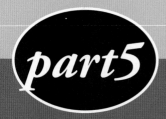

part5

산과의
알아두어야 할 지식

절박유산·조기진통
TA: threatened abortion/ Preterm Labor

point

- 절박유산이란 임신20주 미만으로 태아(胎芽) 또는 태아(胎兒) 및 부속물이 완전히 배출되지 않고 자궁구도 폐쇄되어 있는 상태에서 소량의 자궁출혈이 있는 경우를 말한다. 치료의 기본은 안정이다.
- 절박조산은 임신 22주 이후 37주 미만에 하복통, 성기출혈, 파수 등의 증상에 더불어 규칙적인 자궁수축이 있으며 조산의 위험성이 높다고 생각되는 상태를 말한다.
- 절박조산의 리스크가 높은 증례는 입원관리가 원칙이며, 자궁수축에 대해서 리토드린염산염의 경구 또는 점적투여나 황산마그네슘수화물의 정맥투여 등을 한다.

절박유산이란

- 임신 20주 미만에 임신이 종료되는 것 (임신중절)을 유산이라고 하지만, 마찬가지로 임신 22주 미만에 태아(胎芽) 또는 태아(胎兒) 및 부속물이 완전히 배출되지 않고 자궁구도 폐쇄되어 있는 상태로 소량의 자궁출혈이 있는 경우를 절박유산이라고 한다. 절박유산은 유산으로 이행하는 경우와 정상임신과정으로 복귀하는 경우가 있다.
- 절박유산에 대해서는 안정이 치료의 기본이며 자궁출혈이 멈출 때까지 자택안정이나 입원안정을 지시한다. 약물요법으로써 융모성고나도트로핀(hCG: human chorionic gonadotropin)제제나 황체호르몬, 자궁수축억제제의 투여가 있지만 유효성에 관해서는 확립되어 있지 않다.

조기진통이란

- 임신 22주 이후 37주 미만에 하복통, 성기출혈, 파수 등의 증상에 더불어 규칙적인 자궁수축이 있고 내진으로 자궁구개대, 경관전퇴 등 비숍스코어(표1)의 진행이 나타나며 조산의 위험성이 높다고 생각되는 상태를 말한다.

표 1 비숍스코어

인자	점수			
	0	**1**	**2**	**3**
경관개대도(cm)	0	1~2	3~4	5~6
경관전퇴소실도(%)	0~30	40~50	60~70	80~
아두위치(station)	-3	-2	-1~0	+1
경부의 경도	경(硬)	중(中)	연(軟)	
자궁의 위치	후(後)	중(中)	전(前)	

자궁경부의 성숙도를 스코어로 평가하고 13점 만점 중 9점 이상에서 분만이 가깝다고 추정한다.

타입과 원인

① **경관무력증** : 외출혈이나 자궁수축 등의 절박유조산징후를 자각하지 않고 있음에도 불구하고 자궁구가 개대하고, 태포가 형성되는 상태를 말한다.

② **질을 통한 상행성감염** : 세균성질증에서 상행성으로 감염이 퍼져 자궁경관염을 거쳐 융모막양막염으로 진전된다. 세균성질증은 되데르라인유산간균을 주체로 하는 질내정상세균총이 복수의 세균으로 옮겨진 상태를 말하며, 이들 세균의 상행감염에 의해 자궁경부염, 융모막양막염이 일어난다. 이 결과 경관숙화, 전기(前期)파수, 자궁수축 등의 절박조산의 여러 증상을 야기한다고 생각된다.

조기진통의 검사

● 절박조산에 관한 검사를 표2에 나타내었다. 이들 검사에 의해 진단을 이끌어낸다.

조기진통의 진단

● 세균성질증의 진단기준을 표3에 임상적융모막양막염의 진단기준을 표4에 나타내었다.

조기진통의 치료

● 절박조산의 관리는 외래인지 입원인지로 나눌 수 있다. 조산의 리스크가 높은 증례는 입원관

표 2 조기진통에 관한 검사

항목	개요
자궁수축과 태아심박수모니터링	● 외측법에 의한 자궁수축모니터링을 정기적으로 한다. ● 10분 이내의 간격으로 자궁수축이 보이는 경우는 자궁수축억제제의 투여를 고려한다.
초음파자궁경부길이계측	● 경질초음파로 자궁경관장을 측정함으로써 조산의 리스크를 예측할 수 있다. ● 임신 35주 이전에 경관장이 25mm 이하가 되면 조산의 리스크가 높다고 생각할 수 있다.
세균성질증의 검사	● 세균성질증은 무증상인 경우가 많고 질분비물의 성상으로 진단한다. ● 대표적인 것으로써 Amsel의 임상적 진단기준을 표3에 나타내었다.
조산마커	● 경관점액 또는 질분비물 속의 농도를 측정하여 절박조산의 예후를 판정한다. ● 대표적인 것으로 암태아성피브로넥틴과 과립구 엘라스타제가 있다.

표 3 세균성질증의 진단기준(Amsel기준)

다음 중 3항목 이상이 나타났을 때 세균성질증으로 진단한다.
① 균일한 회백색의 대하
② 질내의 pH가 4.5이상
③ 10% KOH용액첨가에 의한 생선 비린내의 검출
④ 질분비물의 신선표본의 검경에서 clue cell의 검출

Amsel R, Totten PA, Spiegel CA, et al: Nonspecific vaginitis. Diagnostic criteria and
epidemiologic association. Am J Med 1983; 74:14-22.에서 인용

표 4 임상적인 융모막양막염의 진단기준

모체의 38℃ 이상의 발열+다음의 ①~④ 중 1항목 이상. 또는 38℃ 이하의 발열+①~④ 항목 전부 존재.
① 100/분 이상의 모체빈맥
② 자궁의 압통
③ 질분비물, 양수의 악취
④ 백혈구 수 15,000/mm³이상

리가 원칙이다. 외래관리에서는 자궁수축억제제(리토드린염산염)의 내복이나 안정, 1~2주 마다 외래방문을 지시하고 경관장측정, 세균성질증이나 조산마커의 검사를 정기적으로 한다.

● 입원치료로써는 자궁수축에 대해서 리토드린염산염의 경구 또는 점적투여나 황산마그네슘수화물의 정맥투여를 한다. 상행성감염에 대한 처치로써는 연일 질내세정이나, 파수·염증의 방지로써 우리나스타틴(미라클리드) 1,000~10,000단위의 질내투여를 한다. 융모막양막염에 대해서는「항균약의 전신투여+자궁수축억제제의 투여」를 하지만, 감염이 중증화할 것 같으면 임신 주수에 상관없이 분만을 방침으로 하고 있다.

● 조산이 예상되는 증례에서는 태아의 폐성숙을 촉진하고 급성호흡곤란증후군(ARDS: acute respiratory distress syndrome)이나 뇌실내출혈을 감소시키기 위해 부신피질스테로이드를 모체투여를 한다. 투여에는 임신 34주 미만인 것과 투여 후 24시간 이후 1주일 이내의 분만인 것 등의 조건이 있다.

(岩下光利)

문헌

1. Amsel R, Totten PA, Spiegel CA, et al: Nonspecific vaginitis. Diagnostic criteria and micro-bial and epidemiologic association. Am J Med 1983; 74:14-22.

임신성고혈압
PIH: pregnancy induced hypertension

point
- 임신성고혈압이란 ① 임신고혈압, ② 임신고혈압신증, ③ 가중형임신고혈압신증 3개를 가리킨다.
- 임신성고혈압의 합병증으로서 ① 자간(경련발작), ② HELLP증후군을 들 수 있다.
- 치료는 ① 안정, ② 식사요법 : 칼로리, 염분제한, ③ 강압제투여를 하지만, PIH를 극적으로 개선시키는 것은 아니고 진행을 늦춘다, 즉 태아를 위해 주수(週數)를 번다는 뜻이 강하다.

임신성고혈압이란

- 임신 20주 이후, 분만 후 12주까지 고혈압이 보이거나 고혈압에 단백뇨를 동반하는 것을 말한다.
- 2005년까지는 임신중독증이라고 했으며 고혈압, 단백뇨, 부종의 어느 한 가지라도 보인다면 임신중독증이라고 했다. 그 후 조사에 의해 3개의 증상 중 고혈압이 임신의 예후에 가장 중요하다는 점에서 임신고혈압증의 개념이 생겨난 것이다.

분류

- 임신성고혈압은 일반적으로 표1과 같이 분류된다.
- 중증과 경증의 분류는 그림1(혈압에 의한다), 그림2(단백뇨에 의한다)에 나타난 것과 같다.

표 1 임신성고혈압의 분류

① 임신고혈압	임신 20주 이후에 처음 고혈압이 발증하고 분만 후 12주까지는 정상화되는 것
② 임신고혈압신증*1	임신 20주 이후에 처음 고혈압이 발증하고, 또한 단백뇨를 동반하는 것으로 분만 후 12주까지는 정상화되는 것
③ 가중형임신고혈압신증*2	1) 고혈압이 임신 전 또는 임신 20주까지 존재하며 20주 이후에 단백뇨를 동반 2) 임신 전 또는 임신 20주까지 단백뇨, 고혈압 전부 동반 3) 단백뇨가 임신 전 또는 임신 20주까지 존재하고 20주 이후에 고혈압을 동반

*1 PIH의 정의에 있어서 부종은 제외되었다.

*2 임신 전 또는 임신 20주까지 고혈압만 합병하고 단백뇨를 동반하지 않는 경우는 분류에 들어가지 않지만, 나중에 가중형임신고혈압신증을 합병하기 쉬우므로 PIH와 동등한 관리가 필요하다.

그림 1 임신성고혈압의 중증과 경증의 분류(혈압)

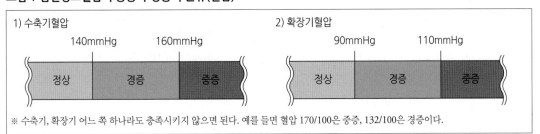

1) 수축기혈압
140mmHg   160mmHg
정상   경증   중증

2) 확장기혈압
90mmHg   110mmHg
정상   경증   중증

※ 수축기, 확장기 어느 쪽 하나라도 충족시키지 않으면 된다. 예를 들면 혈압 170/100은 중증, 132/100은 경증이다.

그림 2 임신성고혈압의 중증과 경증의 분류(단백뇨)

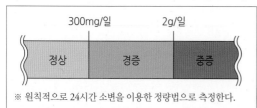

※ 원칙적으로 24시간 소변을 이용한 정량법으로 측정한다.

- 발증시기의 분류로써는 32주 미만의 발증은 조발형, 32주 이후의 발증은 지발형이라고 한다. PIH는 임신이 종료되지 않으면 낫지 않는 것이기 때문에 발증이 빠를수록, 즉 조발형 쪽이 예후가 불량하다.

합병증

- 합병증을 이해하는 데 중요한 것은, PIH의 병태가 혈관의 연축과 그게 따르는 혈류장해와 혈관의 파탄(혈관내피세포장해)이다. 그림3과 같이 혈관의 연축에 의해 여러 가지의 합병증이 일어나지만, 혈관연축이 왜 일어나는가에 대해서 원인은 아직 모른다.

1. 자간
- 임신성고혈압에 의해서 일어난 경련발작이다.
- 분만 전(임신자간), 중(분만자간), 후(산욕자간) 어느 것이나 발증할 가능성이 있지만, 분만자간이 가장 많다. 뇌출혈이나 자궁내태아사망을 일으키는 경우도 있기 때문에 전구증상(그림4)에 주의를 기울인다. 자간예방을 위해 황산마그네슘의 투여가 유효하다고 알려져 있다. 치료는 임신의 종료와 항경련, 강압 등 전신관리가 필요하다.

2. HELLP 증후군
- HELLP증후군이란 ① Hemolysis(용혈), ② Elevated Liver enzyme(간효소상승), ③ Low
- Platelets(혈소판 감소)의 앞글자를 딴 것.
- PIH의 약 2% 정도에 나타나며, DIC(disseminated

intravascular coagulation : 파종성혈관내응고증후군), 모체사망, 태아사망, 상위태반조기박리 등 위험한 합병증을 일으킨다. 위의 ①②③에서 알 수 있듯이 혈액검사에서 판명나는 경우가 많다.

- 매우 위험한 합병증이 많기 때문에 진단하는 즉시 제왕절개를 하는 경우가 많다.

그림 3 임신성고혈압의 합병증

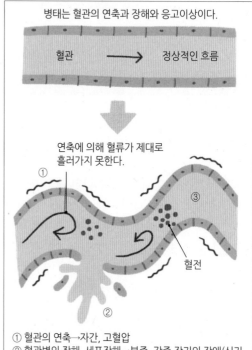

병태는 혈관의 연축과 장해와 응고이상이다.

혈관 → 정상적인 흐름

연축에 의해 혈류가 제대로 흘러가지 못한다.

혈전

① 혈관의 연축→자간, 고혈압
② 혈관벽의 장해, 세포장해→부종, 각종 장기의 장애(신기능장해, 간기능장해 : HELLP증후군, 태반기능장해로부터 일어나는 태아발육지연 등)
③ 혈류장해→미소혈전의 발생→응고이상(최악은 DIC), 혈소판 감소, 혈전에 의한 다장기장해

치료

1. 임신의 종료(분만)
- 가장 유효한 치료이다. 그러나 임신주수에 따라서는 조산이 되어 버리는 경우도 있어, 조산에 의해 아기에게 영향도 있다는 점에서라도 임신을 지속시켜야만 하는 경우도 있다.

2. 안정

● 혈압의 안정화, 자궁혈류개선에 의한 태아발육촉진이나 부종의 개선을 시도하는 것.

● 모체가 움직이는 만큼 자궁수축은 쉽게 일어나게 되고 자궁수축은 혈관의 수축을 일으킨다. 그에 따라 태반혈류장해가 생기고 태아에게 혈류저하를 일으키기 때문에 안정이 필요하다.

3. 식사요법: 칼로리, 염분제한

1) 칼로리제한

● 비임시의 BMI(body mass index)에 따라 정해진다. 다음에 관리의 일례를 들었다.

· BMI 24 이하 : 30kcal × 이상(理想)체중(kg) +200kcal/일

· BMI 24 이상 : 30kcal × 이상체중(kg)

※BMI : 체중(kg)/신장(m)²

이상체중 : 신장(m)² × 22

2) 염분제한

● 염분을 7~8g/일로 하면 괜찮다. 고도의 염분제한은 병태를 악화시킬 가능성이 있다.

4. 혈압약

● 임부에게 사용할 수 있는 것으로는 다음과 같은 것이 있다.

· 하이드랄라진염산염(아프레졸린)

· 메틸도파(알도메트)

· 니카르디핀염산염(페르디핀)

· 니페디핀(아달라트) 등

● 급격한 강압은 태반혈류량을 감소시켜 태아기능부전을 일으키는 경우가 있으므로 태아심박모니터를 하면서 강압한다.

● 위의 2, 3, 4의 치료는 PIH를 극적으로 개선시키는 것은 아니고 진행을 늦춘다. 즉 태아를 위해 주수를 번다는 의미가 강하다.

● 그러나 무리하게 임신을 지속시키면 고혈압에 의한 뇌출혈이나 상위태반조기박리 등 위험한 합병증을 일으킬 위험도 높아진다. 따라서 모체, 태아의 한계를 지켜보고 양자에 있어서 가장 좋은 분만시기를 결정하는 것이 PIH관리의 아주 어려운 점이다.

그림 4 주의해야 할 자간의 전구증상

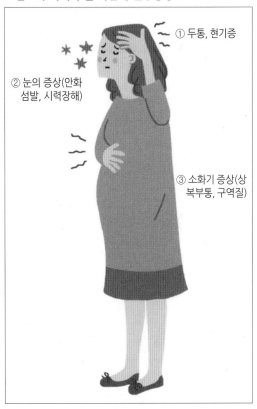

① 두통, 현기증

② 눈의 증상(안화섬발, 시력장해)

③ 소화기 증상(상복부통, 구역질)

(和地祐一)

합병증임신(임신당뇨병 포함)
pregnancy with complication

point	
● 임신을 계기로 해서 일어나는 내당능이상은 2종류로 나뉘어지며, 하나가 "임신당뇨병"이고 다른 하나가 "임신 중에 진단되는 명확한 당뇨병"이다. ● 치료 및 관리방법으로써는 ① 식사요법, ② 인슐린요법이 있다.	● 질식분만일 때는 거대아가 많기 때문에 견갑난산의 경향이 많아 주의한다. ● 제왕절개에서는 고혈당상태인 경우 특이 감염이나 수술부위 박리 위험이 높기 때문에 주의를 요한다.

임신과 혈당치

● 임신은 혈당치가 쉽게 상승한다.
● 혈당치란 혈액속의 당농도이며 혈당(글루코스)치를 내리기 위해서는 췌장에서 분비되는 인슐린이 필요하다. 인슐린은 혈액속의 당을 간장이나 지방 세포 등에 흡수시키는 작용이 있기 때문에 혈액속의 당이 줄어드는, 즉 혈당치를 내리는 것이다.
● 임신 중 특히 20주 이후에 있어서 태반으로부터 hPL(human placental lactogen: 인간 태반성 락토겐)이라는 호르몬 이 분비된다. 이 호르몬은 인슐린저항성을 가진 것으로 쉽게 고혈당으로 된다.
● 인슐린저항성이란 간장, 지방세포 등에 있어서의 인슐린 작용이 어려워지는 상태를 말한다. 즉 그림1처럼 태반에서 나오는 hPL이 인슐린의 작용을 방해하기 때문에 혈당을 내릴 수 없다. 몸은 혈당치를 내리기 위해 간장에서 인슐린분비를 더욱 늘린다. 그러나 이 분비량에는 한계가 있기 때문에 결국 혈당치를 내릴 수 없게 되고 만다. 그리고 혈당치의 상승을 일으켜 당뇨병이 되는 것이다.

임신당뇨병이란

● 임신을 계기로 내당능이상을 발견하는 경우가 있다. 그리고 그 후의 검사로 내당능이상질환을 2종류로 나누게 된다.
● 그 중 하나가 "임신당뇨병(GDM : gestational diabetes mellitus)"이며 다른 하나는 "임신 중에 진단되는 명확한 당뇨병"이다. 이를테면 임신 전부터 당뇨병의 지적이 있었던 경우는 당뇨병합병임신이라고 한다.
● "임신당뇨병"과 "임신 중에 진단되는 명확한 당뇨병"의 감별

1. "임신당뇨병"의 진단

● 50g GTT(glucose tolerance test): 에 있어서 다음 기준의 1점 이상을 충족시킨 경우에 진단한다.

혈당검사	혈당수치
금식후	105mg/dL
100g GTT후 1시간	190mg/dL
100g GTT후 2시간	190mg/dL
100g GTT후 3시간	190mg/dL

그림 1 인슐린저항성

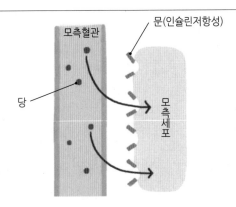

그림 1-1 비임신시

임신하지 않았을 때 모측의 세포는 당을 받아들이는 문은 잘 열려 있어서 당을 세포내에 받아들이는 것으로 에너지나 발육을 해나간다.

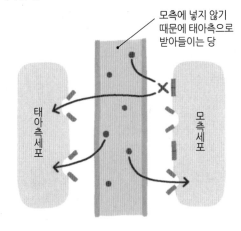

그림 1-2 정상임신시

임신 후 모측의 세포는 태아의 발육을 위해 될 수 있는 한 많은 당을 태아측의 세포에 보내고 싶어한다. 때문에 모측의 세포는 당을 받아들이는 문을 닫는다. 이렇게 함으로써 당은 모체측보다 태아측으로 많이 받아들여지게 된다(태아의 발육촉진). 인슐린은 혈액 속의 당을 세포 내에 받아들이는 작용을 가진 호르몬이며 인슐린저항성은 혈중 당을 세포 내에 받아들이기 어렵게 하는 것이라고 할 수 있다.

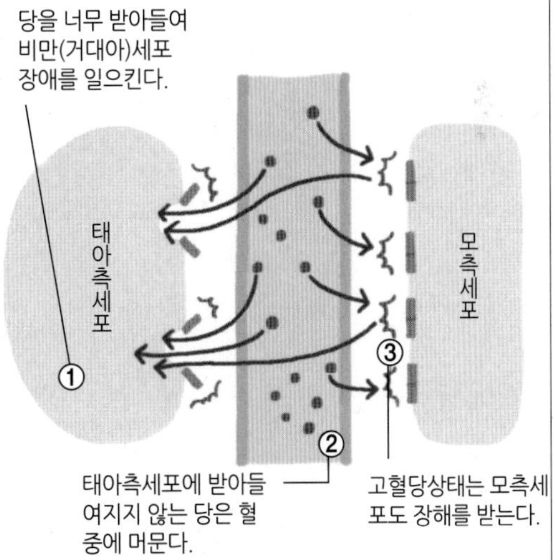

그림 1-3 임신당뇨병시

그러나 모측의 혈당을 받아들이는 문이 대부분 닫혀버리면 (인슐린저항성의 증대), 태아측에 점점 당이 가게 된다. 당 자체에는 세포장해성도 있기 때문에 도가 넘으면 태아는 비만(거대아①), 또한 태아세포에 장해를 받아 장해아의 원인이 될 수 있다. 또 태아측세포에 받아들여지지 않은 당은 모체의 혈액 중에 넘쳐(고혈당상태②) 이것도 또한 모측세포 장해(③)를 일으킨다.

2. "임신 중에 진단되는 명확한 당뇨병"의 진단

● 다음의 하나를 만족한 경우에 진단한다.

① 공복시혈당≥126mg/dL

② HbAlc≥6.5%

③ 확실한 임신당뇨병망막증이 존재하는 경우

④ 수시혈당치≥200mg/dL 또는 75g OGTT 에서 2시간치≥200mg/dL이고 위의 ①~③ 중 하나가 있는 경우

고혈당에 의한 모체, 태아에의 영향

● 고혈당은 여러 가지 조직에 있어서의 세포장해를 일으키기 때문에 많은 합병증을 유발한다(그림2).

① 유산, 조산, 태아발육부전, 태아사망(고혈당에 의한 혈류, 혈관장해 때문에 자궁, 태반 기능이 저하됨).

② 태아기형(기관형성기에 있어서 고혈당에
   의한 세포분화장해의 영향 때문에)

③ 임신고혈압증의 합병(고혈당에 의한 혈관
   장해 때문에)

④ 모체산증(인슐린공급과 혈당 균형의 붕괴
   때문에)

⑤ 거대아, 양수과다(태아의 혈당공급증가 때
   문에)

●즉 혈당조절장애는 모체, 태아 모두에게 위험
한 합병증을 일으킨다.

치료 및 관리

1. 식사요법

●다음에 식사요법의 예를 나타내었다.
· BMI 25 이하 : 30kcal×이상체중(kg)
  +200kcal/일
· BMI 25 이상 : 30kcal×이상체중(kg)
  ※BMI : 체중(kg)/신장(m)^2
  이상체중 : 신장(m)^2×22

●혈당의 변동을 줄이기 위해 4~6분할식으로
하는 경우도 있다.

그림 2 임신당뇨병의 합병증

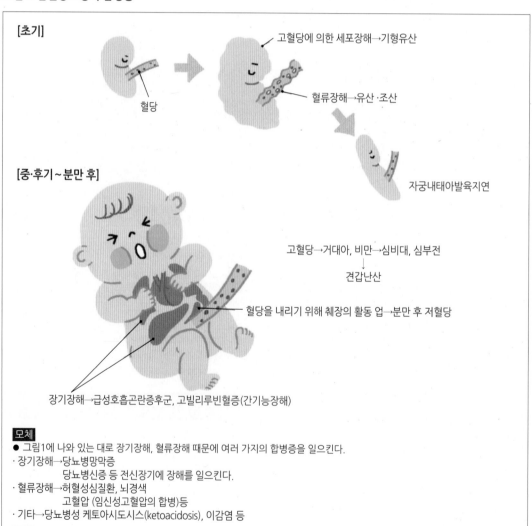

[초기]

고혈당에 의한 세포장해→기형유산

혈당

혈류장해→유산·조산

자궁내태아발육지연

[중·후기~분만 후]

고혈당→거대아, 비만→심비대, 심부전
견갑난산

혈당을 내리기 위해 췌장의 활동 업→분만 후 저혈당

장기장해→급성호흡곤란증후군, 고빌리루빈혈증(간기능장해)

모체
● 그림1에 나와 있는 대로 장기장해, 혈류장해 때문에 여러 가지의 합병증을 일으킨다.
· 장기장해→당뇨병망막증
          당뇨병신증 등 전신장기에 장해를 일으킨다.
· 혈류장해→허혈성심질환, 뇌경색
          고혈압 (임신성고혈압의 합병)등
· 기타→당뇨병성 케토아시도시스(ketoacidosis), 이감염 등

태아
● 임신초기, 후기에 여러 가지의 합병증이 일어난다.

2. 인슐린요법

● 앞서 이야기했던 것처럼 임신 주수가 늘어남에 따라 인슐린저항성은 증가한다(태반이 커져오기 때문에 hPL이 증가한다). 즉 임신중의 인슐린양은 주수가 늘어날 때마다 증량하는 경우가 많다.

● 다만 임신 40주를 넘기면 태반기능이 저하되기 시작하기 때문에 이에 해당되지 않는다.

3. 분만방법

1) 질식분만

● GDM의 태아는 거대아가 많기 때문에 견갑난산의 경향이 많다.

● 거대아의 질식분만의 합병증으로는 완신경마비나 골절 등의 위험도 있기 때문에 주의가 필요하다.

● 주수가 늘어날 때마다 체중도 늘어난다는 점에서 37주에 들어간 시점에서 분만유발을 하는 쪽이 좋지 않을까 하는데 그렇지도 않다. 긴급제왕절개율, 견갑난산, 주산기사망률에 차이를 볼 수 없다는 보고도 있기 때문에 꼭 권장하는 것은 아니다.

● 분만 후에는 태반에서의 hPL 분비가 없어지기 때문에 인슐린저항성이 급격하게 개선되어 저혈당을 일으키기가 쉬우므로 주의가 필요하다.

2) 제왕절개에 대해서

● 고혈당상태는 특이감염이나 수술부위 박리의 위험성이 높아서 주의를 요한다.

● 수술 후에는 금식이 되는 것, hPL의 분비가 없어진다는 점에서 인슐린저항성이 급격하게 개선되어 저혈당을 일으키기가 쉬워지기 때문에 주의가 필요하다. 또 아기는 급성호흡곤란증후군에 빠지기 쉽다.

4. 분만 후의 관리

● 전술한 대로 분만 후에는 재빠르게 혈당이 개선되어 가는 경우가 많기 때문에 GDM 임신에 있어서 분만 후 6~12주에 75gOGTT를 실시한다.

(和地祐一)

다태임신
multiple pregnancy

point
- 융모막(태반)의 수 및 태아와 양수를 싸는 양막의 수에 의해 예후가 다르기 때문에 그 수의 확인을 하는 막성진단을 초음파 검사에 의해 임신 10주까지 한다.
- 다태임신에서는 혈소판이나 안티트롬빈 활성(AT Ⅲ)저하, 간기능장해나 요산치상
- 승의 빈도가 높아 자주 검사치의 이상이 증상발현에 선행하여 나타난다.
- 분만양식은 태아의 탯줄이 목을 감을 수 있는 위험이 있는 M-M twin 및 선진아가 비두위인 경우는 제왕절개술을 선택한다.

다태임신이란

- 다태임신은 1/89(n-1)(n: 태아수)의 빈도로 발생한다. 근래의 생식보조의료(ART: assisted reproduction technologies)의 진보에 따라 쌍태임신은 66.5분만(分娩)에 1예로 증가했다.
- 다태임신은 주산기의료자원의 압박요인이다 (표 1).
- 다태임신의 조산률은 어떤 주수라도 단태임신의 11~13배이다(단태의 조산률 4.3%).
- 임신 32주 미만(뇌성마비의 발증빈도가 높은 출생체중 1,500g 미만의 분만에 해당)의 조산

률은 10~15%이다[1].
- 임신성고혈압은 발증이 빠르고 중증화하기 쉽다[2](단태 6%에 대해 다태 13%).
- 다태임신에서는 혈소판이나 안티트롬빈활성(AT Ⅲ)저하, 간기능장해나 요산치상승의 빈도가 높아 자주 검사치의 이상이 증상발현에 선행하여 나타난다.
- 일본산과부인과학회는 2008년 4월에 ART에 있어서의 이식배를 원칙 한 개로 하는 견해를 공표했다. 모체 내에서 태아를 사망케 하는 감수수술은 모체보호법에 합치하지 않는다는 지적이 있다.

표 1 다태임신의 개요

	쌍태	3태	4태	5태
자연임신률(%)	67.6	19.6	0	0
유산률(%)	1.7	2.4	15.0	15.0
조산률(%)	42.2	85.0	88.9	100
평균분만주수(주)	35.1	32.7	29.3	25.0
출생시평균체중(g)	2153±703	1673±485	1203±359	993±249
임신합병증(%)	78.1	84.3	95.0	100
태아의 형태학적 이상(%)	7.4	8.0	8.8	30.0
임신22주 이후의 IUFD(%)	4.8	3.1	5.6	5.9
주산기사망률(대(對)출산 1000)	75.0	75.4	102.9	125.0
신생아사망률(대출산 1000)	44.9	62.6	78.1	66.7
출생 1년 이상 경과 후에 후유장해를 갖는 비율(%)	4.7	3.6	10.2	30.8

「1995년 일본 산과부인과학회 주산기위원회 보고」제6회 후생과학심의회 선단의료기술 평가부회 ·생식보조의료기술에 관한 전문위원회보도 발표 자료에서 작성

IUFD(intrauterine fetal death) : 자궁내태아사망

●다태임신인 경우는 임산부 및 가족에게 그 내용에 대해서 정확하게 설명해 둘 필요가 있다. 설명해야할 내용을 표 2에 나타내었다.

막성진단

●다태임신은 융모막(태반)의 수 및 태아와 양수를 싸는 양막의 수에 의해 예후가 다르다. 그 수의 확인을 막성진단이라고 하며 초음파검사로 임신 10주까지 한다(그림 1).
●1융모막 2양막쌍태(M-D twin)의 주산기사망률은 2융모막 2양막쌍태 (D-D twin)의 3∼4배, 신경학적후유증도 3∼9배이다[4].
●하나의 수정란으로 발육한 1란성쌍태아도 분리시기에 의해 D-D twin 30%, M-D twin 70%, 1융모막 1양막쌍태(M-M twin) 1%가 된다.
●2란성쌍태는 거의 전부 D-D twin 으로 되지만 1융모막성쌍태례도 보고되어 있다. ART에 의한 쌍태는 2란성이 많다.

분만시기와 분만양식

●쌍태임신의 주산기사망률은 임신 37∼38주

가 최저이며, 그 후에 증가한다. 임신 37주 이후의 쌍태임신의 분만은 단태임신에 있어서의 임신 40주 이후의 분만에 비해 주산기사망률은 6배 높다.
●분만양식은 제대상호권락의 위험이 있는 M-M twin 및 선진아가 비두위인 경우는 제왕절개술이 선택된다. 선진아가 두위라도 후속아가 두위가 아닌 경우는 단태골반위분만에 준한다. 선진아가 경질분만 후에 긴급제왕절개가 시행된 후속아는 이환률이 상승한다.

쌍태간수혈증후군
(TTTS: twin to twin transfusion syndrome)

●TTTS는 M-D twin 의 태반에 있어서 양아간의 문합혈관에 의해 혈류불균형이 일어나는 병태이다(그림 2). M-D twin의 10∼15%에 발증하고 주산기사망률은 아주 높다.
●임신 16주∼26주에 발증한 TTTS에 대해서 태아경하 레이저 응고술(FLP : fetoscopic laser photocagulation of placental communicating vessels)이 양호한 성적을 내고 있다.

(谷垣伸治)

표 2 다태임산부 및 가족에게 설명해야할 내용

1. 태아·신생아의 예후	① 저출생체중아 ; 조산미숙아(NICU로의 입원), 중추신경·소화관장해나 호흡기사용의 가능성 ② 태아발육부전 ③ 태반의 혈관문합에 의한 이상 : TTTS, 양수과다·과소, 태아불균형발육 ④ 태아이상 : 다태 특유의 태아이상의 존재(압박에 의한 관절구축, 무심체) ⑤ 1아자궁내태아사망을 나타낸 경우 : 중추신경장해
2. 모체합병증	절박유·조산(긴급이면서 장기입원, 경관봉축술의 가능성), PIH, 내당능이상, 요로감염증, 빈혈, 혈전증, 미약진통, 이완출혈
3. 고빈도의 임부건진의 필요성	
4. 모체반송, 신생아반송의 가능성	
5. 분만양식	① 태위·태아수에 의해 제왕절개술의 필요성 ② 경질분만시에 있어서 후속아의 긴급제왕절개의 가능성과 예후
6. 정서적지지 필요, 지원 (다태 네트워크 등)의 존재	

TTTS(twin to twin transfusion syndrome) : 쌍태간수혈증후군, PIH(pregnancy induced hypertension) : 임신성고혈압
藤森敬也 : 다태임신 중기의 관리 및 주의점. 日産婦誌 2000; 52: N-7-N10.을 기준으로 작성

문헌

1. 村越毅: 다태임신 ART에 의한 다태임신의 관리. 산부의 실제 2004; 53: 1849-1857.
2. Day MC, Barton JR, O'Brien JM, Istwan NB, Sibai BM: The effect of fetal number on the development of hypertensive conditions of pregnancy. Obstet Gnecol. 2005;106: 927-931.
3. 藤森敬也: 다태임신 중기의 관리 및 주의점. 日産婦誌 2000; 52: N-7-N10.
4. Adegbite AL, Castilles, Ward S,et al.: Neuromorbidity in preterm twins in relation to chorionicity and discordant birth weight. Am J Obstet Gynecol. 2004; 190: 156-163.
5. 左合治彦: TTTS에 대한 태아경하 레이저 응고술. 산부인과치료 2008; 97: 177-181.

그림 1 막성진단의 실제 : 융모막의 수와 태낭의 수는 같다

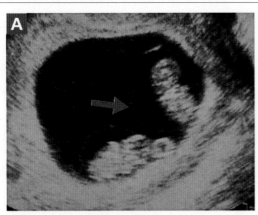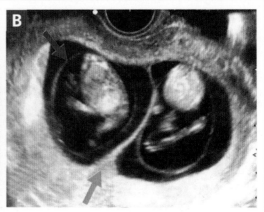

A: 1융모막 2양막성쌍태(M-D twin)
B: 2융모막 2양막성쌍태(D-D twin)
➡ : 양막   ⇨ : DD twin을 나타내는 twin peak sign

그림 2 TTTS에 대한 FLP

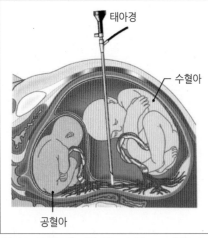

공혈아(donor)	수혈아(recipient)
양수과소	양수과다
AFP<2cm	AFP>8cm
빈혈	다혈
발육지연	태아수종
신부전	울혈성심부전

수혈아측의 양수강에 태아경을 삽입하고 태반표면의 문합혈관을 레이저 응고한다.

Adegbite AL, Castilles, Ward S,et al.: Neuromorbidity in preterm twins in relation to chorionicity and discordant birth weight. Am J Obstet Gynecol. 2004; 190: 156-163. 에서 인용

태아발육부전
FGR: fetal growth restriction

point
- 태아발육부전은 추정아체중이 태아체중기준치의 -1.5SD이하가 당면한 기준이 되며, 근래는 저체중아와 같은 뜻으로 쓰인다.
- 추정아체중의 산출방법은 modified Shinozuka의 식을 이용하며, 주수나 체중, 아기의 프로포션에 관계없이 약 10%의 오차로 추정된다. 임신 30주경까지 전 예(例)에서 초음파태아계측을 한다.
- 태아발육부전의 치료는 원인이 환경요인이라면 배제하고 모체요인이라면 치료를 한다.

- 태아발육의 견해는 체중의 경중 뿐만 아니라 경시적인 관찰이 중요하다(표 1).
- 태아발육부전(FGR: fetal growth restriction)은 주산기예후가 불량일 뿐만 아니라 장래의 대사증후군 발증 때문이라도 중요하다. 또 10%에 형태이상을 동반한다[1].

검사

1. 초음파태아계측

- 일본산과부인과학회는 추정아체중(EFW: estimated fetal weight)의 산출법으로써 modified Shinozuka식을 채용했다(그림 1). 이것은 주수나 체중, 아기의 프로포션에 관계없이 약 10%의 오차로 추정된다.
- 임신 30주경까지 전 예 초음파태아계측을 한다[3].

표 1 태아체중의 임신주수 당 기준치(EFW기준치)(g)

임신주수	-2.0SD	-1.5SD	평균치	+1.5SD	+2.0SD	임신주수	-2.0SD	-1.5SD	평균치	+1.5SD	+2.0SD
18주 0일	126	141	187	232	247	30주 0일	1,098	1,191	1,470	1,749	1,842
19주 0일	166	186	247	308	328	31주 0일	1,231	1,332	1,635	1,938	2,039
20주 0일	211	236	313	390	416	32주 0일	1,368	1,477	1,805	2,133	2,243
21주 0일	262	293	387	481	512	33주 0일	1,508	1,626	1,980	2,333	2,451
22주 0일	320	357	469	580	617	34주 0일	1,650	1,776	2,156	2,536	2,663
23주 0일	386	430	560	690	733	35주 0일	1,790	1,926	2,333	2,740	2,875
24주 0일	461	511	660	809	859	36주 0일	1,927	2,072	2,507	2,942	3,086
25주 0일	546	602	771	940	996	37주 0일	2,059	2,213	2,676	3,139	3,294
26주 0일	639	702	892	1,081	1,144	38주 0일	2,181	2,345	2,838	3,330	3,494
27주 0일	742	812	1,023	1,233	1,304	39주 0일	2,292	2,466	2,989	3,511	3,685
28주 0일	853	930	1,163	1,396	1,474	40주 0일	2,388	2,572	3,125	3,678	3,862
29주 0일	972	1,057	1,313	1,568	1,653	41주 0일	2,465	2,660	3,244	3,828	4,023

일본초음파의학회: 「초음파태아계측의 표준화와 일본인의 기준치」의 공시에 대해서. 초음파의학 2003; 30: 415-438.에서 인용

그림 1 EFW산출에 쓰이는 초음파단층법계측단면

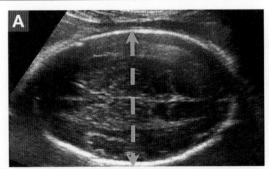

BPD: bi-parietal diameter아두대횡경(mm)

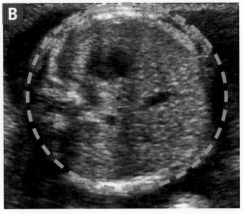

AC: 복부주위경abdominal circumference(mm)

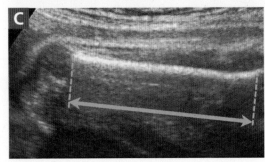

FL: 대퇴골장femur length(mm)

EFW(g)=1.07×BPD³+0.30×AC²×FL
EFW: estimated fetal weight

태아발육부전 : FGR

1. 정의
● FGR은 EFW가 태아체중기준치의 −1.5SD이하가 당면한 기준이 되며 근래에는 저체중아 (SFD: small for date)와 같은 뜻으로 쓰인다(표 2).

2. 분만예정일의 확인
● 발육평가는 분만예정일이 올바르다는 것이 전제이다. 예정일은 다음에 의해 결정되며 예정일의 실수는 FGR의 최다 원인이 된다.
　① 배란일(수정일)이 명확한 예는 그것을 기준으로 하여 결정한다.
　② 최종월경일부터의 예정일과 초음파검사에 의한 두전장(CRL)으로의 예정일(CRL이 14~41mm의 시기에 측정)이 7일 이상 다른 경우는 수정한다. 월경개시부터 7일 이내의 임신의 가능성은 적으므로 예정일을 앞당기는 수정은 특히 주의한다.

3. 분류와 원인
● FGR은 태아의 프로포션에 의해 분류된다[5]. 원인을 임신시기별로 표 3에 나타내었다.
　① HC/AC*비<1.0; 균형형(type Ⅰ FGR, symmetrical FGR) : 염색체이상, 태내감염, 태아기형 등
　② HC/AC비≧1.0; 불균형형 (type Ⅱ FGR, asymmetrical FGR) : 태반기능부전(경색, 전치태반, 제대부착이상, 임신성고혈압, 흡연 등)

4. 관리
● FGR의 치료는 원인이 환경요인이라면 배제하고, 모체요인이라면 치료를 한다. 염색체검사에 대해서는 임부의 의사를 존중한다.
● 현실적으로는 거주지 등 환경을 바꾸는 것은 어렵고, 항인지질항체증후군이나 당뇨병 등 모체질환도 임신 전 또는 임신초기부터 관리를 하지 않으면 FGR을 예방할 수 없

다. 따라서 FGR의 관리는 시기를 놓치지 말고 termination하는 것뿐이다(그림 2).

●발육정지가 추측되지만 상태가 좋은 예의 termination 시기에 대해서는 서로 논의해야 한다.

●분만 중에는 연속 태아심박수 모니터링이 필요하다.

(谷垣伸治)

표 2 출생아의 평가

임신주수	재태기간 (주수)에 대해서	
	출생체중	출생신장
LGA: light for gestational age infant	10퍼센타일 미만	10퍼센타일 이상
SGA: small for gestational age infant	쌍방 모두 10퍼센타일 미만	
AGA: appropriate for gestational age infant	쌍방 모두 10퍼센타일 이상, 또한 90퍼센타일 미만	
HGA: heavy for gestational age infant	90퍼센타일 이상	규정짓지 않음
large for gestational age infant	쌍방 모두 90퍼센타일 이상	

일본산부인과학회, 일본산부인의의회 편: 태아발육부전 (FGR)의 스크리닝은?. 산부인과진료 가이드라인 산과편 2010, 일본산과부인과학회 사무국, 도쿄, 2011: 118-121.에서 인용

표 3 FGR의 원인

1st trimester(임신 14주 미만)			2nd trimester			3rd trimester(임신 28주 이후)		
환경요인	방사선피폭		환경요인	모체영양장해	염증성장질환 췌염	환경요인	고지(高地)거주, 흡연, 스트레스	
	약물	대사길항약 항경련약 항응고약 마약		사회경제적인자		태반요인	태반혈관 장해	
	알코올			태반융모의 침입장해		모체요인	저산소	폐질환 심질환 빈혈 헤모글로빈이상
태아요인	태내감염	TORCH증후군 HIV 말라리아	태반요인	다발경색, 주곽태반			혈관질환	만성고혈압 교원병 당뇨병 임신 고혈압증후군
	염색체이상	21, 18, 13트리소미 45XO (터너증후군)		전치태반			신질환	신염, 신이식후
	선천기형 (다발기형)	무뇌아 횡격막헤르니아 제대헤르니아 복벽파열 Potter증후군 등		태반의 부분조기박리			항인지질항체증후군	
				임신성고혈압				
				다태임신				

FGR; fetal growth restriction
TORCH증후군 : 톡소플라즈마, 풍진, 사이토메갈로 바이러스, 단순헤르페스 바이러스, 매독 등
일본산과부인과학회 편 : 이상임신. 산부인과연수의 필수지식 2011. 공익사단법인 일본산과부인과학회, 도쿄, 2011: 207.에서 변경인용

---

*HC(head circumference) : 두위(mm)
AC(abdominal circumference) : 복위(mm)

그림 2 FGR관리지침

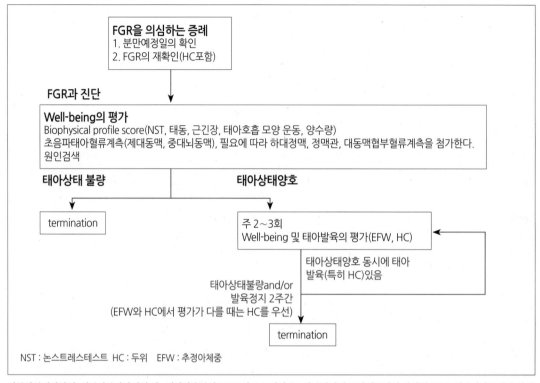

FGR을 의심하는 증례
1. 분만예정일의 확인
2. FGR의 재확인(HC포함)

FGR과 진단

Well-being의 평가
Biophysical profile score(NST, 태동, 근긴장, 태아호흡 모양 운동, 양수량)
초음파태아혈류계측(제대동맥, 중대뇌동맥), 필요에 따라 하대정맥, 정맥관, 대동맥협부혈류계측을 첨가한다.
원인검색

태아상태 불량   태아상태양호

termination

주 2~3회
Well-being 및 태아발육의 평가(EFW, HC)

태아상태양호 동시에 태아
발육(특히 HC)있음

태아상태불량and/or
발육정지 2주간
(EFW와 HC에서 평가가 다를 때는 HC를 우선)

termination

NST : 논스트레스테스트   HC : 두위   EFW : 추정아체중

일본산부인과학회, 일본산부인과의회 편 : 태아발육부전(FGR)의 스크리닝은?. 산부인과진료 가이드라인 산과편 2010, 일본산과부인과 학회 사무국, 도쿄, 2011: 118-121.에서 인용

문헌

1. The University Southern California School pf Medicine course, Perinatal Medicine Feb, 20-236, 1995.
2. 일본초음파의학회:『초음파태아계측의 표준화와 일본인의 기준치』의 공시에 대해서. 초음파의학 2003: 30: 415-438.
3. 태아발육부전 (FGR)의 스크리닝은?. 산부인과진료 가이드라인 산과 편 2010, 일본산부인과학회, 일본산부인과의회 편, 일본산과부인과학회 사무국, 도쿄, 2011: 118-121.
4. 谷垣伸治, 岩下光利: 태아의 발육. 주산기의 증간호 2009; 38: 109-113.
5. Campbells, Thoms A : Ultrasound measurement off etalhead to abdomen circumference ratio in assessment of growth retardation. BrJObstet Gynecol 1977;84:165-174
6. De Vore GR, Hobbins JC: Fetal growth and development: The diagnosis of intrauterine growthretardation. HobbinsJC, 81-94, Churchill Livingstone, New York. 1979.

자궁외임신
ectopic pregnancy

point

- 자궁체부내막 이외의 부위에 수정란이 착상하는 질환이며, 전 임신의 약 1~2%를 차지한다.
- 무월경, 부정성기 출혈, 하복통이 세 가지 징후이지만 임신주수나 착상부위에 따라 증상의 출현에 차이가 있다.

- 이전에는 개복수술이 기본이었지만 근래 복강경수술, 약물요법 등 치료의 선택지가 증가하고 있으며, 난관임신에서도 이전에 주류였던 근치술(난관절제)에서 증례에 따라서는 난관보존수술이 선택되는 경우도 있다.

자궁외임신이란

- 자궁외임신의 부위는 난관이 가장 많고(95% 이상), 난소, 자궁경관, 복강내 등에도 착상한다. 그 밖에 제왕절개술의 증가에 따라 자궁의 제왕절개창부에 착상하는 제왕절개반흔부임신이 문제로 되고 있다.
- 리스크 인자로서는 클라미디아 감염증 등에 의한 골반내염증성질환의 기왕, 경산부, 복부수술의 기왕, 체외수정에 의한 임신, 자궁내피임구 삽입중, 자궁내막증 등이 리스크 인자이며 자궁외임신의 기왕도 자궁외임신의 리스크를 상승시킨다.

증상

- 무월경, 부정성기 출혈, 하복통이 세 가지 징후이지만 임신주수나 착상부위에 따라 증상의 출현에 차이를 볼 수 있다. 임신의 아주 초기에는 무증상이라도 성장한 태낭이 파열된 경우 복강내에 다량출혈하고 쇼크를 일으키는 경우도 있다.

검사·진단

- 임신 4~5주에는 특징적인 증상도 없고 정상임신이나 절박유산과의 감별이 곤란하다. 임신반응이 양성이고 임신 5주 후반부터 임신 6주에 걸쳐 경질초음파검사에서 자궁내에 태낭이 확인되지 않는 경우에 자궁외임신이 많이 의심된다. 임신주수, 임신반응, 초음파검사, 증상을 경시적으로 관찰하고 판단하는 것이 중요하다(그림 1).

1. 임신주수

- 임신주수는 월경이 28일 주기로 해서 최종월경 개시일부터 계산하기 때문에 월경불순인 환자에서는 실제의 임신주수와 다른 경우가 있다. 또 부정성기 출혈을 월경이라고 생각하고 신고하는 경우도 있으므로 보통의 월경과 주기, 출혈량에 다른 점이 없는지 확인이 필요하다. 기초체온을 측정하고 있으면 배란일의 예측이 가능해 지고 정확한 임신주수를 계산할 수 있다.

2. 임신반응

- 임신반응은 융모세포에서 산출되는 인간 융모성 고나도트로핀(hCG: human chorionic

그림 1 자궁외임신의 진단

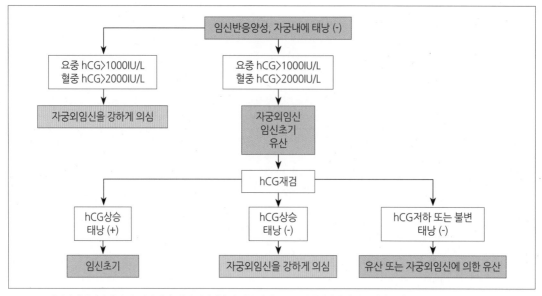

일본산과부인과학회 편: 이상임신. 산부인과연수의 필수지식 2011, 공익사단법인 일본산과부인과학회, 도쿄, 2011: 207.에서 인용

gonadotropin)의 측정에 의한다. 시판되는 임신검사키트로 임신 4주경(다음 월경 예정일)부터 임신반응은 양성이 된다.

● 자궁외임신이 의심되는 증례에서는 요중 또는 혈중 hCG의 정량이 이루어진다. 요중 hCG 1000IU/L 이상, 혈중 hCG 2000IU/L 이상에서 경질초음파로 자궁내에 태낭이 확인되지 않는 경우는 자궁외임신이 많이 의심된다.

3. 질식초음파검사(그림 2)

● 정상 임신의 경우 임신 5주부터 자궁내에 태낭이 확인되며 임신 6주에 거의 100% 확인할 수 있다. 자궁내에 태낭이 나타나지 않을 때는 자궁 외에 종류 모양의 에코상이 없는지 관찰한다. 다만 자궁외임신에 있어서 자궁외의 종류에코상을 검출하는 것은 곤란하다. 자궁외에 태아심박을 확인할 수 있으면 쉽겠지만, 난소출혈이나 황체와의 감별이 어려운 경우가 있다.

● 자궁외임신의 환부에서 복강내에 출혈해 있는 경우는 더글라스와에 에코 프리 스페이스(EFS: eccor free space)를 나타낸다.

● 경관임신은 자궁경부가 종대(腫大)하고 달마상을 나타낸다. 제왕절개부위임신은 쐐기모양의 태낭상, 비박화한 제왕절개창이 특징이다.

그림 2 경질초음파화상

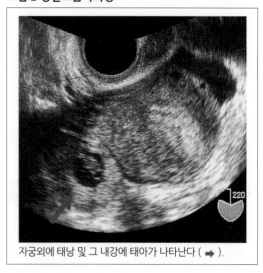

자궁외에 태낭 및 그 내강에 태아가 나타난다 (➡).

4. 기타

● 자궁외임신과 유산의 감별이 곤란한 경우에 자궁내용제거술을 시행하는 경우가 있다.

● 병리검사에 있어서 자궁내조직에 융모가 보이

표 1 자궁외임신의 치료

개복수술	근치술, 난관온존술	
복강경하수술	근치술, 난관온존술	
약물요법	전신투여법	메토트릭세이트(MTX)
	국소투여법	태낭내에 직접 약제를 주입하는 방법. MTX, 프로스타글란딘, KCl, 고농도글루코스
대기요법	자궁외임신의 유산에 있어서 hCG치가 낮은 경우에는 자연치유하는 경우도 있다.	

지 않고 술후 48시간 경과해도 hCG치가반감하지 않는 경우는 자궁외임신을 생각할 수 있다.

치료

● 이전에는 개복수술이 기본이었지만 근래 복강경수술, 약물용법 등 치료의 선택지가 증가하고 있다(표 1).
● 난관임신에 있어서도 이전에는 근치술(난관절제)이 주류였으나 증례에 따라 난관온존수술이

선택되는 경우도 있다. 어떤 치료라도 장점, 단점이 있으며 증상, hCG수치, 환자의 희망 등을 고려하여 치료방법을 선택한다. 난관을 온존한 경우 같은 부위에서 자궁외임신을 재발할 가능성이 있다. 또 융모유잔의 가능성도 있어 치료 후에 hCG가 저하하는지 확인할 필요가 있다.

(井澤朋子)

문헌

1. 일본산과부인과학회 편: 이상임신. 산부인과연수의 필수지식 2011, 공익사단법인 일본산과부인과학회, 도쿄, 2011: 207.

산욕이상출혈
puerperal abnormal bleeding

point
- 분만 시의 이상에 기인하며 분만 후 2시간 이후에 일어나는 이상출혈을 말한다.
- 조기산욕출혈과 만기산욕출혈로 분류되며 조기산욕출혈은 이완출혈과 연산도열
- 상(자궁경관열상, 질회음열상)으로 나눌 수 있다.
- 만기산욕출혈은 자궁복고부전과 산욕열로 나눌 수 있다.

- 분만 시 출혈이란 분만 시 및 분만 후 2시간까지의 출혈의 합계이지만, 그 이후에 일어나는 이상출혈을 산욕이상출혈이라고 한다.
- 분만 후 24시간 이내에 일어나는 조기산욕출혈과 24시간 이후에 일어나는 만기산욕출혈로 분류된다.
- 분만 시의 이상에 기인하는 경우가 많다.

조기산욕출혈

1. 이완출혈
- 태반만출 후 자궁은 수축하고 태반박리면에서의 출혈이 감소한다. 어떠한 원인으로 자궁수축이 저해되어 감소하지 않는 상태를 이완출혈이라고 한다.
- 원인과 치료법은 표1에 나타내었다.

2. 연산도열상(자궁경관열상, 질회음열상)
- 급속하게 분만이 진행되거나 질회음의 진전불

표 1 조기산욕출혈

원인	· 자궁근의 과신전(다태임신, 거대아, 양수과다) · 자궁근의 피로(천연분만(遷延分娩), 진통촉진제 투여, 다산부) · 자궁병변(자궁근종, 자궁기형) · 자궁내유잔(태반유잔, 난막유잔) · 기타(저치태반, 전치태반)
치료	원인에 따라 자궁수축약투여, 자궁내용제거술 등을 한다.

량에 의해 일어난다. 자궁수축이 양호함에도 불구하고 출혈이 지속될 때는 열상을 의심하고 진찰한다. 자궁경관열상은 경관의 3시, 9시 방향이 호발부위이며 동맥성출혈을 동반하는 경우도 있다.
- 치료법으로써 봉합지혈로 한다.

만기산욕출혈

1. 자궁퇴축부전(그림 1)
- 분만 후 자궁이 비임신의 상태까지 복귀하는 과정을 자궁퇴축이라고 한다.
- 보통 오로는 산후 약 1주일 동안에 암적색-적갈색으로 되지만, 산후 2주일을 지나도 혈성의 오로가 지속될 때는 자궁퇴축부전을 생각할 수 있다.

2. 산욕열
- 산욕열이란 산후 24시간 이후부터 10일 이내에 38℃ 이상의 열이 2일 이상 지속되는 것을 말한다. 산욕자궁내감염이 많다. 발열, 하복부통, 자궁의 압통을 나타내고 오로에 악취를 초래하며 자궁퇴축부전의 원인이 된다. 중증이 되면 패혈증을 합병하는 경우가 있다.
- 각각의 원인·치료를 표 2에 나타내었다.

(井澤朋子)

표 1 원인과 치료

1. 자궁퇴축부전	**원인**	태반잔류, 난막잔류가 많다. 자궁내감염이나 기타, 이완출혈과 같은 원인에 의한다
	치료	자궁수축제 투여, 자궁내용제거술 등을 한다
2. 산욕열	**원인**	자궁내의 태반박리면이나 분만 시의 창상에 세균이 감염된 것에 의해
	치료	항생물질이나 소염제를 투여. 오로의 저류를 나타낼 때는 자궁수축제를 투여 태반잔류, 난막잔류를 나타낼 때는 충분히 항생물질을 투여한 후 자궁내용제거술을 한다

그림 1 자궁퇴축부전

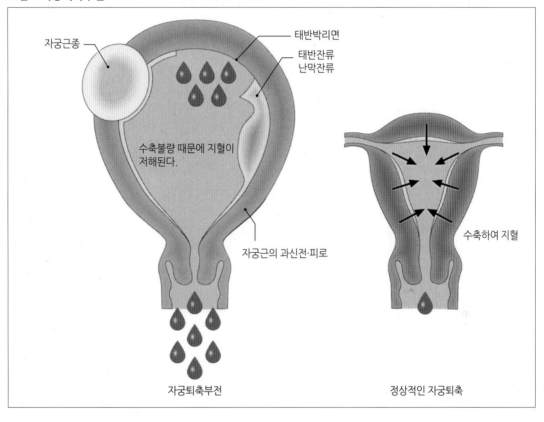

자궁근종

태반박리면

태반잔류
난막잔류

수축불량 때문에 지혈이
저해된다.

자궁근의 과신전·피로

수축하여 지혈

자궁퇴축부전

정상적인 자궁퇴축

출생

출생직후의 체크포인트
· 조산아
· 약한 호흡·제읍
· 근긴장저하

모두 나타나지 않는다.

어느 한 가지를 보인다.

루틴케어(엄마의 옆에서)
· 보온
· 기도개통
· 피부건조
가일층의 평가

소생의 초기처치
보온, 체위유지, 기도개통(태변제거를 포함)
피부건조와 자극

자발호흡 없음
또는
심박 100/분 미만

자발호흡 있음
동시에
심박 100/분 이상

30초

호흡과 심박을 확인
(SpO_2 모니터의 장착을 검토)

목표SpO_2치
경과시간	SpO_2
1분	60% 이상
3분	70% 이상
5분	80% 이상
10분	90% 이상

※95%를 넘지 않도록

인공호흡*
SpO_2 모니터

노력호흡과
티아노제의 확인

없음

60~100/분
미만

100분
이상

노력호흡·중심성
티아노제 있음

60초

심박수 확인

SpO_2 모니터
CPAP또는 산소투여를 검토

60/분 미만

인공호흡과 흉골압박
(1:3)**

노력호흡과
티아노제의 확인

없음

60/분
이상

노력호흡·중심성
티아노제 있음

심박수 확인

인공호흡을 개시한다

60/분 미만

인공호흡과 흉골압박에 더하여 다음의 실시를 검토한다.
· 아드레날린
· 생리적식염액(출혈이 의심되는 경우)
· 원인검색
심박60/분 이상으로 회복되면 인공호흡으로 돌아간다.*

소생 후의 케어
· 노력호흡만 지속하는 경우는
원인점검과 CPAP를 검토
· 중심성티아노제만 지속되는
경우는 티아노제성심질환을
감별한다.

* 인공호흡: 신생아가사에서는 90%이상은 백·마스크환기만으로 개선되므로 서둘러 삽관하지 않아도 된다.
** 인공호흡과 흉골압박: 1분간에 인공호흡 30회와 흉골압박 90회가 된다.
일본소생협의회: JRC소생가이드라인 2010 (http://jrc.umin.ac.jp/)에서 인용.

part6

간호사가 알아두어야 할 산과수술

자궁내용제거술
dilation and curettage

point
- 여러 가지의 진단·치료의 목적으로 시행된다. 자궁강내의 조직, 내막을 소파, 제거하는 수기이다.
- 내진뿐만 아니라 가능한 한 경질초음파로 자궁구가 어느 정도 개대해 있는지, 또 쌍합진으로 자궁의 형상과 방향, 특히 경관의 방향을 정확하게 파악한다.
- 술후 출혈, 감염, 자궁천자, 경관열상, 자궁수축부전 등의 합병증에는 충분히 주의를 기울인다.

자궁소파술이란

- 자궁강내의 조직, 내막을 소파, 제거하는 수기로 진단 혹은 치료의 목적으로 이루어진다.

수술방법

- 수술 순서에 대해서 다음에 해설해 놓았다.
① 혈압, 맥박, SpO₂ 등 활력징후를 측정한다. 리저버마스크에서 산소가 흘러나오는지를 확인한다.
② 쇄석위를 취한다. 마취 후 하지가 떨어지지 않도록 단단히 고정한다.
· 점적을 준비하고 보액을 주입하면서 정맥마취를 투여한다.
· SpO₂저하 등이 나타난 경우에는 리저버마스크를 입가에 고정하고 필요에 따라 등에 베개를 넣는 등 산소가 들어가도록 연구한다.
③ 우선 크스코질경으로 출혈의 정도를 확인한다.
④ 내진으로 자궁구가 어느 정도 개대해 있는지, 또 쌍합진으로 자궁의 형상과 방향, 특히 경관의 방향을 정확하게 파악한다.
⑤ 내진뿐만 아니라 가능한 한 질식초음파에서도 확인한다. 그 때 자궁기형 등이 없는지 확인한다(그림 1).

⑥ 이어서 질내 및 외음부를 충분히 소독하고 사쿠라이질경을 건다.
⑦ 자궁질부전순에 마틴포셉 또는 츠카하라포셉을 걸어 자궁을 견인한다. 자궁존데로 자궁강의 방향, 길이를 확인한다.
⑧ 자궁경관확장기(헤가르)를 이용하여 확장기의 선단이 내자궁구를 넘을 때까지 직경이 가는 것부터 순서대로 삽입, 서서히 경관을 확장한다.
⑨ 태반겸자를 이용하여 자궁내를 소파한다.
⑩ 다음으로 대형 큐렛으로 자궁내를 소파한다. 자궁전벽, 후벽, 측벽을 순서대로 소파한다. 그때 천공하지 않도록 대형 큐렛에서 소형 큐렛으로 변경한다. 자궁 속을 완전히 소파하고 깨끗하게 되었는지 질식초음파로 확인한다.
⑪ 자궁수축제를 투여하고 종료한다.

그림 1 자궁내에 태아(+), 심박(-)

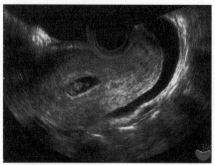

그림 2 자궁내용제거술의 기구

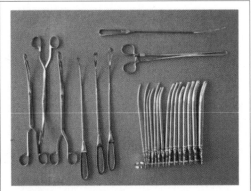

오른쪽 아래 : 헤가르형 자궁경관확장기, 왼쪽 : 태반겸자,
가운데 : 큐렛

그림 3 기계 잡는 법

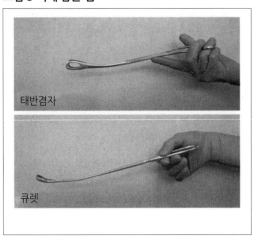

태반겸자

큐렛

· 마틴 및 츠카하라겸자에 의한 경관의 열상을
  나타낸 경우에는 거즈를 유치한다.
· 약 2시간 후에 발거하고 이상출혈이 없는지
  확인한다.
⑫ 필요에 따라 자궁내용물을 조직진에 제출한다.
⑬ 술후는 활력징후를 확인하고 마취에서 각성
  하는 것을 확인한 후에 처치실에서 이동한다.
  또 출혈을 주의깊게 확인한다.

주의해야 할 합병증

1. 출혈
● 수술을 할 때는 출혈이 많이 일어나는 경우도
  있다. 출혈이 많은 경우는 수혈로 대응할 수도
  있다.

2. 감염
● 감염예방을 위해 항생제의 점적 또는 내복을
  한다.

3. 자궁천공, 타장기손상
● 자궁소파술은 맹목적인 조작이기 때문에 자궁
  의 근층이 약하고 얇은 경우에 천공되는 일이
  있다. 또 자궁부근에는 방광, 요관, 직장 등이
  존재하기 때문에 자궁천공인 경우에는 부근의
  장기를 손상시키는 경우도 있다. 그럴 경우에
  는 개복수술로 치료를 하게 될 수도 있다.

4. 자궁수축부전
● 자궁 안의 내용물이 배출되면 자궁이 수축하
  지만, 수축이 약한 경우에는 출혈이 많아지므
  로 수축제를 내복 또는 점적으로 사용한다.

(宮崎典子)

문헌

1. 谷垣伸治: 부인과질환. 복통의 화상진단, MEDICAL
   TECHNOLOGY 2011; 39: 699.
2. 加藤紘: 자궁의 수술. New 산부인과학, 矢嶋聰, 中野
   仁雄, 武谷雄二, 南江堂, 도쿄, 2000:493-494.
3. 宮內彰人: 후기임상연수의를 위한 기본수기 자궁내
   용제거술, 중기중절술. 주산기의학 2007; 37: 719-
   724.

산과

6

간호사가 알아두어야 할 산과수술

자궁외임신수술
ectopic pregnancy surgery

point
- 자궁외임신은 수정란의 착상부위에 따라 여러 가지로 분류되지만, 95%이상이 난관임신이다.
- 수술방법으로써 난관선상절개술과 난관절제술이 있다.
- 개복수술 또는 복강경하수술이 이루어지기 때문에 난관파열이나 난관유산 등에 의해 복강내출혈을 나타내거나, 다량출혈에 의한 쇼크 상태일 때는 긴급수술이 필요하다.

자궁외임신수술에 대해서

- 자궁외임신은 수정란이 정상의 착상부위인 자궁내강 이외의 장소에 착상하여 생육하는 질환이다.
- 착상부위에 따라서 여러 가지로 분류되지만 95%이상이 난관임신(그림1)이기 때문에, 여기에서는 난관임신의 수술에 대해서 해설하겠다.
- 수술은 개복수술 또는 복강경하수술이 이루어진다. 또 난관파열이나 난관유산 등에 의해 복강내출혈을 나타내거나 다량출혈에 의한 쇼크 상태일 때는 긴급수술이 필요하다.

표 1 난관선상절개술의 적용

① 거아(擧兒)희망이 있다.
② 병소의 최대경이 5cm이하
③ 난관이 미파열
④ 혈중 hCG치가 10,000IU/L이하
⑤ 초회난관임신
⑥ 태아심박이 없다.

수술방법

1. 난관선상절개술(그림 2-1)
- 임신부위의 난관을 절개하고 내용물을 제거하기 때문에 난관을 보존할 수 있다. 주로 난관

팽대부임신에 이루어진다. 본 수술이 적응되는 기준을 표1에 나타내었다.
- 합병증으로서 술후에 수술부위의 난관폐색이나 난관협착이 생기는 경우가 있다. 5-10%의 확률로 융모조직이 유잔하는(자궁외임신존속증)경우가 있으며, 술후에 혈중 hCG치의 주의 깊은 경과관찰이 필요하다. 또 차회 임신에서는 환측으로 자궁외임신을 반복할 리스크가 있다.

2. 난관절제술(그림 2-2)
- 임신부위의 난관을 포함한 난관을 절제한다. 임신부위를 완전하게 제거하는 것이 가능하며, 근치수술이 된다. 앞서 설명한 표1의 기준을 만족시키지 않는 증례가 수술의 적응이 된다. 다만 환측의 난관의 가임성은 소실된다.

(松澤由記子)

문헌
1. 자궁외임신. 산부인과연수의 필수지식 2007, 공익사단법인 일본산부인과학회, 도쿄, 2011: 206-213.
2. 谷垣伸治, 前原真理, 眞山麗子, 외: 산부인과질환. Medical Technology 2011; 39: 699-707.

그림 1 자궁외임신의 개복시 소견

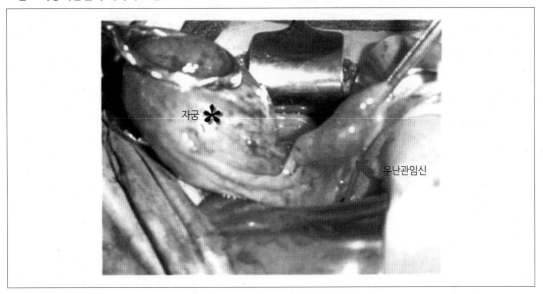

그림 2-1 난관선상절개술

그림 2-2 난관절제술

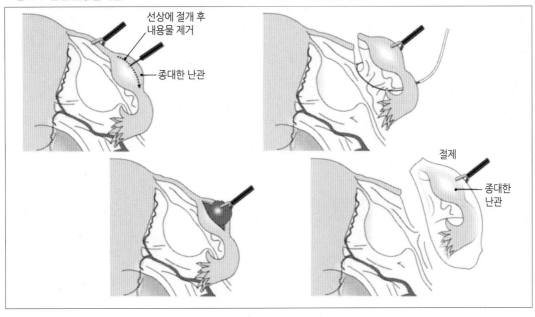

급속분만: 흡인분만, 겸자분만, 복식제왕절개
forced delivery

point

●급속분만은 모체 또는 태아에게 어떠한 이상, 또는 위험이 나타났을 때 필요하다.
●크게 흡인분만, 겸자분만, 복식제왕절개의 3개로 나눌 수 있다.
●각각의 술식에서 주의해야할 중요한 간호 포인트가 있기 때문에, 시술자의 지도하에 적확한 케어가 필요하다.

급속분만이란

●모체 또는 태아에 어떠한 이상, 또는 위험이 나타나 급속분만이 필요해지는 경우가 있다.
●급속분만이 필요한지 아닌지는 임신주수, CTG소견, 양수혼탁의 유무, 태아채혈 등의 결과를 종합적으로 검토하고 결정한다.
●두위의 수만술에는 산도절개술(자궁경관절개, 회음절개), 흡인분만, 겸자분만, 크리스텔러태아압출법, 복식제왕절개술 등이 있지만, 어느 방법으로 할지는 분만진행상황, CTG소견, 모체의 상태 등을 고려하여 결정한다.

흡인분만

1.흡인분만의 적응
① 태아기능부전에 있어서의 급속분만
② 분만 제2기 천연, 분만정지
③ 모체적응(심질환 합병임신 등)에 의한 분만 제2기 단축

2. 흡인분만의 요건
① 자궁구전개대 또는 그에 가까운 상태
② 태아태외 생육가능
③ CPD가 존재하지 않는다
④ 아두가 소골반내에 감입해 있다

그림 1 흡인컵

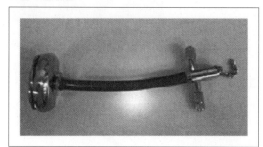

⑤ 기파수(旣破水)
⑥ 미숙아가 아닐 것(35주 이후가 바람직하다)

3. 흡인분만의 순서
① 내진으로 아두의 높이, 회선을 확인한다.
② 흡인컵(그림 1, 2, 3)을 아두의 대천문을 피해 장착한다.
③ 음압을 가볍게 걸어 시험견인한다.
④ 흡인기(그림 4)의 압은 600mmHg까지로 하고 노책에 맞추어 천천히 견인(아두의 높이에 의해 1위, 2위, 3위의 방향으로 견인)한다.
⑤ 후두결절이 모체치골결합하를 통과한 곳에서 흡인컵을 빼낸다.
⑥ 아기를 만출한다.

4. 간호 포인트
●도뇨하고 방광을 비워 둔다.
●흡인회수는 5회까지로 하고 총 견인시간은 20

그림 2 일회용 흡인컵①

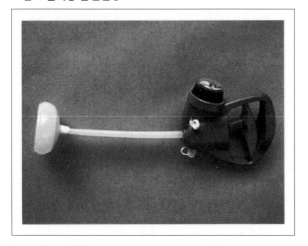

그림 3 일회용 흡인컵②

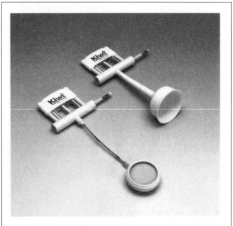

그림 4 흡인기

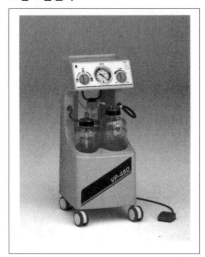

분 이내로 한다. 이것을 넘기는 경우에는 겸자
분만이나 제왕절개를 한다.

● 숙련자의 지도하에 한다.

● 잦은 활탈은 두혈종이나 모자상건막하혈종의
원인이 되므로, 겸자분만이나 제왕절개로 전
환한다.

● 일회용 흡인컵(펌프일체형)은 긴급 시에 개조
자가 없어도 바로 흡인분만을 개시할 수 있는
장점이 있다(그림 3, 4).

● 사전에 미리 경막외마취나 음부신경블록을 병
용하는 것이 바람직하다.

● 분만 후의 열상으로부터 출혈에 주의한다.

겸자분만

1. 겸자분만의 적응
① 태아기능부전에 있어서의 급속분만
② 분만 제2기 천연, 분만정지
③ 모체적응(심질환 합병임신 등)에 의한 분만
제2기 단축

2. 겸자분만의 요건
① 자궁구전개대
② 태아태외생육가능
③ CPD가 존재하지 않는다
④ 아두가 소골반내에 감입하여 고정되고
station+2에서 하강, 시상봉합은 경사에서 거
의 세로
⑤ 기파수

3. 겸자분만의 순서
① 내진에 의해 아두의 높이, 회선을 확인한다.
② 골반유도선을 따라 좌엽을 왼손으로 잡고 오
른손을 질내에 삽입하고, 좌엽을 삽입한다.
③ 골반유도선을 따라 우엽을 오른손으로 잡고
왼손을 질내에 삽입하고 우엽을 삽입한다.
④ 양엽합치를 확인한다. 동시에 겸자의 방향
(수평 또는 그것보다 상향), 교차부와 회음의
거리(1지 이상 들어갈 것)를 확인한다.

그림 5 네겔겸자

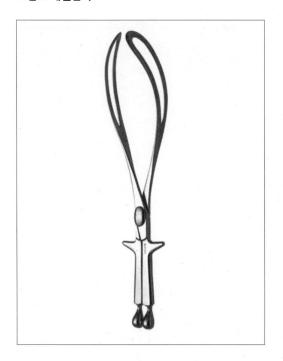

그림 6 키랜드겸자

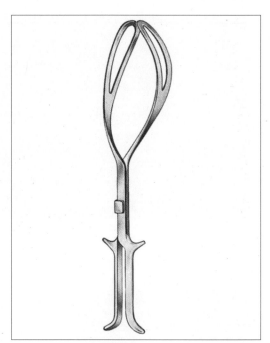

⑤ 시험견인으로 활탈하지 않는 것을 확인한다.

⑥ 노책과 함께 천천히 견인(아두의 높이에 의해 1위, 2위, 3위의 방향으로 견인)한다.

⑦ 후두결절이 모체치골결합하를 통과한 곳에서 우엽, 좌엽의 순서로 겸자를 발거한다.

4. 간호 포인트

● 도뇨하고 방광을 비워 둔다.

● 현재 아두저재(低在)에 있어서 네겔겸자(그림 5)를 이용하는 경우가 많고, 고재(高在)에 있어서 회선겸자(키랜드겸자)는 거의 이루어지지 않으며 그와 같은 증례에서는 제와절개가 이루어지고 있다.

● 연산도손상의 빈도가 높기 때문에 사전에 미리 경막외마취나 음부신경블록을 병용하는 것이 바람직하다.

● 숙련자의 지도하에 한다.

● 겸자분만은 흡인분만에 비해 견인력이 압도적으로 강하기 때문에 확실하다는 장점이 있다.

● 사전에 미리 경막외마취나 음부신경블록을 병

용하는 것이 바람직하다.

● 분만 후의 열상으로부터 출혈에 주의한다.

복식제왕절개

1. 제왕절개의 적응

① 아두골반불균형   ② 전치태반

③ 다태임신   ④ 골반위

⑤ 자궁근종합병임신   ⑥ 태아기능부전

⑦ 분만정지 등

2. 제왕절개의 요건

① 모체가 수술에 견딜 수 있다

② 태아태외생육가능

3. 제왕절개의 종류(그림 7)

① 자궁하부횡절개술

② 역T자절개

③ 고전적제왕절개술(자궁체부종절개) 등

그림 7 제왕절개의 종류 (자궁근절개의 방법)

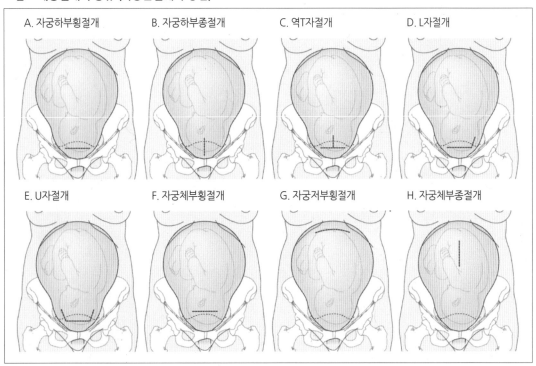

| A. 자궁하부횡절개 | B. 자궁하부종절개 | C. 역T자절개 | D. L자절개 |
| E. U자절개 | F. 자궁체부횡절개 | G. 자궁저부횡절개 | H. 자궁체부종절개 |

그림 8 아카기(明城)겸자

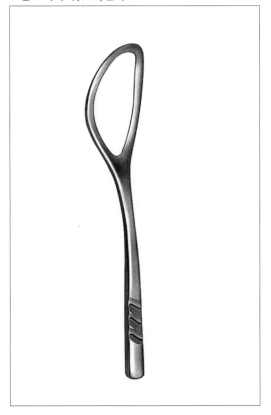

4. 제왕절개의 순서(자궁하부횡절개)

① 개복(종절개 또는 횡절개)한다.

② 방광복막절개 및 자궁근의 절개(그림 7)를 한다.

③ 아만출 : 손으로 하는 방법과 제왕절개용겸자
   (아카기겸자, 그림 8)나 흡인컵을 이용하는
   방법이 있다.

④ 태반만출 : 필요에 따라 자궁수축제의 국소투
   여 또는 점적정주투여한다.

⑤ 자궁절개창봉합 : 1층~3층으로 봉합한다.

⑥ 방광복막봉합 : 생략해도 된다.

⑦ 폐복한다.

5. 간호 포인트

● 보통은 자궁하부횡절개로 한다.

● 자궁근에 종절개를 한 경우(체부종절개, 역T
자절개 등), 차회임신 시의 자궁파열 등의 리
스크는 높아진다.

● 술후는 호흡, 심박모니터, 심전도, SpO_2를 모
니터한다. 전신상태, 자궁수축, 성기출혈량,
동통 등의 체크와 함께 혈압, 맥박수, 체온, 요

그림 9 B-Lynch suture

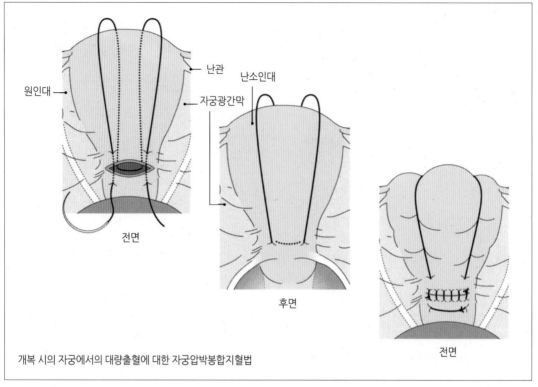

개복 시의 자궁에서의 대량출혈에 대한 자궁압박봉합지혈법

B-Lynch C, Coker A, Lawal AH, Abu J, Cowen MJ. The B-Lynch surgical technique for the control of massive postpartum hemorrhage: an alternative to hysterectomy? Five cases reported. Br I Obstet Gynaecol 1997;104:372-375.

량, 수액량 등을 1시간 마다 수 시간 계측한다.
- 제왕절개 시의 대량출혈의 원인으로서 자궁근층절개창이나 열상으로부터의 출혈, 혈관손상, 태반박리면에서의 출혈, 이완출혈, 장기손상 등이 있다.
- 제왕절개 시에 태반박리면에서 대량출혈을 나타낸 경우 거즈충전이나 출혈부 봉합, 또한 압박봉합(compression suture), 동맥결찰술, 자궁전적출술 등을 한다. 압박봉합법의 하나인

B-Lynch suture를 그림 9에 나타내었다.

(酒井啓治)

문헌

1. 竹田省 편: 제왕절개술 기본과 적용 완벽 마스터. メジカルビュー社, 도쿄, 2010: 28-47.
2. B-Lynch C, Coker A, Lawal AH, Abu J, Cowen MJ. The B-Lynch surgical technique for the control of massive postpartum hemorrhage: an alternative to hysterectomy? Five cases reported. Br I Obstet Gynaecol 1997;104:372-375.

경관봉축술
cervical cerclage

point
- 이 수술은 임신중기의 유·조산의 원인이 되는 경관무력증에 대해서 주로 이루어진다.
- 예방적 경관봉축술(임신 12주 이후 비교적 조기에 이루어진다)과 치료적 경관봉축술 (임신 25주 정도까지 경관의 단축·개대, 태포팽융 등의 증상을 인지하고 나서 이루어진다)로 나눌 수 있다.
- 융모막양막염이나 출혈 등, 절박 유·조산 징후가 나타났을 때는, 자궁수축이나 감염의 억제·지혈 등의 관리를 충분히 하고 안정된 상태에서 수술을 한다.

경관봉축술이란

- 자궁경관봉축술이란 임신 중기의 유조산의 원인이 되는 경관무력증에 대해서 주로 시행되는 수술이다. 전회의 임신경과 등에 의해 경관무력증으로 진단하고 임신 12주 이후 비교적 조기에 이루어지는 예방적 경관봉축술과, 이번의 임신 경과에 있어서 임신 25주 정도까지 경관의 단축·개대, 태포팽융 등의 증상을 인지하고 나서 이루어지는 치료적 경관봉축술로 나눌 수 있다.
- 경관무력증이란 선천적 요인(자궁기형 등)이나 후천적 원인(경관확장술, 자궁경부원추절제술, 경관열상 등의 기왕이나 다태임신에 따른 자궁경관에 대한 침습)에 의해 임신중기이후의 내진으로 자궁구의 개대, 자궁경관의 연화와 단축을 나타내는 질환이다. 질식초음파단층법으로 자궁경관장의 단축이나 내자궁구의 개대를 나타내는 소견이 관찰된다(그림 1).
- 융모막양막염이나 출혈 등 절박유·조산징후가 나타날 때는 자궁수축이나 감염의 억제·지혈 등의 관리를 충분히 하고 안정된 상태에서 수술을 한다.

수술방법

- 경관봉축술에는 다음의 2종류가 있다.

1. Shirodkar(시로카)법 (그림 2-1)
- 내자궁구 부근에서 결찰하는 것이 가능하기 때문에 자궁경관장을 오래 유지할 수 있지만,

그림 1 질식초음파단층법상(임신 23주)

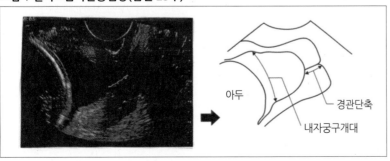

아두

경관단축

내자궁구개대

그림 2-1 Shirodkar 법   **그림 2-2 McDonald 법**

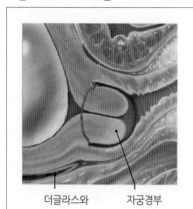   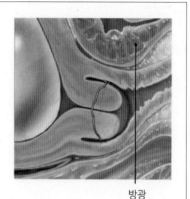

더글라스와　　자궁경부　　　　　　　　　　　　　방광

발사(拔糸)가 곤란한 점이 많다.

2. McDonald(맥도날드)법(그림 2-2)

● Shirodkar법보다 외자궁구 옆에서 결찰한다. 비교적 발사가 쉽다. 또 자궁경관장단축이나 내자궁구의 개대의 정도가 심한 경우, 태포가 탈출해 있는 증례에도 할 수 있다.

발사시기

● 경질분만 : 임신 36주경
● 제왕절개 : 수술 시
● 조산이 되는 경우는 진통개시 시에 발사를 한다.

주의해야 할 합병증

● ① 감염증, ② 출혈, ③ 파수, ④ 자궁수축, ⑤ 절박유산·절박조산 등을 들 수 있다.

● 경관봉축술에서 사용되는 봉축테이프는 이물이며, 술후는 감염을 예방하기 위해 항생물질 투여나 질세정 등을 적절하게 실행한다. 또 자궁수축을 나타내는 경우는 자궁수축억제제의 투여를 검토한다.

● 질염이나 자궁경관염은 융모막양막염의 원인이 되며 출혈이나 파수, 자궁수축을 일으켜 절박유산·절박조산을 나타낸다. 이상의 합병증을 예방할 수 없는 경우는 유산이나 조산에 이를 가능성이 있다.

(松澤由記子)

문헌

1. 吉田信隆, 村越毅: 경관봉축술. 부인과수술스탠다드, 일본산부인과수술학회, 도쿄, 2005: 48-68.

불임으로의 어프로치

불임치료
treatment for infertility

point
- 불임치료는 기본적인 불임치료(배란일에 맞춘 부부생활, 인공수정, 조절난소자극, 체외수정·배이식)와 원인에 따른 불임치료(배란장애, 난관의 폐색·유착, 자궁의 이상, 남성불임)로 크게 나눌 수 있다.
- 불임치료로는 배우자나 배(胚) 등을 다루기 때문에 환자오인이 일어나지 않도록 세심한 주의를 기울일 필요가 있다.

불임치료에 들어가기 전에

- 불임치료에 들어가기 전에 다음을 설명하고 부부에게 양해를 구하도록 한다.

① 배란일 5일 전부터 배란일에 걸쳐 부부생활을 2~3회 갖는 것이 중요. 인공수정의 치료주기라도 그 전후에 부부생활을 갖도록 노력한다.

② 흡연은 남녀 모두에게 불임의 원인이 되기 때문에 금연에 노력한다. 알코올 섭취는 태아의 뇌발육에 악영향이 있기 때문에 불임치료 시부터 감량한다. 카페인은 양이 많으면 불임이나 유산이 되는 경우가 있으므로 1일 5잔 이상의 커피·홍차를 섭취하고 있는 경우는 감량하도록 한다.

③ 풍진에 대한 면역이 있는지 확인한다. 면역이 없는 경우는 풍진백신의 접종을 권한다.

④ 엽산은 태아의 뇌의 이상을 방지하는 작용이 있으며 보조제 등으로 보충한다.

⑤ 마르거나 비만 모두 불임과 관련이 있으므로 적절한 체중관리를 한다.

기본적인 불임치료법

- 배란일에 맞춘 부부생활, 인공수정, 조절난소자극, 체외수정 4가지는 여러 가지의 불임원인에 대해서 시행되는 기본적인 불임치료법이다.

1. 배란일에 맞춘 부부생활

- 난자가 수정될 수 있는 것은 배란부터 1일 뿐이고, 정자의 생존기간은 약 5일간이다.
- 배란일추정검사를 하고 배란 5일 전부터 배란일에 걸쳐 2~3회 부부생활을 가지면 임신의 가능성이 높아진다. 그러나 강제된 부부생활은 남성의 성교불능과 관련이 있다고 알려져 있으므로 주의한다.

2. 인공수정(AIH: artificial insemination with husband's semen)

- 배란일에 맞춰 남편의 정액을 채취하고 적절하게 처리한 후 부드러운 카테터를 이용하여 자궁내에 주입하는 방법이다(그림 1).
- AIH에 의한 1주기에 해당되는 임신률은 약 7~15%이며, AIH를 6회 시행해도 임신에 이르지 못할 때는 다른 치료로 전환하는 것을 검토한다.
- AIH실시 후 드물게 자궁내감염을 일으키는 경우가 있다.

3. 조절난소자극

- 배란일에 맞춘 부부생활이나 AIH로는 임신에 이르지 못한 경우 배란유발제를 적절하게 사용함으로써 임신률을 높일 수 있다.

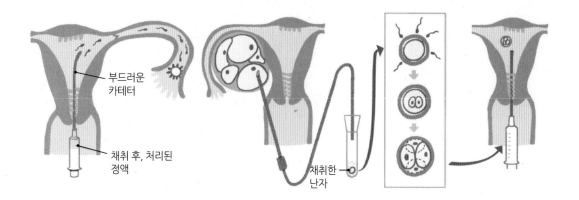

그림 1 인공수정

부드러운 카테터

채취 후, 처리된 정액

그림 2 체외수정·배이식

채취한 난자

1) 크로미펜요법

- 배란유발제 크로미펜을 월경 5일째부터 5일간 내복하면 월경 13~16일 째에 2~3개의 난자가 배란된다.
- 쌍아(쌍둥이)로 될 가능성이 약 5% 있다.
- 자궁내막이 얇아지고 경관점액이 감소하기 때문에 사람에 따라서는 오히려 임신이 어려워지는 경우가 있다.

2) 고나도트로핀요법

- 난포자극호르몬제제를 월경 3일 내지는 5일째부터 매일 또는 격일로 주사하고, 성숙난포가 관찰되면 융모성 고나도트로핀제제를 주사하여 배란을 일으키는 치료법이다.
- 치료경과 중에 난소과잉자극증후군(복수가 고이고 난소가 증대한다)을 일으키는 경우가 있다.
- 쌍아가 될 가능성이 약 20% 있으며 3쌍둥이 이상의 다태임신이 될 경우도 있다.

4. 체외수정·배이식(IVP-ET: in vitro fertilization-embryo transfer)

- 배란유발제를 투여하고 복수의 난포를 길러 난포가 성숙하면 질을 통해 가느다란 침으로 난자를 흡인하여 꺼낸다. 이 난자에 남편의 정자를 더하여 체외에서 수정시켜, 2~5일 후에 수정란을 자궁내에 이식한다. 이식 후에는 황체호르몬을 보충한다(그림 2).

- 수정란으로 배이식되지 않은 것은 후일의 배이식을 위해 동결보존할 수 있다.
- 임신률은 대략 1주기 당 25~30%이다.
- 배란유발제의 사용에 의한 난소과잉자극증후군, 채란수술 후의 복강내출혈, 감염증을 일으키는 경우가 있다. 2개 이상의 수정란을 이식한 경우에는 다태로 되는 경우도 있다.

원인에 따른 불임치료

- 불임증의 원인으로는 배란장애, 난관의 폐색·유착, 자궁내막증, 자궁의 이상, 남성불임, 원인불명불임이 있다. 불임치료는 각각의 원인에 따라 시행한다.

1 배란장애에 대한 치료

1) 시상하부·하수체성배란장애

- 적절한 체중의 유지, 크로미펜요법, 고나도트로핀요법이 치료의 중심이다.
- 한방약은 경도의 시상하부성 배란장애에 유효하며, 부작용이 적다는 이점이 있다.

2) 다낭포성난소증후군

- 비만의 경우는 감량한다.
- 치료법은 시상하부·하수체성배란장애와 마찬가지이지만 하나의 난자만 배란시키는 것이 어렵고 치료부작용이 심하다.

그림 3 자궁경하선택적난관통수술

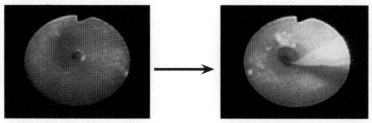

난관구가 중앙부에 보인다.　　　　　난관구내에 카테터를 삽입하고 통수한다.

● 크로미펜요법은 약 반 수의 증례에 유효하지만 나머지 반 수는 고나도트로핀요법, 난소다공술이 필요하다.

● 고나도트로핀요법은 장기간 주사할 필요가 있기 때문에 희망자는 자기주사를 선택하는 것이 가능하다.

● 복강경하 난소다공술(복강경을 이용하여 난소의 표면에 구멍을 뚫는 수술)에 의해 자연배란이 회복되지만, 술후의 유착발생이나 효과가 오래 지속되지 않는 점이 문제점이다.

3) 고프로락틴혈증

● 프로락틴의 혈중농도가 높으면 배란장애가 된다. 뇌종양, 약제, 갑상선기능저하증이 원인인 경우가 있어 원인확인이 필요하다.

● 대부분의 경우 프로락틴을 내리는 약제에 의해 프로락틴농도가 정상화하고 배란주기가 회복된다.

2. 배란의 폐색 ·유착에 대한 치료

● 골반복막염(클라미디아감염증 등), 자궁내막증, 외과수술이 원인이 되어 난관폐색이나 난관주위유착을 초래한다. 클라미디아, 임균의 활동성감염인 경우는 항생물질로 치료한다.

1) 난관근위부의 폐색(난관의 자궁측의 폐색)

● 자궁경하선택적난관통수술(그림 3), 난관경하난관형성술(FT시스템)이 유효하다.

● FT시스템은 난관내에 가는 벌룬을 넣고 삽입·확장을 반복하여 난관의 개통을 꾀하는 방법으로 높은 재개통률이 보고되어 있다(그림 4).

2) 난관주위유착·난관유수증

● 난관점막의 손상이 가벼운 경우는 복강경하난관형성술이 유효하다.

● 난관점막의 상태가 나쁜 경우나 고령자는 처음부터 체외수정이 좋다.

3. 자궁내막증불임에 대한 치료

● 자궁내막증은 난관·난소주위의 유착, 난소초콜렛낭포, 만성염증의 지속 등에 의해 불임이 된다고 알려져 있다.

● 자궁내막에 대한 호르몬치료는 배란을 억제하고 치료 후에도 자연 임신률을 올리지 못하기 때문에 자연임신을 목표로 하는 경우에는 호르몬치료를 하지 않는다.

● 자궁내막증의 진단·치료에는 복강경이 중요한 역할을 한다. 복강경에 의해 정확하게 진단을 한 후 난관·난소 주위의 유착을 박리하여 가능한 한 병변을 절제·소작하고, 복강내 세정을 함으로써 술후 임신률의 향상을 기대할 수 있다.

● 중증자궁내막증은 신속하게 치료스텝업을 꾀하고 체외수정도 검토한다.

4. 자궁의 이상에 대한 치료

1) 자궁근종

● 자궁내강에 변형이 있는 근층내근종이나 점막하근종은 불임과 관련이 있다. 큰 근종이나 다발하는 근종은 임신 중에 강한 통증, 유산·조산, 태반조기박리를 일으키는 경우가 있다.

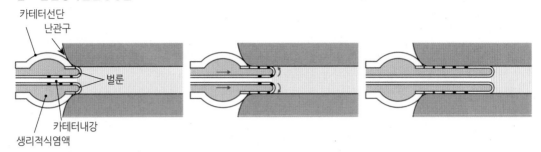

그림 4 난관경하난관형성술

카테터선단
난관구
벌룬
카테터내강
생리적식염액

● 점막하근종은 자궁경을 이용하여 적출할 수 있다(자궁경하자궁근종적출술[TCR : transcervical resection]).
● 근층내근종·장막하근종은 개복 또는 복강경을 이용하여 적출할 수 있다(개복자궁근종핵출술, 복강경하자궁근종핵출술).
● 외에 불임원인이 없는 경우는 수술 후에 약 60%의 임신률을 기대할 수 있다.

2) 자궁내막폴립

● 자궁내막폴립 이외에 불임의 원인을 알 수 없는 경우는 자궁내막폴립적출술을 검토한다.
● 수술 후 약 50%의 임신률을 기대할 수 있다.

5. 남성불임에 대한 치료

● 정액검사에서 정자수가 2,000만/mL 미만이나 운동률이 50%미만인 경우는 비뇨기과의 진찰을 받아 원인을 정사한다.

1) 인공수정

● 경도의 정자감소증, 성교장애에서 적응이 된다.

2) 현미경하 수정

● 중도의 정자감소증이나 체외수정에서 수정되지 않은 경우는 현미경하 수정을 한다. 현미경하에 가느다란 유리침을 이용하여 1개의 정자를 난자 안에 넣는 방법이다. 정자가 정액 속에 없는 경우에는 정소나 정소상체에서 정자를 채취하는 방법도 있다.

3) 비배우자간 인공수정

● 제공자의 정자를 인공수정에 사용하는 방법이다. 자(子)에 대한 고지, 출자를 아는 권리 등의 문제도 있으며, 실시 전에는 충분한 카운슬링이 필요하다.

6. 원인불명불임에 대한 치료

● 불임증의 일반검사에서 이상이 발견되지 않는 경우 원인불명불임으로 진단한다.
● 배란일에 맞춘 부부생활, 인공수정, 조절난소자극을 하고 임신에 이르지 못할 경우 복강경 또는 체외수정을 선택한다.
● 복강경에 의해 난관주위유착과 자궁내막증을 진단·치료할 수 있다.

(橋場剛士)

불임

불임으로의 어프로치

불임환자 간호

여성에 대해서 실시하는 불임검사는 월경주기에 맞춰 실시됩니다. 커플이 올바른 지식 하에 검사·치료를 받을 수 있도록 충분한 배려가 필요합니다.

불임의 검사와 개조

■ 불임검사의 종류

월경주기에 맞춘 검사

초진에서 받는 검사
- ▶ 문진
- ▶ 내진
- ▶ 초음파검사
- ▶ 클라미디아검사
- ▶ 자궁암검진
- ▶ 자궁경관 일반세균검사

기초체온

고온기에 받는 검사
- ▶ 호르몬검사(황체호르몬)
- ▶ 초음파검사

배란

월경

저온기에 받는 검사
- ▶ 호르몬검사(FSH/LH/PRL/남성호르몬)
- ▶ 자궁난관조영검사
- ▶ 난관통기검사
- ▶ 초음파검사
- ▶ 호르몬부하검사

배란기에 받는 검사
- ▶ 자궁경관점액검사
- ▶ 호르몬검사(난포호르몬, 황체화호르몬)
- ▶ 초음파검사

여성에 대한 검사	남성에 대한 검사
기초체온측정	일반정액검사
호르몬검사	정소생검
초음파검사	염색체검사
자궁난관조영검사	내분비학적검사
클라미디아검사	정삭정맥류의 검사
항정자항체검사	기타
휴너테스트	
염색체검사	
기타	

■ 자궁경관점액검사

● 배란기에 맞춰 자궁경관점액을 채취하고 양이나 견인성, 결정형성 등을 관찰한다.

순서 필요한 물품을 준비한다

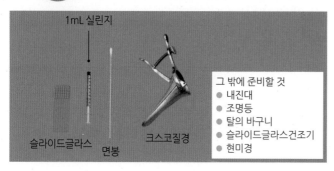

1mL 실린지

슬라이드글라스   면봉   크스코질경

그 밖에 준비할 것
● 내진대
● 조명등
● 탈의 바구니
● 슬라이드글라스건조기
● 현미경

순서 2 환자를 준비시킨다

● 환자를 내진대에 유도하고 내진대에서 재석위를 취하도록 설명하고 개조한다.
● 의사가 크스코질경으로 진찰하기 위해 조명을 맞춘다.

순서 의사에 의한 경관점액채취를 개조한다

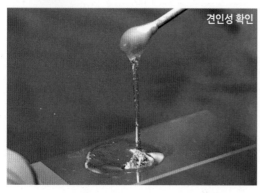

견인성 확인

● 슬라이드글라스에 이름을 기입한다.
● 의사에게 1mL실린지(또는 면봉)를 건네고 의사가 슬라이드글라스에 분비물을 도포하는 것을 개조한다.
● 경관점액의 견인성을 확인한다.
● 슬라이드글라스건조기에 올리고 경관점액을 건조시킨다.

불임

불임으로의 어프로치

환자의 옷차림을 정리한다

- 검가사 종료되면 환자의 외음부~둔부를 닦는다.
- 환자가 내진대에서 내려와 옷차림을 정리하면 진찰실로 유도한다.

의사가 현미경으로 양치상 결정의 관찰을 끝내면 슬라이드글라스를 폐기한다

- 양치상결정이 관찰되면 배란기인 것을 알 수 있다.

■ 정액검사

왜하는가? 정액검사의 목적
- 정액량·pH·정자농도·정자운동률·정자정상형태율·항정자항체 등을 측정하고 남성에게 불임의 원인이 없는지 진단한다.

사전에 정액검사 용기와 설명용지를 건넨다

정액검사를 받으시는 분께
* 받으신 채취용 컵에 부인의 이름이 제대로 기재되어 있는지 확인해 주세요.
* 금욕기간을 2~4일간 가진 후의 검사를 권장합니다.
* 정액은 콘돔을 사용하지 않고 직접 컵에 전량 채취하고 내용물이 넘치지 않도록 단단히 뚜껑을 닫아 주세요.
* 운반할 때는 사람의 피부온도 정도로 보온할 수 있도록 타올 등으로 감싸주세요(너무 뜨겁거나 차가우면 정자의 상태가 나빠지므로 제대로 검사할 수 없습니다).
* 오전 8:45~9:00에 접수하고 정액컵과 진찰카드를 부인과 외래접수에 건네 주세요. 접수할 때 정액의 채취시간을 전달해 주세요(채취 후 2시간 이내에 가져가세요).

* 검사결과는 불임내분비외래검진일에 의사로부터 들으실 수 있습니다. 검진일 이외에 검사를 하시는 분은 간호사로부터 회계전표를 받으시면 돌아가셔도 좋습니다.

*비용은 약 ×××× 입니다.

*기사가 있는 날을 확인한 후에 내원해 주세요.

교린대학의학부부속병원 부인과외래
××××-××-×××× (내선××××)

(교린대학의학부부속병원에서 사용하고 있는 것)

- 정액채취용기의 뚜껑과 컵에 환자의 ID와 성명을 기입한다.
- 치료주기에 영향이 없는 시기(월경 중 등)에 자택에서 정액을 전량 채취하고 병원에 지참하고 오도록 전달한다.
- 금욕기간이 길면 검사결과가 나빠지기 때문에 금욕기간 4일 전후의 정자를 채취하도록 설명한다.

채취한 정액을 가지고 오게 한다

- 정액은 검사를 위해 접수하기 2시간 전까지 채취한 것이 최적이다.
- 운반할 때는 용기의 뚜껑을 단단히 덮고 사람의 피부온도 정도로 보온할 수 있도록 타올 등으로 감싸서 지참하게 한다.

간호포인트
- 운반 시 정액의 보온온도가 너무 낮거나 높으면 정자가 사멸해버리므로 올바른 수치가 나오지 않는다.

■ 휴너테스트(성교 후 시험)

휴너테스트의 목적
● 성교 후 2~3시간의 자궁경관점액 속에 있는 정자의 상태를 관찰하고 정자가 자궁강까지 침입할 수 있는지 진단한다.

순서 1 필요한 물품을 준비한다

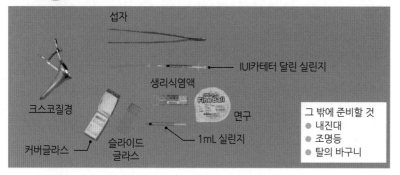

순서 2 환자를 준비시킨다(→p.249「자궁경관점액검사」)

순서 3 의사에 의한 점액채취를 개조한다

● 슬라이드글라스에 이름·부위(질내·경관내 등)를 기입한다.
● 의사에게 1mL실린지를 건네고 의사가 채취한 점액을 슬라이드글라스에 도포하는 것을 개조한다.
● 의사가 점액을 도포하면 슬라이드글라스에 커버글라스를 올린다.
● 의사에게 생리식염액 소독솜을 건넨다.
● 의사에게 IUI카테터 달린 주사기를 건네고 의사가 채취한 점액을 슬라이드글라스에 도포하는 것을 개조한다.
● 의사가 점액을 도포하면 슬라이드글라스에 커버글라스를 올린다.

순서 4 환자의 옷차림을 정리한다(→p.249「자궁경관점액검사」)

간호포인트
● 성교를 가진 당일 검사하는 것이 되며 의사의 지시에 따른 성교가 된다. 성교의 목적을 검사에만 두지 않도록 설명한다.
● 검사결과가 들쭉날쭉하고 결과가 불량하더라도 타이밍이 맞지 않는 등의 원인을 고려할 필요가 있기 때문에 1회의 검사로는 판단할 수 없다는 점이 있다.

기본적인 불임치료법의 간호

■ 타이밍법(배란일에 맞춘 성교)

Check　타이밍법이란

● 배란일(자연임신이 가장 기대되는 기간)에 맞추어 성교를 갖는 방법이다.

커플이 올바른 지식을 가지고 치료에 임할 수 있도록 지원한다

● 커플이 「의사에게서 지시받은 날 이외에는 성교를 해서는 안 된다, 할 필요가 없다」라고 오해하는 경우가 있다.
● 지시받은 날 뿐만 아니라 월경종료 후부터 가능한 한 많은 성교의 기회를 갖도록 전달하고, 자연스런 욕구에 의한 성교는 커플간의 중요한 커뮤니케이션의 기회라는 것을 이해하고 치료에 임하도록 설명한다.
● 「의료자에게 지시받은 성교는 커플에 있어서의 큰 스트레스가 된다」는 것을 염두에 두고 커플을 서포트한다.

■ 인공수정(AIH: artificial inseminationwith husband's semen)

Check　AIH란

● AIH(배우자간 인공수정)는 정자를 효율적으로 난관 내에 보내기 위해 배란일에 정자를 자궁내에 주입하는 방법이다.

치료개시 전에 설명용지를 이용하여 충분한 설명을 한다

AIH (인공수정)를 받으시는 분께

인공수정의 일정은 ___월 ___일 ( ) 입니다.

【지참물】
□ 기초체온표　□ 정액용기　□ 패드

【검진방법】
· 인공수정의 일정이 정해지면 정액을 채취하는 용기를 드립니다(용기와 뚜껑에 부인의 성명, 진찰권의 번호가 올바르게 기입되어 있는지 확인해 주세요).
· 당원의 외래에는 채정실이 없습니다. 자택에서 정액은 콘돔을 사용하지 말고 직접 컵에 전량 채취해 주세요(검진시간까지 2시간 이내). 운반할 때는 용기의 뚜껑을 단단히 잠그고 사람 피부온도 정도로 보온이 되게끔 타올 등으로 감싸 주세요.
· AIH당일은 오전 ○:○~○:○에 접수를 하고 용기와 기초체온표를 부인과외래접수에 제출해 주세요. 이 때 접수부에게 정액의 채취시간을 전달해 주세요.
· 정액을 세정처리하기 위해 AIH까지는 1시간 정도 걸립니다. 세정처리가 끝나면 순서대로 내진실로 부릅니다. 내진실에 들어가면 진찰권을 간호사에게 제시하고 풀네임으로 성명을 말해 주세요.
· 내진대에 올라가기 전에 세정처리된 정액이 들어있는 실린지에 기입된 이름을 간호사와 함께 확인합니다.
· 속옷을 벗고 내진대에 올라갑니다.
· 의사와 다시 한 번 이름을 풀네임으로 확인합니다.
· AIH를 시행합니다.
· AIH가 종료되면 내진대에서 내려갑니다.
· 간호사와 내복약·차회의 외래예약에 대해서 확인합니다.
· 대합실에서 5분 정도 안정을 취한 후 집으로 돌아갑니다.

【요금】
세정처리 있음···○○○○원
세정처리 없음···○○○○원　이들 외에 약제·주사비용 등이 필요합니다.

【부탁의 말씀】
· 세정처리 후, 내진실의 공실상황에 따라서 바로 호출할 수 없는 경우도 있습니다. 죄송하지만, 수진 후의 스케줄에 여유를 두고 내원해 주십시오.
· 당일, 내원할 수 없는 경우나 예약시간보다 늦는 경우는 ○:○까지 반드시 연락을 부탁드립니다.

교린대학의학부부속병원 부인과외래

● 치료의 이해를 얻을 수 있도록 인공수정의 적응, 방법, 부작용, 성공률, 치료회수의 기준과 한계, 비용, 정액 채취와 지참방법, 인공수정 후에 있어서의 감염예방을 위한 항생물질의 내복, 일상생활의 제한은 없다는 것 등에 대해서 사전에 미리 설명해 놓는다.

(교린대학의학부부속병원에서 사용하고 있는 유인물)

순서 **2** 필요한 물품을 준비한다

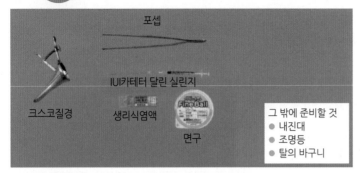

포섭

IUI카테터 달린 실린지

크스코질경　　생리식염액

면구

그 밖에 준비할 것
● 내진대
● 조명등
● 탈의 바구니

순서 **3** 환자를 준비시킨다

① 의사의 지시에 따라 환자를 내진실로 유도한다.
② 세정정액이 들어간 실린지를 환자에게 보여
　　주고 주사기에 기입되어 있는 성명과 환자가
　　틀림없다는 것을 확인한다.
③ 속옷을 벗고 내진대에 올라가게 하고 내진대
　　를 따라 양발·둔부의 위치를 유도한다.
　　● 의복이 오염되지 않도록 의복을 둔부에서 배부까지 끌어 올린다.
　　● 복부나 양다리에 바쓰타올을 덮어 불필요한 노출을 피한다.
④ 내진대를 의사가 진찰하기 쉬운 위치까지 올린다.
　　● 환자가 전락하지 않도록 주의를 환기시킨다.

> **주의!**
>
> ● 배우자(정자)를 다루는 치료이기 때
> 　문에 정액의 채취나 취급, 환자확인에
> 　대해서 오인이 없도록 세심한 주의를
> 　기울인다.

순서 **4** 의사에 의한 크스코진(질경진)을 개조한다

① 의사에게 크스코질경을 건넨다.
② 의사에 의한 크스코진(질경진)을 개조한다(→p.50).
③ 생리식염액에 담근 소독솜을 건넨다.

순서 **5** 의사에 의한 세정정액의 주입을 개조한다

① 세정정액이 들어간 IUI카테터 달린 주사기를 의사에게 건넨다. 그때 의사와 간호사로 주사
　기에 기입되어 있는 환자의 성명을 더블체크한다.
② 의사가 세정정액을 자궁내에 주입한다.
　　● AIH를 실시할 때에는 환자가 이완할 수 있도록 말을 거는 등의 노력을 한다.

순서 6 환자의 옷차림을 정리한다

① AIH종료 후 외음부~둔부를 닦는다.
② 내진대에서 내려가 옷차림을 정리하게 한다.
- 속옷이 정액으로 오염되는 경우가 있기 때문에 패드를 건넨다.
③ 다음의 외래검진일과 처방되어 있는 내복약의 복용법을 확인한다.
④ 내진실을 나와 대합실에서 5분 정도 안정을 취한 후 귀가하게 한다.
- 인공수정 후의 동통이나 출혈의 정도, 불쾌감의 유무를 관찰한다.

> **간호포인트**
> - 인공수정부터 임신의 판정까지의 시기는 임신에 대한 기대와 불안으로 스트레스가 높아지는 경향이 있기 때문에 기분전환의 필요성에 대해서 설명한다.
> - 「인공수정의 치료 중에는 성교를 가져서는 안 된다, 가질 필요가 없다」라고 오해하는 경우가 있다. 인공수정일이라도 성교는 금기가 아니라는 것을 이해시킨다.

■ 조절난소자극(크로미펜요법·고나도트로핀요법)

> **왜하는가?** 조절난소자극의 목적
> - 경구배란유발제를 이용하여 난소를 자극하고 배란을 촉진한다.

Point 1 부부가 올바른 지식을 가지고 치료에 임할 수 있도록 지원한다

- 치료의 목적, 약제의 사용빈도·효과·부작용·비용에 대해서 정보를 제공하여 약제사용에 대한 불안·저항감을 완화시키고 커플이 납득하고 치료에 임할 수 있도록 한다.
- 배란유발제를 이용하면 복수의 난포가 자라는 경우가 있어 다태임신의 가능성이 높아진다. 다태임신의 리스크와 함께 복수의 난포가 자란 경우 배란일에 맞춘 부부생활이나 인공수정을 보류하는 경우가 있다는 것을 설명하고 커플의 동의를 얻어 놓는다. 치료의 보류는 임신의 기회를 미루는 것이며 커플의 스트레스로 이어진다는 것을 이해한다.

Point 2 난소과잉자극증후군이 생겼을 때의 대응을 사전에 미리 설명해 놓는다

- 배란유발제의 사용에 의해 복수의 난포가 자라고 난소과잉자극증후군(복부팽만, 구역질, 구토, 요량감소나 체중증가, 숨쉬기 곤란함 등)을 발증할 리스크가 있다. 일어날 수 있는 증상에 대해서 충분히 설명하고 증상이 출현했을 때의 연락이나 검진방법을 설명하고, 증상이 악화되었을 때에는 입원치료가 필요한 경우가 있다는 것을 전달한다.
- 의사가 처방한 약제의 사용 스케줄을 제대로 수행할 수 있도록 환자의 이해도에 따라 의사로부터 설명 받은 내용을 다시 한 번 확인한다.
- 약제의 부작용 증상이 출현했다고 전화로 연락이 온 경우에는 어떤 증상이 어느 정도인지를 확인하고 의사의 지시를 받아 외래 진료를 조정한다.

■ 체외수정·배이식(IVF-ET)

> **왜하는가?** IVF-ET의 목적
>
> ● IVF-ET(in vitro fertilization-embryo transfer: 체외수정·배이식)는 채취한 난자와 정자를 배양기 내에서 수정·배이식 시켜 4분할 또는 8분할이 된 수정란을 자궁 내에 이식하는 방법이다.

1) 채란 시의 간호

 정보수집

● IVF의 회수
● 자라난 난포의 수와 예정채란수
● 난소과잉자극증후군(OHSS)이 될 가능성의 유무 : E2치 2000pg/mL 이상으로 OHSS(ovarian hyperstimulation syndrome : 난소과잉자극증후군)의 위험이 있다.
● 기왕력과 상용약의 확인
● 신장, 체중의 측정
● 입실시간의 확인: 충분한 난포발육을 확인한 후 채란시간보다 35시간 전에 hCG를 투여하고 난의 최종적인 성숙을 재촉하고 있다.

> **주의!**
> ● hCG투여에서 36시간 지나면 배란돼 버려 채란 할 수 없게 된다.

 채란 전의 간호

● 배뇨를 마치고 수술복으로 갈아입는다(속옷류는 모두 벗게 함).
● 활력징후를 측정한다.
● 처치실로 이동할 때 파트너도 함께 이동하도록 이야기 한다 : 채란 중 파트너에게는 채정실에서 정자를 채취하게 한다는 것을 설명한다.

채란 중의 간호

● 전신상태의 관찰 : 활력징후, 마취상태, 호흡상태, 점적의 양·속도, 채란수.

 채란 후의 간호

● 전신상태의 관찰 : 활력징후, 마취각성상태, 요량, 질출혈의 유무, 하복부통의 유무, 점적의 잔량·속도, 채혈데이터 등.

불임

불임으로의 어프로치

<table>
<tr><td colspan="8" align="right">2008년 11월 1일 작성
2011년 4월 16일 개정</td></tr>
</table>

채란을 마치고 퇴원하시는 분께

처음인 분도 몇 번이나 경험이 있는 분도 긴장되실 거라고 생각합니다. 준비기를 포함하면 약 1개월 반, 통원이나 검사·주사 등 수고하셨습니다.
무사히 채란을 마치고 이제는 조금 긴장되었던 마음이 풀어지셨겠지요.
퇴원하시면 몸과 마음을 편안하고 느긋하게 지냅시다.

퇴원 후의 생활에 관해서

	/	/	/	/	/	/	/
채란후	day0	day1	day2	day3	day4	day	day6
예정	채란						
내복		항생제의 내복이 있습니다					
가사		평소대로 해도 좋습니다					
청결		샤워 가능			.		
성생활		의사의 허가가 있을 때까지 삼가해 주세요					
운전		몸상태가 좋으면 채란 6일경부터 차의 운전을 해도 좋습니다					

* 출혈이 늘어난다, 배가 아프다, 발열 등의 증상이 있다면 빨리 부인과외래로 (야간·휴일은 병동으로) 연락을 해주세요.
또 난포를 키우기 위해 채란 전에 약제에 의한 과배란자극을 하고 있습니다. 이 약제에 의한 과배란자극에 따라 일어나는 부작용으로 난소과잉자극증후군 (OHSS)이 있습니다. 복수나 흉수가 저류하며 배가 부푸는 듯한 느낌이 들며 숨쉬기가 괴롭거나 체중이 1일에 2~3kg증가하는 일이 있습니다. 그 밖에도 소변량이 줄고 부종이 일어나는 경우도 있습니다. 이와 같은 증상이 있을 때도 연락해 주세요.

퇴원 후의 검진스케줄에 대해서

_____ 님의 배이식 (ET)은   차회 월경주기 이후   의 예정입니다.
                              월   일

___월 ___일 : 외래 1층입퇴원 접수부에서 접수해 주시면 입원병동으로 안내 드리겠습니다(또한 입퇴원 수속시에 다시 보증금이 필요합니다. 양해해 주시기 바랍니다).

* 상기 이외에 불확실한 점이 있다면 주저하지 말고 부인과외래간호사 (○○○)에게 질문해 주세요.

교린대학의학부부속병원
산과·부인과병동/외래

(교린대학의학부부속병원에서 사용하고 있는 것)

2) 배이식시의 간호

순서 1 정보수집

- 배이식의 회수
- 이번의 배이식은 신선배이식인가 동결배이식인가
- 이식하는 배의 수 : 1개의 이식인가 2개의 이식인가, 2개 이식 시에는 다태임신의 리스크를 이해하고 있는가
- 배이식 전의 자극약제는 무엇을 사용하고 있었는가

순서 2 배이식 전의 간호

- 수술복으로 갈아입게 한다.
- 배뇨는 참도록 한다(방광 안을 소변으로 충만하게 한다) : 배이식의 정밀도를 올리기 위해 방광을 소변으로 충만하게 해 놓고 경복초음파로 관찰하면서 배이식을 한다.
- 활력징후를 측정한다.

순서 3 이식 중의 간호

- 배우자(수정란)를 다루는 치료이기 때문에 이식 전에 환자확인에 대해서 오인이 없도록 세심한 주의를 기울이며, 의사·간호사·배배양사와 함께 수정란 용기의 환자성명과 환자본인의 성명(본인이 이름을 직접 말하고, 네임밴드나 ID 등으로 확인한다)을 대조한다.
- 활력징후를 측정한다.
- 며칠 째의 배를 몇 개 이식했는지 확인한다.

이식 후의 간호

● 이식 후 안정시간과 안정체위(복와위 혹은 앙와위)를 의사에게 확인한다 : 환자의 자궁의 방향이 관계되어 있다고 알려져 있으며, 자궁이 후굴인 경우는 앙와위에서의 지시가 나올 수 있다.
● 전신상태를 관찰한다 : 활력징후, 질출혈의 유무, 하복부통의 유무 등

 ## 퇴원지도용지를 이용한 퇴원지도

◆배이식을 마치고 퇴원하시는 분께◆

2008년 11월 1일 작성
2011년 2월 21일 개정

배이식을 하느라 수고하셨습니다. 무사하게 배이식을 마치고 안심하고 계시리라 생각합니다.
임신의 판정일까지 여러 가지로 불안하시겠지만 몸과 마음을 느긋하고 편안하게 지냅시다.

※ 이런 것에 노력합시다.
1. 기분전환을 꾀한다.
　느긋하게 즐거운 마음으로 하루하루를 지내는 것은 매우 중요한 일입니다. 무엇이든 상관없습니다. 취미를 즐기거나 산책을 하고 스트레칭을 하거나 적당한 운동도 좋습니다.
2. 몸을 차게 하지 않는다.
　몸을 차게 하지 않는 것은 임신하기 위해서, 그리고 임신하고 나서도 중요한 일입니다. 손발이 차가우면 혈액순환도 잘 되지 않아 부종으로 이어지게 됩니다. 따뜻한 것을 먹거나 마시는 것, 양말이나 레그워머를 착용, 입욕은 효과적입니다.

※ 일상생활의 권장
배이식 (ET) 날은 각각 다르기 때문에 이하의 표를 고려해 주세요.

월일	/	/	/	/	/	/	/	/	/	/	/	/	/	/	/
채란 후	day0	day1	day2	day3	day4	day5	day6	day7	day8	day9	day10	day11	day12	day13	day14
예정	입원 채란									채혈					채혈판 정(주1)
주사						배이식후, 주사가 있는 경우가 있습니다(주2).									
가사						평소대로 해도 좋습니다.									
청결		샤워 가능					입욕 가능								
성생활						판정까지 삼가 주세요.									
운전					몸의 상태가 좋으면 채란 후 6일경부터 차운전을 해도 괜찮습니다.										

주1: 임신판정일 결과가 나올 때까지 채혈 후 1~2시간 걸릴 수 있습니다.
주1: 채란·배이식 전의 자극방법 등에 따라 주사의 지시가 다를 수 있습니다. 의사의 지시대로 잊지 말고 오시기를 바랍니다. 또 일요일·공휴일의 주사는 ○○○경에 부인과병동에 내원해 주세요. (당직의에 의한 주사이므로 의사의 상황에 따라 기다리셔야 하는 경우가 있습니다만, 양해해 주세요)

※ 저희와 이야기할까요
저희 스탭은 임신의 판정이 나오신 분, 또 유감이지만 이번에는 임신에 이르지 못하신 분 누구라도 항상 기다리고 있습니다. 걱정이나 불안한 것, 잘 모르는 것, 이야기하고 싶은 것 등이 있으시다면 언제나 담당자에게 상담해 주세요. 전화도 좋습니다.

(담당/부인과 외래간호사: ○○○)
교린대학의학부부속병원
산과·부인과병동/부인과외래

(교린대학의학부부속병원에서 사용하고 있는 유인물)

● 배이식 후, 환자는 황체보충의 치료를 위해 통원한다. 임신의 기대도가 높아지고 임신 판정일까지 임신에 대해서 자주 생각하게 되므로, 판정까지의 약 2주일 간 이완하여 지내도록 지원한다.

Check 퇴원지도의 내용

● 일상생활의 주의점에 대해서
● 성교섭에 대해서
● 황체보충에 대해서
● 외래검진일·판정일에 대해서
● OHSS에 대해서 등

주의!

● 체외수정·배이식은 배란일에 맞춘 성교나 인공수정에 비해 여성에게 부담이 커서 여성의 불안은 증대한다. 그럼에도 불구하고 임신이 반드시 보장되는 것은 아니다. 커플의 생각이나 불임치료에 대한 사고방식을 확인하고, 체외수정·배이식을 받는 여성이 불안을 느끼지 않고 치료를 받을 수 있도록 서포트한다.
● 체외수정·배이식으로 스텝업한 것으로 커플 간에 임신에 대한 기대감이 높아지기 때문에 임신이 성립하지 않은 경우의 낙담이 크다. 부부가 생각을 표출할 수 있는 환경을 갖추고 앞으로의 치료에 대해서 커플이 바라는 방향으로 나아가도록 정신적으로 지지를 한다.
● 체외수정·배이식은 배나 배우자라고 하는 시각만으로는 식별하기 어려운 것을 다루고 있다. 환자의 오인·배우자의 취급 실수가 세대를 넘어선 실수를 초래하게 된다. 의사나 배양사와 협동하여 환자의 안전성을 지키는 위기관리순서를 확실하게 수행한다.

불임치료를 하고 있는 부부에게의 정신적 원조

왜하는가? 부부에게의 정신적인 원조

● 근래 여성의 커리어지향이나 만혼화 등 여성의 라이프사이클의 변화에 따라, 아이 갖기를 희망하는 여성의 연령이 높아지고 있으며 일본인 부부의 10쌍에 1쌍은 불임증이라고 알려져 있다.
● 생식의료는 매일 진보하여 자연임신이나 일반불임치료에서 아이를 얻을 수 없었던 부부가 불임증외래나 전문클리닉에 통원하고 치료를 함으로써 아이를 갖는 희망을 얻을 수 있게 되었다. 그러나 치료하는 부부에 있어서 불임치료와 일의 양립, 부부 간의 아이 갖기에 대한 사고방식의 차이, 의료비의 문제 등 심리·사회적 문제는 다양하게 존재하는 것도 사실이다. 간호사는 이 부부들의 심리·사회적 배경을 염두에 두고 간호하는 것이 필요하다.
● 불임치료의 치료방법의 선택은 부부의 의사가 크게 반영된다. 부부가 원하는 치료를 할 수 있도록 올바른 정보의 제공, 치료방법을 선택할 때의 심리적 서포트가 필요하다.

Point 1 임신하지 못하는 경우의 대응

● 환자(커플)가 생각을 표출할 수 있는 장을 제공하고 생각을 경청한다.
● 앞으로의 치료에 대해 커플이 어떤 선택을 해도 의료인측은 커플이 납득이 가는 치료를 할 수 있도록 지원해 나간다는 것을 설명하고 앞으로의 치료방법에 대해서 확인한다.

Point 2 유산된 경우의 대응

● 유산의 원인과 앞으로의 치료법에 대해서 의사로부터 충분한 설명을 얻을 수 있는 기회를 조정하여 마련한다.
● 유산수술 후의 생활의 주의점에 대해서 설명함과 동시에 유산에 대한 생각을 경청한다.
● 임신하지 못하는 경우와 마찬가지로 의료자측은 커플을 서포트 해나간다는 것을 설명한다.

Point 3 임신이 성립된 경우

● 환자(커플)는 임신의 기쁨과 함께 앞으로의 임신 중의 경과나 분만에 대한 불안 등을 갖게 된다. 이에 대해서는 필요에 따라서 정보를 제공하고 언제라도 상담에 응한다는 것을 설명한다.
● 경우에 따라서는 임신을 관리하는 의사·조산사와 연계한다.

Point 4 치료를 종결하는 경우

● 커플이 납득하고 치료의 종결을 선택하고 있다는 것을 확인한다.
● 커플이 걸어온 치료경과나 치료종결의 결정에 대해서 경의를 갖고 대하며, 납득하고 나온 결정은 틀린 선택이 아니라는 것을 전달한다.

임신하지 못하는 경우의 대응

- 불임증의 원인은 여성만이 아니라는 것, 불임치료는 커플이 서로 마주 보는 것이 중요하다는 것을 이해시킨다.
- 치료방법을 스텝업하는 설명을 할 때는 될 수 있는 한 남성도 함께 동석할 수 있도록 권장하고 환경을 조정한다.
- 치료 중인 커플 간에 사고방식이나 기분이 어긋나지 않도록 필요에 따라 남성의 심리적 서포트를 한다.

(宇都宮真由)

문헌

1. 大野雅代: 외래에서의 간호. 佐藤孝道 편저, 불임으로 고생하는 여성의 간호, メディカ出版, 오사카, 2010: 54-59.
2. 福田貴美子: 고도생식보조의료의 간호. 佐藤孝道 편저, 불임으로 고생하는 여성의 간호, メディカ出版, 오사카, 2010: 73-81.

색인

보고 배우는 산부인과
See & Learn, Obstetrics & Gynecology

첫째판 인쇄 2016년 1월 15일
첫째판 발행 2016년 1월 22일

감   수 MICHIMATA Yukihiro
편   집 IWASHITA Mitsutoshi, TAKASAKI Yukari
옮 긴 이 김연희, 노주희
발 행 인 장주연
출 판·기 획 김봉환
편집디자인 박선미
표지디자인 군자출판사
발 행 처 군자출판사
　　　　　 등록 제4-139호(1991.6.24)
　　　　　 본사 (10881) **파주출판단지** 경기도 파주시 회동길 338(서패동 474-1)
　　　　　 전화 (031) 943-1888　　　　팩스 (031) 955-9545
　　　　　 홈페이지 l www.koonja.co.kr

MITE WAKARU SANFUJINKA KEA
by MICHIMATA Yukihiro (supervisor), IWASHITA Mitsutoshi (ed.), TAKASAKI Yukari (ed.)
Copyright © 2013 MICHIMATA Yukihiro, IWASHITA Mitsutoshi, TAKASAKI Yukari
All rights reserved.
Originally published in Japan by SHORINSHA INC., Tokyo.
Korean translation rights arranged with SHORINSHA INC., Japan
through THE SAKAI AGENCY and A. F. C. LITERARY AGENCY.

ISBN 978-89-6278-402-2
정가 25,000원